内科疾病健康宣教手册

主编　王　蓓　彭　飞　杨亚娟

U0231991

上海科学技术出版社

图书在版编目(CIP)数据

内科疾病健康宣教手册 / 王蓓,彭飞,杨亚娟主编
.—上海:上海科学技术出版社,2020.1
ISBN 978－7－5478－4616－2

Ⅰ.①内… Ⅱ.①王… ②彭… ③杨… Ⅲ.①内科－
疾病－防治－手册 Ⅳ.①R5－62

中国版本图书馆 CIP 数据核字(2019)第 259380 号

内科疾病健康宣教手册
主编 王 蓓 彭 飞 杨亚娟

上海世纪出版(集团)有限公司
上 海 科 学 技 术 出 版 社 出版、发行
(上海钦州南路 71 号 邮政编码 200235 www.sstp.cn)
浙江新华印刷技术有限公司印刷
开本 889×1194 1/32 印张 13
字数 350 千字
2020 年 1 月第 1 版 2020 年 1 月第 1 次印刷
ISBN 978－7－5478－4616－2/R·1941
定价:58.00 元

内容提要

　　本书介绍了临床护士对各种内科常见疾病患者所进行的健康宣教知识,包括呼吸系统、心血管系统、消化系统、泌尿系统、血液系统、神经系统、内分泌系统和风湿免疫系统疾病以及常见恶性肿瘤相关防治知识。全书通过对疾病的基础知识、症状观察、不同系统疾病的注意事项、饮食指导、康复指导、预防保健等方面的描述,指导护理人员对内科疾病患者进行健康宣教,从而有效地预防慢性疾病的发生、发展。

编者名单

主　编　王　蓓　彭　飞　杨亚娟

副主编　王晓航　陆苍苍　王家美

编　者　（按姓氏笔画排序）

王　玲　王　蓓　王　燕　王园园　王晓航

王家美　文　凤　石　浪　叶节丽　叶　姝

冯欣伟　华　丽　刘　亚　关晓丽　杜锦霞

杨亚娟　杨斯淇　宋雅文　张萍丽　陆云晖

陆苍苍　武会苹　荆　媱　皇惠丽　洪涵涵

费才莲　顾　杨　盛　荣　彭　飞　蒋秋红

谢　娟　谭江曼　潘逗逗

前　言

　　随着生物医学技术的飞速发展和人们对疾病早期防治意识的日益提升，有效的健康管理已成为现代人关注的热点。伴随"医养"素质的不断提升，人们对健康的要求不再局限于疾病的"治"与"护"，而是越来越多地关注于"养"与"防"。这与传统中医所讲的"上医治未病"理念不谋而合。

　　内科学是临床医学的重要学科，涵盖了呼吸、心血管、消化、风湿、内分泌、肾脏等诸多亚学科。当今大型医院内的专科划分日益精确，这对专科疾病诊治水平的提高起到了促进作用。但是，于患者个体而言，他们常常面临多系统疾病伴随发生的问题，需辗转于不同科室就医，而不同专科疾病的治疗措施也时有矛盾发生，如此一来，疾病的诊治与护理就会缺乏系统性。另外，不同科室医护人员只针对相应的专科疾病进行指导，不利于患者的整体自我管理。内科疾病的系统、整体化健康宣教，不仅能帮助人们了解综合治疗手段，全面把控康复状况，还有助于其选择适当的行为和生活方式，同时也是医院维护患者健康的重要手段，以及节约医疗资源的基本方法。基于我国国情，目前向患者进行健康宣教的主力军仍为护理人员，因此，重任在肩的护理人员须具备专业、精准的专科知识以及整合的全科知识。

　　宣教类图书虽品种繁多，但融合大内科系统疾病，既能让专业人员补充"营养"，又能迎合百姓"口味"的科普图书目前鲜见。编者以满足临床专业护理人员及患者需求为导向，围绕内科疾病症状缓解慢、迁延不愈等特点，组织一批具备丰富临床经验的内科护理专家编写了本书。全书以心脏、呼吸、消化、肾脏、神经、内分泌、风湿免疫、血液、肿瘤、传染等专科常见病为代表，以疾病的因、治、护、养、防为主线，结合专科发展的最新动态与成果，在查阅大量核心文献与指南的基础上，遵循"科学是灵魂，科普是基础"的原则，注重细节，力求实用，以"雅俗共赏"的文字，表述科学、专业、准确的内科疾病健康管理的理论知识与护理实践技能，以期助力临床一线护理人员提升专业内涵，同时对诸多内科疾病患者的健康管理和日常疾病防控也有所裨益，为达到"倡导健康文明的生活方式，建立健全健康教育体系，提升全民健康素养"的目标搭建桥梁。

　　因编者能力有限、时间仓促，本书的不成熟及疏漏之处，还请广大读者海涵。本书在编写过程中，得到上海科学技术出版社及诸多护理专家的指导与大力支持，在此致谢！

主　编

2019 年 7 月

目　录

第一章　呼吸系统疾病

第一节　肺炎——咳嗽背后的凶手

肺炎是咳嗽背后的凶手,潜伏在老年人和儿童身边,它也是日常生活中最常见的一种感染性疾病。据调查显示,我国肺炎患病人数每年有将近 250 万,每年发病率约为 0.2%,而每年因为肺炎死亡的人数约为 12.5 万,死亡率为 10/10 万,在所有疾病死亡原因中居第 5 位。而 2015 年世界卫生组织(World Health Organization,WHO)统计的全球人口死亡原因中,急性呼吸道感染居第 2 位。全球消灭儿童肺炎联盟(The Global Coalition Against Child Pneumonia)规定每年的 11 月 12 日是世界肺炎日(World Pneumonia Day),用于督促政府增强对肺炎的预防和治疗。因此,预防肺炎的发生,势在必行!

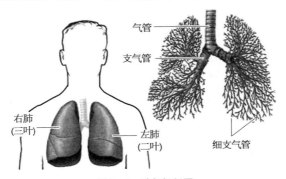

图 1-1　肺部解剖图

一、肺炎概述——"房子"里的"蛀虫"

(一)肺的组织结构和肺炎

肺脏这个器官特别有趣,它虽然娇弱,但是结构完善,不但能够精确地吸收空气中的氧气,而且可以排出体内的废气——二氧化碳,虽然受到无数次的细菌感染和外界致病因素的侵袭,却能保障自己的健康。

肺就像是一个大房子,内部都是一些小房间,形象地说,它就像是一个拥有 2 亿多个房间的"摩天大楼",楼道就是气管、支气管,负责传输空气,房子具有弹性,一张一缩之间就把空气吸入和排出身体。墙壁中的钢筋混凝土就像是肺泡壁上布满的血管、神经和组织,房间的墙面上像是密密麻麻的肺泡细胞,这些细胞连同肺泡壁组成了肺实质,肺泡壁上布满的血管和组织则为肺间质。

肺是能够与外界相通的最大的器官,时时刻刻与外界发生着密切的联系,一呼一吸之间完成弃旧容新,细菌、病毒、真菌、PM2.5 等各种"蛀虫"都有可能随着空气进入你的"房子"里,抵达你的身体内,所以肺是最易受到外界侵袭的重要器官。肺的健康对人体至关重要。

肺炎(pneumonia)是指发生在终末气道、肺泡和肺间质的炎症。发病多由病原微生物、理化因素、免疫损伤、过敏及药物所引起,而细菌性肺炎是肺炎中最常见的一种,也是日常生活中最常见的感染性疾病之一。在广泛应用抗菌药物前,细菌性肺炎对儿童及老年人的健康威胁最大的,抗菌药物应用曾一度使肺炎的病死率有明显下降趋势。而近年来,尽管广泛应用强有力的抗菌药物和疫苗,但是肺炎的病死率不但没有下降趋势,反而有所升高。

生病、身体不适是人人都有过的经历,到医院就诊也是每个人都经历过的,生病很痛苦,不仅要忍受身体不适所带来的痛楚,而且还要承担昂贵的医药费,增加经济负担。去医院就诊,每个人都期待医生能够给一个明白的说法,治病费用理所当然,花钱应该花得"明明白白"是人人都懂的道理。下面让我们来深度揭秘,探索肺炎背后的"隐情"吧!

(二) 肺炎的分类

肺炎是一种病源复杂的呼吸道感染性疾病,当人们得了肺炎之后,由于肺泡组织出现严重的充血,患者出现严重的不适征象,当发生肺炎时,患者应该及时地进行治疗,那么肺炎在临床上可分为哪些类型呢?

1. 按"蛀虫"发生的位置分类

(1)大叶性肺炎:又称肺泡性肺炎,患者发病主要是由肺炎链球菌所致,病变起始于局部肺泡,随着病情发展,病变可累及部分肺段或整个肺段,临床上主要表现为肺实质炎症,但通常不累及支气管。

(2)小叶性肺炎:又称支气管性肺炎,主要的致病菌有葡萄球菌、病毒、肺炎支原体等,病变起始于支气管,主要病灶多以细支气管为中心,并向其周围分属肺泡蔓延。

(3)间质性肺炎:是指主要发生在肺间质的炎症,患病多由细菌、支原体、衣原体、病毒或肺孢子菌等引起。间质性肺炎的主要病变部位在肺间质,临床上呼吸道症状比较轻,而异常体征也比较少见。

2. 按"蛀虫"的类别分类

(1)细菌性肺炎:是临床上最常见的肺炎,致病菌有肺炎链球菌、金黄色葡萄球菌、甲型溶血性链球菌等需氧革兰阴性球菌、肺炎克雷伯杆菌、流感嗜血杆菌、铜绿假单胞菌、大肠埃希菌等。

(2)非典型病原体所致的肺炎:常见的由军团菌、支原体和衣原体等引起。

(3)病毒性肺炎:主要由冠状病毒、腺病毒、流感病毒、巨细胞病毒、单纯疱疹病毒等所致。

(4)真菌性肺炎:主要由白念珠菌、曲霉菌、放射菌等引起。

(5)其他病原体所致的肺炎:主要由立克次体、弓形虫、原虫、寄生虫等引起。

(6)理化因素所致的肺炎:临床上常见的放射性损伤也可引起放射性肺炎,而胃酸的大量吸入会导致化学性肺炎,一些刺激性药物亦可引起化学性肺炎等。

(7)支原体肺炎:是由支原体导致的肺炎。

3. 按"蛀虫"的来源分类

(1)社区获得性肺炎(community-acquired pneumonia,CAP):

有"人类死亡的船长"的称号,又称医院外获得性肺炎,是指患者在医院外罹患的感染性肺实质炎症,也包括有明确潜伏期的病原体感染而在入院后平均潜伏期内发病的肺炎。社区获得性肺炎的主要传播途径为飞沫传播、空气传播以及血源性传播。近年来,我国社区获得性肺炎重要的致病菌为肺炎链球菌和肺炎支原体。

（2）医院获得性肺炎(hospital-acquired pneumonia, HAP)：又称为医院内肺炎,主要见于老年患者以及慢性病患的护理,HAP 主要是指患者在入院时不存在,而且也不处于潜伏期,而是在住院 48 小时以后所发生的感染,并且也包括出院 48 小时以内发生的肺部感染。临床上最为常见的是呼吸机相关性肺炎,并且呼吸机相关性肺炎的治疗和预防在临床上是比较困难的。HAP 常见的致病菌有铜绿假单胞菌、大肠埃希菌、金黄色葡萄球菌、肺炎克雷伯杆菌等。

（三）支气管肺炎和肺炎的区别

很多人会把支气管肺炎和肺炎混淆起来。其实,支气管肺炎和肺炎还是有着较大区别的,特别是支气管肺炎,主要的发病人群为抵抗力较弱的小孩子。无论是支气管肺炎还是肺炎,在天气变化时、粉尘较大时,都需要特别注意。

1. 支气管肺炎

（1）患者一般起病急,伴随发热,拒绝吃东西,并且伴随着呕吐,出现嗜睡、烦躁的情况,尤其是发病之前,还会伴随着轻度的呼吸道感染。

（2）在早期,体温会升高,在 38～39℃,甚至有高热的情况,小孩子起病比较迟缓,伴随着咳嗽,会出现呛奶或是呕吐,甚至还会有呼吸困难的情况。

2. 肺炎

（1）患者在临床上的主要症状有高热、头痛、食量减少并伴有全身的肌肉酸痛,即使在使用抗生素治疗后,预后效果也不理想,年老体弱的患者,会长期伴随低热的情况。

（2）在患病初期时会出现咳嗽、咳痰,主要以干咳为主,痰液多为白色黏稠痰液,偶尔会有血丝出现,在发病 1～2 天之后,患者会咳铁锈色的浓痰，特别是到后期痰量有增多的情况。

支气管肺炎和肺炎还是有很大区别的，如果生活中身体出现不适的情况时，应及时去医院就诊，并进行相关的治疗，否则会导致病情加重，甚至还会诱发其他的疾病，所以不要拖拉，尽早地去医治。

（四）肺炎三疑问

疑问 1：肺炎会传染吗？

肺炎普遍有咳嗽的现象，所以人们都不太敢接近患肺炎的患者，怕肺炎会传染。肺炎是一种比较常遇到的呼吸系统疾病，是由细菌感染引起的，正常人的抵抗力都是很不错的，接近肺炎患者也是没有大问题的，不过肺炎不会传染也不是绝对的。肺炎可能通过空气、血液、唾沫这些方式传播，一些抵抗力低下的人最好不要靠近肺炎患者，以免病原体乘虚而入，影响到个人的身体健康。临床上具有传染性的肺炎是很少见的，比如"非典"、炭疽、肺鼠疫是由病毒引起的肺炎，具有极强的传染性，也是国家严格控制的一类传染性疾病。但是对这类疾病不必畏惧，它虽凶险，患病的概率却也很小。它们的致病机制、发病原因和治疗方法等都和肺炎如出一辙。

疑问 2：咳嗽会咳出肺炎吗？

咳嗽是极常见的一种身体征象，在临床上最容易导致耽误治疗或者出现错误治疗。比如大多数患者在出现咳嗽时会咨询医生抗生素的使用情况如何？长时间的咳嗽会咳出肺炎吗？咳嗽、咳痰时要怎么办呢？咳嗽是机体的一种防御性行为，可以帮助排出呼吸道内的异物和分泌物，保护呼吸道，避免发生继发性感染，适度的咳嗽对人体而言是好事！一般情况下，持续咳嗽时间<3周的咳嗽为急性咳嗽；3～8周的为亚急性咳嗽；>8周的称为慢性咳嗽。咳嗽只是一种"症状"，不是病因！实际上肺炎并不是咳嗽导致的，但是肺炎会出现咳嗽的症状。

咳嗽虽常见，但病因不简单，同为咳嗽，疾病却有所出入，不同的咳嗽声音，反映出身体有不同的隐患。发生咳嗽时要给予重视，背后隐情要当心。如果总是咳嗽，说明你的身体的确是出现了某些状况，要找准病因,不是所有的咳嗽吃了止咳祛痰、消炎药就会痊愈的,特别是喝糖浆、吃药效果不太好的,要及时去医院就诊,这十分重要!引起咳嗽的原因多种多样,大部分患者以为只是普通的感冒或者肺部感染,但是不止呼吸道疾病会引起咳嗽,胸膜疾病,二尖瓣狭窄、左心衰竭等心血管疾病也会引起咳嗽症状,甚至是胃食管反流、生活习惯、心理等因素也有可能会引起咳嗽的症状。所以,切不可随意自行服药,延误治疗。

疑问 3:如果一直患肺炎会不会癌变呢?

肺炎是内科比较常见的一种疾病,它最主要的临床表现就是发热、咳嗽、咳痰,经过积极、有效的治疗,大部分患者都会恢复健康,但也有部分患者因没有及时就诊,延误治疗,导致病情愈发严重,继而出现许多临床并发症,而有的人就会担心一直肺炎会不会发生癌变,其实癌变的可能性是很小的,肺癌主要跟吸烟有密切的关系。

肺炎虽然不会致癌,但是也要引起患者足够的重视,治疗肺炎的最主要环节是抗感染治疗,并注意休息、大量饮水、吸氧、积极祛痰等,肺炎的初始治疗多采用经验治疗,初始治疗后根据痰培养和药物敏感试验结果,选择敏感的抗生素治疗。另外,抗生素治疗后 48～72 小时应注意观察患者的病情变化,对患者的病情进行评价。如果患者体温下降、症状改善、白细胞逐渐降低或恢复正常,则说明治疗有效。

二、检查——进入"大房子",一探究竟,发现"蛀虫"

人们一旦出现咳嗽,容易忽略,认为只是感冒了,自行在药店买止咳药等,往往不会重视潜在的危险,延误了最佳治疗时机,从而导致重症肺炎,甚至危及自身生命。咳嗽是身体不适的信号,人们应该重视,到医院做正规的检查,以免造成严重的后果。

1. 实验室检查　血检验、痰检查等。

2. 血气分析　患者患病时,动脉血氧分压会下降,如果患者还并发了慢性阻塞性肺疾病,由于肺泡换气不良,会出现二氧化碳分压不降反升的表现。

3. 胸片　胸部 X 线片会呈支气管肺炎影像学表现。

4. 水、电解质　老年患者易发生水、电解质紊乱及酸中毒。

5. 重症肺炎　① 患者出现意识障碍；② 呼吸≥30 次 /分；③ PaO_2<60 mmHg、PaO_2/FiO_2<300，需行机械通气治疗；④ 血压<90 /60 mmHg；⑤ 胸片示双肺或多肺叶受累，或入院 48 小时内病变扩大≥50%；⑥ 尿量<20 mL /h 或<80 mL /4 h 或急性肾衰竭需要透析治疗。

依据病史、临床表现、体征、实验室及其他检查有助于诊断，并且痰培养连续 2 次分离出相同病原菌可确诊。

三、临床表现——提高警惕，将"蛀虫"拦截在门外

肺炎发作时，患者浑身难受，会出现咳嗽、痰液增多、呼吸不顺畅等症状，不仅会自己痛苦，还会令其他人敬而远之，影响人际关系。身体出现这些情况，提示可能是你的"大房子"出现了问题，别等到医院才后悔不已！

（一）寒战、高热——典型症状

突发寒战起病，随之出现高热，体温高达 39～40℃，呈稽留热，并伴有头痛、全身肌肉酸痛、食欲下降。使用抗生素后，热型可不典型，年老体弱者可仅有低热或者不发热。

（二）咳嗽、咳痰

初期多为刺激性干咳，痰液多为白色黏液痰或伴有血丝痰；1～2 天后，咳黏液血性痰或铁锈色痰，或咳脓性痰；进入消散期，痰量会增多，痰色黄且稀薄。

（三）胸痛

常为剧烈胸痛，呈针刺样，随着咳嗽或深呼吸愈剧烈，疼痛可放射至肩部或腹部。如果是下叶肺炎，则会刺激膈胸膜而引起剧烈的腹痛，容易被误诊为急腹症。

（四）呼吸困难

因肺实变致通气不足、胸痛以及毒血症，从而引起呼吸困难、呼

吸快且浅。病情严重时则影响气体交换,导致动脉血氧饱和度下降而出现发绀。

(五) 其他症状

少数患者会有恶心、呕吐、腹胀或腹泻等胃肠道症状。感染严重者会出现神志模糊、烦躁、嗜睡、昏迷等症状。

以上就是对肺炎症状做的一个简单介绍,多数患者是由受凉、淋雨、劳累、抵抗力下降、病毒感染等因素诱发,约 1/3 的患者在患病前有上呼吸道感染史,病程为 7～10 天,所以出现肺炎的症状要及时进行治疗。

四、治疗——团结协作,一举歼灭"蛀虫"

肺炎是相当严重的一种疾病,当遇到肺炎发生时应该怎样对其进行治疗呢? 选择什么样的治疗方法,对于患者来说是非常重要的,这里总结出了一些关于肺炎治疗的最简单、最有效的方法,下面我们简单地来为大家介绍一下吧。

(一) 退热

患者出现高热时,可遵医嘱予物理降温或退热药。首选物理降温,如冰袋、冰帽、温水擦浴等降温措施,采取逐渐降温的方法为宜,防止患者出现虚脱。必要时遵医嘱使用退热药或静脉补液治疗,补充因发热而丢失的水分和盐分,快速地使毒素排泄、热量散发。心脏病患者及老年人补液时,应注意速度,避免因补液过快导致急性肺水肿。

(二) 镇静

如果患者出现烦躁不安、惊厥等症状时,遵医嘱给予镇静剂,临床常用的有苯巴比妥钠、地西泮等。

(三) 保持呼吸道通畅

及时清除口、鼻腔分泌物,必要时给予吸痰,同时注意翻身拍背和体位引流,也可酌情给予雾化吸入化痰等,不宜服用镇咳剂。

(四) 氧疗

根据患者病情遵医嘱给予鼻导管吸氧,如若出现呼吸衰竭,则应给予机械通气正压给氧。

（五）心力衰竭的治疗

遵医嘱给氧,保持镇静,注意休息,必要时遵医嘱予强心剂,也可联合使用利尿剂和血管扩张剂。

（六）全身支持疗法

进食"三高"流质或半流质饮食,用以补充因高热引起的营养物质消耗。保证充足的热量、营养物质、蛋白质的摄入,维持体内水、电解质的平衡。指导患者多饮水,保证充足的入量,以利于稀释痰液,促进痰液的排出。

（七）对症治疗

注意休息,避免劳累,给予吸氧、协助排痰、退热等措施。

（八）积极治疗原发病灶

如为肿瘤所导致的阻塞性肺炎,应积极治疗原发疾病。

（九）其他

揪出病原体,抓到"元凶",肺炎才能"看明白"。医生在遇到感染性疾病时,如只是靠经验使用抗感染药物,就会变成"聋子"和"瞎子",滥用抗生素,导致患者费用增加。因此,快速、准确地鉴定病原体,才能对症下药,减少抗生素花费,形成良性循环,最终使患者获益。切记别再喂大细菌的耐药性(表1-1)。

表1-1　常见肺炎的症状、体征、X线征象和抗生素的应用

致病菌	症状与体征	X线征象	首选抗生素	其他选择
肺炎链球菌	急性起病,寒战、高热,锈色痰,胸痛,肺实变体征	肺叶或肺实变,无空洞	青霉素	红霉素、林可霉素、第一代头孢类、环丙沙星
金黄色葡萄球菌	急性起病,寒战、高热,脓血痰,气急、毒血症症状明显	肺叶或小叶浸润,早期空洞,脓胸,肺气囊	耐酶青霉素加氨基糖苷类	青霉素、头孢唑林、头孢噻吩、头孢呋辛、克林霉素、万古霉素、红霉素、舒巴坦-氨苄西林(优立新)、多黏菌素B

续　表

致病菌	症状与体征	X线征象	首选抗生素	其他选择
肺炎克雷伯杆菌	急性起病,寒战、高热,全身衰弱,痰稠呈砖红色、胶冻状	肺小叶实变,蜂窝状脓肿,叶间隙下坠	氨基糖苷类加半合成广谱青霉素	第二代头孢类、第三代头孢类、喹诺酮类、舒巴坦-氨苄西林、亚胺培南头孢他啶、头孢呱酮、亚胺培南
铜绿假单胞菌	院内感染,毒血症状明显,痰脓,可呈蓝绿色	弥漫性支气管炎,早期脓肿	氨基糖苷类加半合成广谱青霉素	
大肠埃希菌	原有慢性病,发热,脓痰,呼吸困难	支气管肺炎脓胸	氨基糖苷类加半合成广谱青霉素	喹诺酮类
流感嗜血杆菌	似急性肺炎,高热,呼吸困难,衰竭	支气管肺炎,肺叶实变,无空洞	氨苄西林	阿莫西林、第二代头孢菌素类、第三代头孢菌素类、舒巴坦-氨苄西林、氯霉素加氨基糖苷类、氧氟沙星、利福平、SMZ-TMP、多西环素
军团菌	高热,肌痛,相对缓脉	下叶斑片浸润,进展迅速,无空洞	红霉素	
厌氧菌	吸入感染,高热,痰臭,毒血症状明显	支气管肺炎,脓胸,脓气胸,多发性肺脓肿	青霉素	克林霉素、甲硝唑、替硝唑、舒巴坦-氨苄西林、阿莫西林-克拉维酸(安美汀)
支原体	缓慢起病,可小流行,乏力,肌痛	下叶间质性支气管肺炎,3～4周可自行消散	红霉素	四环素类
念珠菌、曲菌	久用广谱抗生素或免疫抑制剂史,起病缓,黏痰	两肺中下叶纹理加深,空洞内可有曲菌球	氟康唑、两性霉素B	氟胞嘧啶、酮康唑

五、健康宣教——保护这座"大房子"人人有责

(一)适当锻炼身体,增强抵抗力

跑步是一种全身性的协调运动,慢跑能够提高肺活量和耐力,慢跑时注意保持呼吸均匀,才能够使足够的氧气进入机体内。打太极、做柔软操、步行等能促进身体健康,能够多年坚持锻炼的患者,比多休息、少运动者更能保持健康。但是,如果是正在治疗期的肺炎患者,应该多注意休息,平时适当散步即可。

此外,患者不宜做剧烈运动。因为运动主要是调动人体的心肺功能,肺将吸入的氧气供给血液。如果肺功能不好,就要慢慢来,然后再加大呼吸,每次锻炼时给自己一点点挑战,强度不宜过大,循序渐进地提高自己的心肺功能。也可以做有氧运动,有氧运动可缓解症状,提高身体抵抗力,治疗慢性疾病。

(二)居住环境

肺炎患者在居住环境上也有一定的要求,室内温度最好保持在 $18\sim20℃$,湿度在 $50\%\sim60\%$ 。有条件的家庭,可以在室内安放加湿器。而且,空气要新鲜。无论春夏秋冬,房间都要进行通风换气,切忌使患者处在对流风的位置。患者最好经常变换睡眠体位或轻拍其背部,以利于排痰及炎症的尽快消散。

(三)注意休息

注意劳逸结合。流行性感冒时,应避免去公共场所。呼吸困难患者可遵医嘱给予吸氧,取半卧位或双肩垫高 $20°\sim30°$ 。

(四)保持口腔清洁

口唇干裂时涂润唇膏,注意保持口腔清洁。研究表明,老年人肺炎与各种口腔疾病有关,口腔内的大量细菌被吸入肺内,从而导致肺炎的发生。因此,口腔清洁对老年人肺炎的发生,是一个不容忽视且不难做到的预防措施。

(五)饮食

宜进清淡、易消化饮食,多进食、多饮水,忌食生冷、刺激性食物。忌高蛋白质饮食,如瘦肉、鱼和鸡蛋等;忌多糖饮食,肺炎患者多吃糖后,体内白细胞的杀菌感召会受到抑制,食入越多,抑制就会越明显;

忌刺激性食物,如浓茶、咖啡、辣椒等,否则会加重咳嗽、气喘、心悸等症状,诱发哮喘;忌海腥、油腻食物,如海产品、油炸食物等,因用油量大,容易上火,上火生痰。

(六) 咳嗽、咳痰

生活中出现咳嗽应引起重视,注意监测咳嗽、咳痰的性质,将肺炎和普通感冒区别开,不能随便自行服药,导致延误治疗。那普通感冒和肺炎有什么区别呢? 感冒是指发热温度相对较低,用物理降温或者退热药降温有效。而肺炎往往是高热,体温常超过38℃,可高达40℃,而且吃退热药体温下降后又会反复。哪怕在安静状态下,也会出现呼吸困难,呼吸频率也会明显增快。

(七) 高热

高热患者应注意卧床休息,保证充足的睡眠时间。体温下降后应适当地进行活动,增强抵抗力,注意保暖,防止受凉。

日常发热的注意事项如下。

1. 发热的程度　生活中掌握正确测量体温的方法,排除其他外在因素,以保证体温的正确性。如腋温测量时间为 10 分钟,口温表和肛温表测量时间为 3 分钟,根据发热程度的高低(口腔温度),可分为:低热:37.4～38.0℃;中等热:38.1～39.0℃;高热:39.1～41℃;超高热:41℃以上。

2. 体温监测　① 婴幼儿、精神异常、昏迷、口鼻腔手术及呼吸困难不能合作的患者,不宜测口腔温度;② 消瘦、腋下出汗较多者,腋下有炎症、创伤或手术的患者不宜测腋下温度;③ 直肠或肛门手术后、腹泻、心肌梗死的患者不宜测直肠温度。

(八) 保持呼吸道通畅

痰液黏稠不易咳出者,应指导进行有效咳嗽,首先应先做腹式呼吸训练,吸气末屏气片刻,然后咳嗽。年老体弱或痰量增多、不易咳出时,指导患者及其家属勤翻身扣背,促进痰液排出。

六、肺炎自我预防

肺炎是很常见的一种肺部疾病,多数是由生活中的不良习惯造成的,人类居住的环境也越来越差,从而导致了很多疾病的出现。肺炎的治愈率较低,我们日常生活中要注意预防,远离肺炎,下面就预防肺炎的方法给大家做一些总结。

(一) 自测问题

(1) 年龄大于 65 岁或小于 2 岁。

(2) 有吸烟史。

(3) 有慢性呼吸道疾病和慢性阻塞性肺疾病。

(4) 有基础疾病,包括冠心病、高血压、糖尿病等。

(5) 在流感季节容易被感染。

(6) 在流感季节容易被感染,接种过预防肺炎的疫苗。

以上 6 类人群都是肺炎的高危人群,一定要定期检查,提早预防。

(二) 呵护呼吸道,防止"蛀虫"入侵,关键在预防

1. **关爱健康,从科学戒烟开始** 远离香烟和粉尘,还您健康肺。如果你是一个吸烟者,请戒烟!要避免处于吸烟的环境。根据研究测定,烟草中至少有 3 800 种成分,仅一支烟就含有 2 000 多种有害物质,这些物质持续对肺部刺激,使支气管纤毛运动减慢,纤毛倒伏,越来越多的痰液就会停留在肺内,不易咳出,使病菌增生繁殖。

2. **注意防寒保暖** 气候变化时,随时更换衣服,避免受寒,预防各种感染,加强自我保护意识,未雨绸缪。

3. **进食或喂食** 要细嚼慢咽,注意力放到进食上,做到食不言,以免发生食物呛吸入肺。

4. **饮食** 要进清淡、易消化饮食,禁吃或少吃辛辣、刺激性食物。肺部感染患者应多进清淡、软的食物,多进食新鲜水果和蔬菜、蛋等。

5. **环境** 居住环境应舒适、整洁。房间内要保持干净、卫生、空气清新、湿润。注意开窗通风,即使是在冬天也要定时开窗换气,以保持室内空气新鲜,使致病微生物的浓度降低。

6. **预防呼吸道疾病传染** 冬春季节,尤其是流感流行期间,应避免去公共场所等。

7. 远离外源性过敏原　尤其是春、秋两季,对间质性肺炎的预防要特别注意。

8. 肺炎预防　疫苗预防最重要。第一,在肺炎高发季节,可以提前接种每年的流感病毒疫苗和最新的肺炎链球菌(肺炎球菌)菌苗,为自己安装一个"健康盾牌";第二,适当通风,但要注意室温不要过低;第三,积极控制糖尿病、慢性阻塞性肺疾病等慢性基础病,把机体控制在稳定范围之内;第四,适当运动,注意饮食与营养均衡。

(三)养肺的好方法

1. 拍打胸背——缓解胸闷　正常站立时,两脚自然分开并与肩同宽,两手自然摆动,用一侧手掌掌面拍击对侧胸部,手背叩拍对侧背部,拍打时注意放松身体,正常、自然呼吸,禁止屏气。

2. 躬身撑体——调养肺气　端坐于椅子上时,双腿自然下垂,放松呼吸。两脚交叉,躬身弯腰,两手作为支撑将身体上抬,可根据自己身体实际情况反复做3～5遍。注意两臂支撑要用力,用力时宜闭息。

3. 捶背——健肺养肺　同样放松端坐,双腿自然下垂并保持腰背自然直立,双目微闭,两手握成空拳,捶脊背中央及两侧,自下而上,再自上而下,先捶脊背中央,再捶脊背两侧。

4. 旋摩胸胁——宣降肺气　可采取坐位或仰卧位,两手手掌分别贴于同侧胸胁,拇指相对,余四指朝下,左手做逆时针方向旋摩,右手做顺时针方向旋摩,至产生温热感为宜。

(四)生活小妙招

1. 净肺:常咳嗽　日常生活应经常开窗通风、换气,保持室内空气清新,早晚在空气清新处主动咳嗽,清除呼吸道以及肺部的污染物,减少对肺部的损害。

2. 宣肺:笑一笑　"常笑宣肺",人在大笑时,能促使肺扩张,并且多的氧气进入体内,随着血液行遍全身,使身体的每个细胞都能获得充足的氧气。不自觉地进行深呼吸,清理呼吸道,使呼吸道通畅。

3. 清肺:深呼吸　常见的呼吸训练方法有腹式呼吸法、缩唇呼吸法。腹式呼吸法:伸开双臂,尽量扩张胸部,然后用腹部带动来呼吸,这种呼吸方式的目的是增加肺容量。缩唇呼吸法:快速吸满一口气,呼气时像吹口哨一样慢慢"吹"出,目的是让空气在肺里停留的时间长一些,让肺部气体交换更充分,支气管炎患者可常做。

4. 润肺:重饮食　多进滋阴润肺的食物,如莲子、蜂蜜、银耳汤、合莲子汤、山药莲子汤、芡实山药羹等。

5. 益肺:多饮水　气候干燥、闷热时,会导致大量水分的丢失。每日饮水量约 1 500 mL,保持肺脏与呼吸道的正常湿润度。

6. 健肺:去爬山　爬山时可增强呼吸和血液循环功能,可使肺活量及心脏收缩力增大。

7. 护肺:保健操　按迎香穴,将两手拇指外侧相互摩擦,有热感后,用拇指外侧沿鼻梁、鼻翼两侧上下按摩 60 次左右,然后按摩鼻翼两侧的迎香穴 20 次,每天早晚各做 1~2 组。叩肺俞穴,每晚临睡前端坐椅上,两膝自然分开,双手放在大腿上,头正目闭,全身放松,意守丹田。吸气于胸中,两手握成空心拳,轻叩背部肺俞穴(位置在背后第三胸椎棘突下,左右旁开 2 指宽处)数十下,同时抬手用掌从两侧背部由下至上轻拍,持续约 10 分钟。

肺是人体五脏六腑中非常关键的一个部位。近年来,随着环境污染的愈演愈烈,发热、感冒越来越常见,而且还会引发肺部疾病,给患者及其家属的生活、工作带来极大的不便和负担,上述养肺妙招会让肺更加坚强。

第二节　慢性阻塞性肺疾病——逃离窒息

近年来,随着环境污染的愈发严重,五脏六腑中的肺显得尤为"娇弱",而慢性阻塞性肺疾病有着"沉默的杀手"的称号。据统计,全球目前有将近 6 亿慢性阻塞性肺疾病患者,慢性阻塞性肺疾病是全球仅次于脑血管疾病、肿瘤、心脏病的人类第四大死亡原因,在我国居死亡原因的第三位,居我国农村患者死亡原因的首位。虽然慢性阻塞性肺疾病的"知名度"并不高,但"杀伤力"却极强。近年来,慢性阻塞性肺疾病的患病率居高不下,为了进一步提高对慢性阻塞性肺疾病的认识,今天就让我们一起进一步了解这个的"娇弱"器官吧!

一、慢性阻塞性肺疾病——带你认识"沉默的杀手"

(一)初识慢性阻塞性肺疾病

慢性阻塞性肺疾病(chronic obstructive pulmonary diseases, COPD),简称慢阻肺,是一种具有气流受限特征的可以预防和治疗的疾病,气流受限不完全可逆,呈进行性发展,与气道和肺脏对有毒颗粒或有害气体的慢性炎性反应增强有关。主要累及肺脏,也可引起肺外的不良效应。

COPD与慢性支气管炎及肺气肿关系密切。虽都以咳嗽、咳痰为主要临床表现,但如何正确区分三者之间的关联呢?首先慢性支气管炎是指患者每年慢性咳嗽、咳痰达3个月以上,并连续2年,不一定伴有气流受限,并排除其他慢性咳嗽原因后,可确诊为慢性支气管炎;肺气肿是指肺部远端的气室到末端的细支气管出现异常持久的扩张,并伴有肺泡壁和细支气管的破坏而无明显肺纤维化;当慢性支气管炎和(或)肺气肿患者肺功能检查出现气流受限并且不能完全可逆时,则可诊断为COPD。

(二)病因——COPD的"罪魁祸首"

COPD的确切病因尚不清楚,相关的危险因素主要包括个体的易感因素和环境因素的相互影响。

1. 吸烟 吸烟是COPD发病的主要因素。研究表明,与不吸烟的人群相比,吸烟者肺功能异常的发生率明显升高,出现的呼吸道症状,如咳嗽、咳痰等患者也增多,吸烟时间越长,吸烟量越大,COPD的患病率就会越高。而被动吸烟,也会导致呼吸道症状及COPD的发生。主动吸烟者COPD的发病率为20%~30%。所以,为了自身和他人的身体健康,最好不要吸烟。

2. 吸入职业粉尘和化学物质 长期处于有害物质和粉尘的环境中也会导致COPD的发生,如从事煤矿、开凿硬岩石、隧道施工和水泥生产等职业的工人,职业粉尘接触越大,他们肺功能的年下降率随之增大,甚至有的粉尘对肺功能的影响超过吸烟对肺功能的影响。应用动物试验也能证明这个结论。因此,长期接触职业粉尘和化学物质的人,应定期进行肺功能检查,做好防范工作。

3. 空气污染　长期生活在空气污染较重的区域,也可能导致 COPD 的发生。对于已患有 COPD 的人,空气污染可以加重病情的进展。不仅要重视室外污染,更要注重室内污染,如厨房内的烟尘、室内取暖用煤所产生的大量烟尘也会导致 COPD 的发生。

4. 呼吸道感染　呼吸道感染是导致 COPD 患者疾病急性发作的重要原因,同时也会加剧病情的进展。为了更好地治疗和控制疾病的发展,应避免肺部发生反复感染。

5. 其他　营养、气温变化等因素,对于 COPD 的发生、发展也有一定的影响。

(三) COPD 莫忽视——"喘口气,检查肺"

1. 肺功能测定,帮您早知 COPD(图 1－2)　肺功能检查是判断气流受限的主要客观指标,是确诊 COPD 的必备条件,并且对 COPD 的诊断、严重程度评价、疾病进展、预后及治疗反应等均具有重要意义。

2. 胸部 X 线　X 线胸片对 COPD 的诊断意义并不大,主要用于确定肺部并发症以及与其他肺部疾病的鉴别。并且早期胸片检查可无变化,随着病情的进展可出现肺纹理增粗、紊乱等非特异性改变,有时也会出现肺气肿改变。

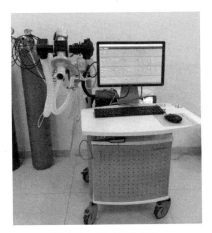

图 1－2　肺功能检查机

3. 血气分析　对确诊低氧血症、高碳酸血症、酸碱平衡失调及判断呼吸衰竭的类型有重要价值。当动脉血氧分压(PaO_2)＜8.0 kPa(60 mmHg),伴或不伴动脉血二氧化碳分压($PaCO_2$)＞

6.7 kPa（50 mmHg）时，提示有呼吸衰竭。如 $PaO_2 < 50$ mmHg，$PaCO_2 > 70$ mmHg，pH<7.30，提示病情危重，需严密监控病情发展或入住重症监护病房治疗。

4. 实验室检查　临床上主要的实验室检查包括血常规、痰培养、痰涂片及生化检查等。当 COPD 合并细菌感染时，外周血白细胞增高，出现核左移。痰培养可检出病原菌。常见病原菌为肺炎链球菌、肺炎克雷伯杆菌、流感嗜血杆菌等。

（四）走出常见认识误区

1. 误区一：病情严重时才进行药物治疗　病情发展较快或病情较重的 COPD 患者应该长期使用吸入制剂，来有效控制疾病的进展，改善生活质量。很多人一听到"激素"二字，就会联想到许多不良反应，认为使用激素治疗的不良反应比较大，不可经常使用，会产生抵触、恐惧心理，这是错误的，因为吸入制剂中含激素的量很小，不良反应也很小，应该长期坚持使用。

2. 误区二：吸氧只在抢救时才需要　大部分人认为只有病情较重的患者才需要吸氧，也只有在医院的环境里才可以吸氧，对吸氧的相关知识缺乏一定的了解。COPD 患者晚期常合并慢性呼吸衰竭，为了更好地改善患者的生活质量，提高患者生存率，可采用家庭氧疗的方法。一般用鼻导管吸氧，氧流量为 1~2 L/min，吸氧时间应每天超过 15 个小时。

3. 误区三：COPD 患者一活动就喘，所以只要待在家里卧床休息就好　COPD 患者适当地进行户外锻炼可以增强自身抵抗力，但要注意运动强度和时间，运动强度以自身耐受力为准，运动时间最好在上午 10 点左右，这个时间温度适宜，空气扩散良好，适合户外活动。

4. 误区四：不吸烟也会患上 COPD，戒烟没有用　部分患者认为不吸烟也难逃疾病的魔爪，所以认为戒不戒烟无关紧要，不会影响疾病的进展。那就大错特错了，有效的控烟、戒烟可以预防、控制 COPD 的发生和发展，也是日常生活患者最力所能及的措施。在疾病的任何阶段戒烟，皆可减轻气道和肺的异常炎症反应，减缓疾病的进展。

二、临床表现——预警信号早知道

慢性阻塞性肺疾病有"不动声色的杀手"之称,我国 COPD 患者的现状,多以中老年人为主要患病人群,而且有一多半的患者患有 COPD,自己却毫不知情,仅有 25%～50% 的患者很快得到确诊。主要是因为该病的早期症状并不特异,多数人只有在出现气短、喘憋症状时才会去医院,所以,在确诊时,肺功能通常已出现中、重度的损害,是导致 COPD 治愈率降低、死亡率增高的重要原因。因此,早检查、早治疗可以有效减少 COPD 带来的健康危害和经济负担。首先我们从 COPD 的预警信号着手!

1. 气短或呼吸困难 患者早期会出现劳累时呼吸困难,随着病情逐渐加重,后期在日常活动中甚至休息时也会感到气短、呼吸困难,是 COPD 的特征性症状。

2. 慢性咳嗽 主要表现为晨间咳嗽,夜间会出现阵咳或伴有排痰,随病程进展,咳嗽可终身不愈。

3. 咳痰 一般多为清晨排痰,而且痰液多为白色黏痰或浆液性泡沫痰,患者急性发作或伴有细菌感染时,痰液量会增多,也可出现脓性痰。任何形式的慢性咳嗽均可提示 COPD。

4. 全身性症状 患者晚期会出现体重下降、食欲减退、精神抑郁和(或)焦虑等全身症状。

三、治疗——气道通畅是关键

虽然目前 COPD 尚无法完全治愈,但通过一定的治疗方法可减轻症状,阻止病情发展,缓解或阻止肺功能下降,从而提高 COPD 患者的生活质量,降低死亡率。

(一)稳定期如何治疗

1. 生活方面 指导患者控烟,规劝吸烟者戒烟,长期处于职业或环境粉尘、刺激性气体的环境中,应指导患者脱离污染的环境。

2. 支气管扩张剂 主要通过短效和长效支气管扩张剂两种方法来缓解、预防、减轻患者症状。临床上常用的药物包含 β_2 受体激动剂如短效的有沙丁胺醇、特布他林,长效的有沙美特罗、福莫特罗等;M 胆碱受体拮抗剂如短效的异丙托溴铵,长效的有噻托溴铵及茶碱类的药物如口服氨茶碱、茶碱缓释片等。

3. 糖皮质激素 用于消除气道的炎症,减少重症患者急性加重次数,亦可减轻急性加重程度,降低患者死亡率。常用的吸入性糖皮质激素与 β_2 受体激动剂联合制剂使用,如信必可都保(布地奈德 + 福莫特罗)、舒利迭(氟替卡松/沙美特罗),需在医生指导下长期规范地吸入治疗。

4. 坚持长期家庭氧疗 低氧血症、肺源性心脏病患者,需长期持续低流量鼻导管或面罩吸氧。吸氧时间>15 h/d。做好家庭氧疗的安全措施,如注意做好氧气四防(防震、防火、防热、防油),指导患者及其家属如何正确、安全使用家庭氧气,必要时推荐使用家庭制氧机。

(二)急性加重期如何治疗

首先应确定导致急性加重期的"凶手",致病因素常见的是细菌或病毒感染,严重的患者会出现呼吸衰竭和右心衰竭。

1. 病因治疗 引起 COPD 加重最常见的原因是气管-支气管病毒、细菌感染,应对因治疗。

2. 氧疗 维持血氧饱和度大于 90%(在低流量吸氧情况下)。

3. 机械通气治疗 根据患者病情和呼吸衰竭的程度选用无创或有创机械通气进行治疗。

4. 止咳祛痰 祛痰可有助于保持呼吸道通畅。

5. 抗生素治疗 根据病情的严重程度,选用敏感抗生素进行治疗。

6. 支气管扩张剂 选用吸入短效 β_2 受体激动剂和(或)短效 M 胆碱受体拮抗剂,必要时可考虑加用茶碱类药物(口服/静脉)。

7. 糖皮质激素 给予口服或静脉使用糖皮质激素,以消除气道炎症,作为辅助用药。

8. 营养支持对症治疗 对不能进食者需经胃肠补充饮食,或给予静脉高营养并注意维持液体和电解质平衡。

9. 并发症及合并症的治疗 积极预防和治疗并发症及合并症,如自发性气胸、慢性肺源性心脏病、右心衰竭、睡眠呼吸障碍、慢性呼吸衰竭等。

四、健康知识宣教——"呼吸自由十步走"

1. 第一步：戒烟　吸烟患者可通过戒烟有效控制病情，提高自身的生活质量。《COPD 指南》指出，戒烟可有效缓解 COPD 患者的肺功能下降，戒烟需要坚强的毅力和持之以恒，因为烟草成瘾性极强，很可能需要 2～3 次才能成功戒烟，每次的戒烟经历都会使你更加坚强，并且从中掌握更多如何成功戒烟的经验。

2. 第二步：避免接触有害气体或颗粒　有害气体或颗粒的吸入同样会影响 COPD 患者，应避免接触烟雾和强烈的气味。外界空气污染指数高时，尽量不要到户外或从事重体力劳动；气候变换出门时，应做好防护措施，如戴口罩，保护口鼻；如果是过敏体质，应远离花粉或其他过敏原；室内定时开窗通风，保持空气清新、适宜的温湿度，防止霉菌的滋生。

3. 第三步：避免过度劳累　日常生活中，注意劳逸结合，避免因过度劳累而导致气短、呼吸困难。气短、呼吸困难明显者，应注意卧床休息，减少来回走动，减轻身体的耗氧量，必要时坐着完成各种日常活动，如穿衣、脱衣、剃胡子、化妆和煮饭等。家里的物品尽量放在触手可及的地方，尽量减少弯腰和爬高取物，洗澡时可坐在凳子上，也可使用辅助工具完成日常活动。

4. 第四步：运动、锻炼增强抵抗力　COPD 患者可通过控制体重、降低心肺的压力来改善呼吸功能，由于疾病自身因素，COPD 患者的心肺难以把氧气运输全身其他组织。日常中可通过适量的运动，来改善呼吸功能，减轻日常活动出现的不适症状，而适量的运动与避免劳累之间并不冲突。

5. 第五步：健康的饮食方法　COPD 患者也可以通过饮食疗法来改善自身情况。根据自身实际情况少食多餐，避免过量饮食，避免食用产气食物，否则会导致胃部膨胀，致使胃压迫膈肌，从而不利于肺脏的呼吸。嘱咐患者进清淡、易消化饮食，多饮水，稀释呼吸道的分泌物，利于痰液排出。

6. 第六步：预防感冒　COPD 患者在季节变换、气候突变、流感季节等，容易发生感冒，抵抗力下降，肺部感染风险也会随之增高。所以，COPD 患者应该做好安全防范措施，如适当运动增加抵抗力，远离感冒和流感的人群，勤洗手，注意个人卫生，防止细菌滋生，必要时可咨询医生注射流感疫苗和肺炎疫苗。

7. 第七步：自我减压　练气功、瑜伽等进行自我放松调节，或听轻松的音乐，也可以尝试一些意念放松法：① 闭眼；② 想象自己处于放松、舒适的地方；③ 做自己喜欢做的事情；④ 感觉柔风轻抚头面；⑤ 脚上踏着柔软的细沙。一直保持这种放松状态。

8. 第八步：合理用药　配合医生制订合适的药物治疗计划，并告知医生目前服用的药物，包括非处方药和中草药等。告知医生对哪些药物过敏。服药后及时告知医生药物的治疗效果以及不良反应，医生会根据患者情况更换药物。有些患者在服药时即刻出现不良反应，一旦发现，务必及时告知医生。

9. 第九步：吸氧治疗　COPD 患者病情严重时，应给予吸氧治疗，以免发生低氧血症，常见症状有嗜睡、晨起头痛、易怒、注意力不集中、气短加重等。低氧水平还会加重心脏的负担。因此，吸氧治疗可有效缓解憋喘症状，改善人体内的氧气交换，防止并发症的发生。对于病重患者，吸氧治疗能够提高患者的生活质量。

10. 第十步：处理急性加重期的 COPD　通常是由感染导致 COPD 患者病情恶化，症状突然加重，慢性支气管炎的患者容易反复出现感染，可通过预防感染，或适时及早治疗，给予干预。

五、自我管理与预防——对抗 COPD 这种慢性疾病

COPD 是一种反复发作、急性加重并存在多种合并症或并发症的慢性疾病。急性加重期时，患者肺功能下降，症状逐渐加重，甚至导致死亡。因此，COPD 患者自我管理尤其重要。

（一）家庭氧疗

1. 长期家庭氧疗的含义　长期家庭氧疗是指 COPD 患者脱离医院环境后，返回社会和家庭而实施的长期氧气治疗的方法。

2. 哪种 COPD 患者的情况需要长期氧气治疗？　通过戒烟、胸部物理疗法和药物治疗后,处于稳定状态的 COPD 患者,休息状态下,发生动脉低氧血症,即正常呼吸空气时,其动脉血氧分压＜7.3 kPa(55 mmHg)或动脉血氧饱和度＜0.88,这是长期氧气治疗的主要适应证。

COPD 患者动脉血氧分压为 7.3～8.7 kPa(55～65 mmHg)并伴有以下任何情况之一者,也应进行长期氧疗:① 继发性红细胞增多症(血细胞比容＞0.55);② 肺源性心脏病的临床表现;③ 肺动脉高压。

3. 长期氧气治疗的目的　改善气短、呼吸困难的症状,提高生活质量,提高生存率,改善睡眠质量,预防肺源性心脏病和右心衰竭的发生,减少医疗费用(包含住院次数和住院天数)。

4. 长期氧气治疗的好处

(1) 缓解和控制肺功能下降。

(2) 减低肺动脉压力和延缓肺心病的进展。

(3) 提高生存率。

(4) 提高生活质量。

(5) 改善神经精神症状。

5. 长期氧气治疗,氧流量如何调节？是否需要24小时吸氧？应持续低流量吸氧,氧流量 1～2 L/min,以免长时间吸氧而导致二氧化碳潴留和呼吸抑制。每日氧疗时间至少 15 小时,使患者在静息状态下,PaO_2＞60 mmHg 和(或)SaO_2 升至 90%。

6. 长期氧气治疗的不良反应

(1) 黏膜损伤。

(2) 通气功能损伤。

(3) 二氧化碳潴留和呼吸抑制。

7. 长期家庭氧气治疗注意事项

(1) 注意做好氧气湿化,压缩氧气瓶内放出的氧气,湿度大多＜40%。

(2) 防火和安全。长期家庭氧气治疗存在一些潜在的危险,如火灾和爆炸,因此,吸氧患者应戒烟,患者及其家属应熟悉氧疗装置的正确使用方法及安全标准。

（二）两种方法帮你"轻松呼吸"

COPD 患者应该控制体重,减轻自身耗氧量,改善呼吸功能。这些都可以通过适量的运动来实现。适当的运动可以有效地改善呼吸功能,减少日常活动中出现的不适。

COPD 患者可以通过增加呼吸频率来代偿呼吸困难,这种代偿多数需要依赖辅助呼吸机来参与呼吸,也就是胸式呼吸。但是胸式呼吸的效能不及腹式呼吸,患者容易出现疲劳,因此,护士应该指导患者练习缩唇呼吸、腹式呼吸等呼吸功能锻炼,用以加强胸、膈呼吸肌的肌力和耐力,改善患者的呼吸功能。

1. 缩唇呼吸　可以使肺泡和最小的气道在呼吸时保持更长时间的开放,这样空气就不会被陷闭在肺里。有助于将新鲜空气从肺内呼出来,这样就能吸入更多富含氧气的新鲜空气。

患者经常进行呼吸功能锻炼,有助于减少肺内功能残气量,缓解患者呼吸困难。具体步骤如下:颈、肩、背部肌肉放松,用鼻子缓缓吸气,心里默念"1、2"。然后双唇合起至留一条小缝,如吹口哨状,嘴唇缓慢呼气,同时收缩腹部,心里默念"1、2、3、4",反复多次练,吸气与呼气时间比为 1∶2 或 1∶3。缩唇的程度与呼气流量:距口唇15～20 cm 处放一燃烧的蜡烛,蜡烛高度与嘴唇等高,蜡烛火焰随气流倾斜而不至于熄灭为宜(图 1-3)。

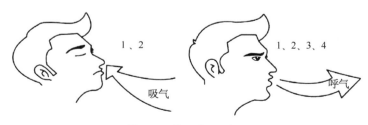

图 1-3　缩唇呼吸示意图

2. 腹式呼吸　以膈肌运动为主,吸气时横膈膜下降,把脏器挤到下方,肚子膨胀,呼气时横膈膜将会比平常上升,因此可以进行深度呼吸,吐出较多易停滞在小气道的二氧化碳,这种方法叫腹式呼吸法。

　　患者取立位、平卧位或半卧位,全身放松,自然呼吸一段时间。一手放在腹部,一手放在胸部。吸气时,最大限度地扩张腹部,胸部保持不动;呼气时,最大限度地收缩腹部,胸部仍保持不动。如此循环,尽量保持每次呼吸的节奏一致——腹部的一起一落,呼吸时不要紧张,也不要刻意勉强,如是初学者更应该注意练习的过程和对身体的影响。吸气时,感觉气息开始经过鼻腔、喉咙充分地集中于肺部,当肺部容积逐渐增大,而保持胸廓不动,膈膜下沉,同时腹部向外鼓起;呼气向内收回腹部,横膈膜向上提升,使大量浊气呼出体外。把腹部当皮球,用鼻吸气腹部隆起,略停1～2秒后,经口呼出至腹壁下陷。每分钟有5～6次即可,一般每天2次(图1-4)。

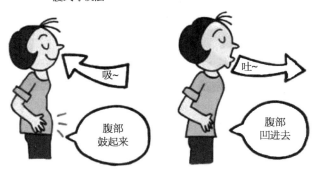

图1-4　腹式呼吸示意图

　　腹式呼吸的关键在于不管是吸还是呼,都需尽量达到"极限"量,即以吸到不能再吸,呼到不能再呼为度。

　　3. 呼吸操　全身性呼吸操是在腹式呼吸练习的基础上进行的,即腹式呼吸和扩胸、弯腰、下蹲等动作结合在一起,达到进一步改善肺功能、增强体力的效果。

　　总之,COPD是一种慢性进行性发展的疾病。疾病的治疗过程很漫长,需患者积极的配合,患者对疾病的认识和了解,是控制疾病的关键。因此,加强疾病的自我管理是治疗 COPD 的关键。

(三) COPD 防治误区——为 COPD 患者生命保驾护航

1. **误区一：忽视呼吸困难和活动能力下降** COPD 病程发展缓慢,起病初期仅有轻微咳嗽,甚至无任何症状,大部分患者不予重视或草草吃药了事,也有部分患者认为就诊麻烦,不必小题大做。久而久之,当病情有所进展时,患者出现气促、呼吸困难等症状时多属于中、晚期,此时肺通气功能已经受损 50% 以上,致使 COPD 患病率、死亡率居高不下,所以 COPD 可以称得上是最"不动声色的杀手"。

2. **误区二：忽视肺功能检查** 患者一般在活动后出现气促、呼吸困难等症状才到医院就诊,但此时病情已经到了中晚期,治疗难度非常大。因此,专家建议 45 岁以上人群应该像量血压一样,定期到医院进行肺功能的检查。高危人群,如抽烟人群、反复咳痰的人、长期接触粉尘者、有家族病史者更要警惕,应从 40 岁就开始检查肺功能。

3. **误区三：忽视家庭通气治疗** 多数患者认为住院期间疾病得到有效控制后,不必长期使用呼吸机进行有效通气,这是一种错误的认识。COPD 患者病情得到有效控制后应进行长期的呼吸机通气治疗,这样可以显著地提高患者的生活质量和生存率。与只进行氧疗相比,呼吸机能更有效地改善缺氧症状(尤其是夜间缺氧),促进二氧化碳的排出,有效缓解血氧饱和度和二氧化碳潴留情况。临床观察显示,呼吸机是治疗 COPD 急性加重合并呼吸衰竭的"有效武器",在治疗过程中,患者呼吸循环功能平稳,耐受良好,从病理生理角度证实了机械通气的可行性。

4. **误区四：忽视长期规范用药** COPD 患者从早期活动后出现呼吸困难,到中、晚期活动能力下降,甚至不能从事任何日常活动,疾病进展迅速的一个主要因素,就是很多患者不能坚持长期规范用药。多数患者在一个阶段治疗之后会中断治疗,认为只要控制好、不发作就没事。其实,患者每次的病情加重都会对心肺功能造成"叠加"的损害,导致身体每况愈下。因此,哪怕是处于稳定期的患者,也应该坚持长期治疗,进行适度的康复训练,提高运动耐力,减少急性发作的次数,进而提高患者的生活质量。

　　COPD 患者应争取做一个明智的患者,不要在病情发作或加重时才想到去医院就诊,应坚持应用合理的预防措施和治疗来防止疾病进展。

第三节　沉稳应对支气管扩张

　　支气管扩张是什么病? 有人形象地将其比喻为一棵倒长着的"树",树的分枝会越来越细,但是如果在该变细的地方却增粗了,就表示出现了支气管扩张。在发达国家中,支气管扩张被称为"孤儿病";在我国,究其原因是幼儿时感染未能有效、及时地控制,早期时又缺乏统一规范的治疗,支气管扩张一直是我国的一种常见病,但是我国对该疾病的重视远不及支气管哮喘和 COPD,支气管扩张作为一种常见的危害性很大的呼吸系统疾病,要引起足够的重视,全面地了解支气管扩张,有利于人们早期发现病情,及时地进行治疗,避免耽误治疗的最佳时机而造成严重的后果,知己知彼,方能百战百胜。

一、概述——认识"这棵树"

(一)"这棵树"怎么了?

　　想要进一步了解支气管扩张症,首先要了解什么是支气管扩张? 支气管的解剖形态像极了一棵倒置的大树,所以又称"支气管树"(图 1-5,图 1-6)。这棵倒过来的树,气管是树的主干,然后一分为二,为左、右支气管,如此反反复复经过 26 次分支,最后与肺泡相连。支气管与肺泡的关系就像树干、树枝与树叶的关系一样,他们与血管、淋巴管共同组成了肺脏。

　　支气管扩张(bronchiectasis)是急、慢性呼吸道感染和支气管阻塞后,反复发生支气管炎症、致使支气管壁结构破坏,引起支气管异常和持久性扩张。临床上多见于儿童与青年,且这种慢性呼吸道疾病,具有病程长、肺功能进行性下降等特点,由于疾病战线较长,所以

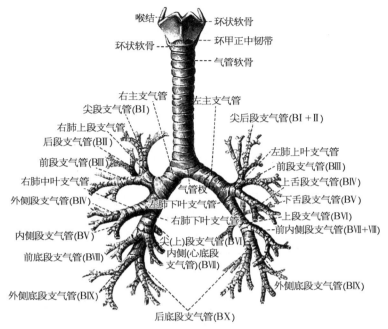

图 1-5　气管和肺段支气管

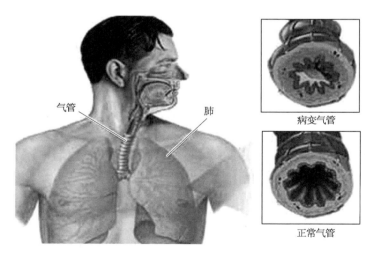

图 1-6　支气管扩张

支气管扩张不仅消耗患者自身防御机制，致使患者的生活质量下降，而且给患者家庭造成极大的经济负担。

　　支气管扩张的现状是人们对支气管扩张的关注远不如哮喘、慢性阻塞性肺疾病、肺癌等。所以缺乏对支气管扩张症的认识，流行病学更是缺乏了大规模的临床数据。近年来，虽然我国对诊断方式逐步完善，对支气管扩张症逐渐重视，但国内的流行病学资料仍然滞后，目前尚无确切数据显示支气管扩张症在我国普通人群中的发病率。

（二）诱发因素——导致"这棵树"变粗的原因

　　得了支气管扩张，患者很痛苦，而且在治疗过程中需花费很长的时间，所以了解支气管扩张症的发病原因，对疾病的预防工作起到了至关重要的作用，因此需早期、及时地发现并治疗疾病，以免错过最佳的治疗时机。那么支气管扩张症的发病原因有哪些呢（表1-2）？

表1-2　常见支气管状况的病因、临床及病理

病　因	临　床　及　病　理
特发性	系统性评估排除其他病因
感染	细菌、分枝杆菌（结核和非结核分枝杆菌）、百日咳及病毒（麻疹、腺病毒等）
遗传因素	囊性纤维化、PCD 及 cd-抗胰蛋白酶缺乏症（α_1-AT）
吸入或胃肠反流	咽反射受损、胃肠蠕动功能受损、食管闭锁/瘘、抽搐及唇腭裂严重联合免疫缺陷病、Omenn 综合征、低丙种球蛋白血症、IgE 升高的慢性肉芽肿性疾病
免疫缺陷	变异型免疫缺陷病、共济失调毛细血管扩张症、淋巴细胞缺乏症、W1Sk Ott-Aldnch 综合征、HIV 感染及免疫抑制治疗（糖皮质激素、放射治疗、化学治疗药物、英夫利昔单抗、依那西普等）
结缔组织病	系统性红斑狼疮、类风湿关节炎及干燥综合征
炎症性肠病	溃疡性结肠炎、克罗恩病
机械性气道阻塞	气管腔内异物、气道狭窄、肿瘤、淋巴结肿大
其他	结节病、Ehler-Danlos 综合征、马方综合征、黄甲综合征及过敏性支气管肺曲霉菌病

（三）检查——找到"这棵树"变粗的源头

在日常生活中，大家对一些疾病的出现要提高警惕，当患上了支气管扩张时，患者会受到很大的影响，还会导致呼吸道感染。因此，应重视支气管扩张的检查，疾病确诊后才能够对症治疗，那么，临床上常见的检查方法如下。

1. 实验室检查　血检验中会出现白细胞计数及中性粒细胞比例增高，长期慢性感染或反复咯血者可出现贫血。

2. 肺功能检查　早期肺功能检查会出现残气量/肺总量比值即残气量占肺总量的百分比增高，后期可出现低氧血症。

3. 胸部 X 线检查　胸片 X 线检查早期可无明显改变，少数患者胸片显示肺纹理增多、增粗，排列紊乱。

4. 胸部 CT 检查　临床上可通过高分辨率 CT 检查进一步提高诊断的敏感性，也是目前支气管扩张主要的诊断方法。

5. 纤维支气管镜检查　有助于发现患者肺部出血的部位或者肺部阻塞的原因，亦可通过局部灌洗，取得灌洗液进行细胞学检查或细菌培养。

6. 痰培养标本　痰涂片存在大量多形核白细胞和各种混合性细菌，包括革兰阳性和阴性细菌、厌氧菌，结核性支气管扩张者可见结核杆菌。

（四）关于支气管扩张的常见问题

1. 问题一：支气管扩张咯血时可以用止血药吗？　咯血分为小量咯血、中量咯血和大咯血，不管是哪一种咯血，止血药肯定都是要用的，根据咯血量的多少，来判定用什么止血药、用多少止血药。如患者是小量的痰中带血，使用云南白药即可；如一次咯血量超过200 mL，就不仅仅是用止血药了，而是要采取进一步的措施进行治疗。

2. 问题二：支气管扩张能完全治愈吗？　支气管扩张是肺结构性的病变，是不可逆的，所以几乎是无法完全治愈的。支气管扩张是一种慢性疾病，所以在治疗上是尽量要控制它，降低反复发作次数或是反复感染次数。

3. 问题三:支气管扩张缓解期需要治疗吗? 支气管扩张患者主要表现为慢性咳嗽、咳大量脓痰和反复或间断地咯血。即使患者处于缓解期,也会伴有咳嗽、咳痰,只能说缓解期病情相对比较稳定,咳嗽、咳痰程度相对较轻而已。"三步止咳平喘"疗法不仅有利于清除死痰、脓痰,而且可以减少急性发作和反复感染的次数。另外,缓解期还需要多做一些康复运动,增加营养,提高机体免疫力。

4. 问题四:支气管扩张一定要用抗生素吗? 如果患者正处于急性加重期,出现严重的咳嗽,痰量也比平时明显增多了,并且出现脓性痰,痰液黏稠,这种情况下,就需要使用抗生素,药物的应用需根据患者的具体情况而定,病情较轻、症状不明显时,可继续观察患者的病情变化,不能一概而论。

5. 问题五:患者咳痰无力,有什么好的方法? 患者因疾病的长期消耗、痰液黏稠等因素,无力咳出痰液,对于患者来说,咳嗽、咳痰本就是一种保护性的反射,如果不咳痰,大量的痰液堵塞气管、支气管,对身体肯定是有伤害的,所以应鼓励、指导患者进行有效咳嗽,促进痰液的排出,保持呼吸道通畅,可以为患者选择"三步止咳平喘疗法"进行治疗。

6. 问题六:支气管扩张感染常见的细菌有哪些? 支气管扩张常见的细菌是铜绿假单胞菌(绿脓杆菌)、鲍曼不动杆菌及肺炎克雷伯菌等。因为革兰阴性杆菌容易定植在扩张的支气管上,所以易造成患者出现反复感染。

二、临床表现——"树枝"增粗了,患者怎么了?

生活本是美好的,但是却总是逃不过疾病的困扰,支气管扩张则是其中的一种。为了有效地治愈这种疾病,减少疾病的发生,我们需要详细了解疾病的症状,这样才能减少家庭和孩子的病痛。

(一)"树枝"增粗后患者的常见症状

1. 慢性咳嗽、大量脓痰 咳嗽、咳痰多与体位改变有关,所以通常发生在早上晨起时和晚上睡觉时,这是因为体位改变时,分泌物刺激了支气管黏膜而引起咳嗽和排痰。而疾病的严重程度亦可通过排出的痰液量来进行估计：24 小时少于 10 mL 为轻度，10～150 mL 为中度，多于 150 mL 为重度。急性感染时，黄绿色脓痰量每天可达百毫升；如痰有臭味，提示有厌氧菌感染。痰液静置后出现分层的特征，即上层为泡沫，下悬脓性分泌物；中层为混浊黏液；下层为坏死组织。

2. **反复咯血**　50%～70%的患者有不同程度的咯血，可为痰中带血或大量咯血。临床上应熟悉掌握大、小咯血之间的区别，并根据具体出血量给予相应的处置。每日咯血量在 100 mL 以内为小量咯血，100～500 mL 为中量咯血，500 mL 以上或一次性咯血 300～500 mL 为大量咯血。

呕血与咯血可以从以下几点加以区别。

（1）病史：不是所有患者经口吐血都是由肺部疾病引起的，如胃、十二指肠溃疡，肿瘤或肝硬化的患者会出现呕血症状。

（2）出血方式：患者呕吐时多会伴有血液一同呕出，而咯血多为剧烈咳嗽后咳出。

（3）血液颜色：呕血多为紫红或咖啡色，无泡沫，咯血则为泡沫性的鲜红血液。

（4）内容物：呕血伴随食物残渣及胃液，咯血的血液里面混有痰液。

（5）出血前症状：呕血发生前，常先发生上腹部疼痛，饱胀不适；咯血前常有喉痒、咳嗽、胸闷等症状。

（6）血液反应：呕血的血液呈酸性；咯血的血液呈弱碱性。

（7）大便检查：呕血患者常排柏油（黑色）样便，大便隐血试验阳性；咯血患者大便隐血试验常为阴性，除非吞下血液外，一般粪便颜色正常。

3. **肺部出现反复感染**　同一部位肺段反复发生感染并迁延不愈，患者多会出现发热、咳嗽加剧、痰量增多、胸闷、胸痛等症状。

4. **慢性感染中毒症状**　临床上患者可出现发热、乏力、食欲减退、消瘦、贫血等症状，儿童由于反复的肺部感染可影响自身的生长发育。

（二）"树枝"增粗后患者的常见体征

早期患者病情较轻、无明显肺部感染时，肺部体征并不明显。但随病情的进展,肺的下部、背部听诊时可闻及固定且持久的局限性粗湿啰音,部分慢性患者可出现杵状指(趾)(图1-7)、贫血,肺功能严重下降的患者,活动后可有发绀等。

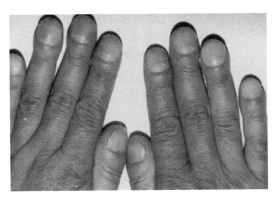

图1-7 杵状指

三、治疗——保护"这棵树"还您一片绿色

支气管扩张是相当顽固的疾病,治疗不及时可能会伴随终身,造成严重的后果。那么,支气管扩张如何治疗效果好呢?

1. 控制感染,缓解症状 当患者出现急性感染征象,如痰量或脓性成分增加时,遵医嘱需应用抗生素。开始可给予经验性治疗,铜绿假单胞菌感染可口服喹诺酮、静脉给氨基糖苷类或第三代头孢菌素。长期慢性咳脓痰的患者可遵医嘱口服阿莫西林或吸入氨基糖苷类的药物,间断并规则使用单一抗生素或轮换使用不同的抗生素,当合并厌氧菌感染时加用甲硝唑或替硝唑。

2. 保持呼吸通畅 清除气道分泌物,可使用祛痰药、振动、拍背、体位引流和雾化吸入等方法促进气道分泌物的清除。

3. 改善气流 应用支气管舒张剂可改善气流受限,对伴有气道高反应及可逆性气流的患者疗效显著。

4. 外科治疗 经充分的内科治疗,仍反复发作且病变为局限性支气管扩张的患者,可通过外科手术切除病变组织。给予保守治疗后仍不能缓解的反复大咯血且病变局限者,可考虑给予手术治疗。

　　5. 其他疗法　病情急性加重期,应注意休息,增加自身营养。

四、健康宣教——让"树木"重新拥有生命

　　1. 预防疾病的发生　向患者及其家属解释疾病发生、发展与治疗、护理的过程。指导患者进行自我检测病情,一旦症状加重时,及时到医院就诊。

　　2. 减少感染途径　保持口腔清洁、卫生,勤漱口,预防发生口腔感染。

　　3. 自我管理与预防　注意防寒保暖,适当锻炼身体,增强机体抵抗力;注意预防呼吸道感染,戒烟、避免烟雾和灰尘刺激有助于避免疾病的复发,防止病情恶化。

　　4. 指导患者有效排痰方法

　　(1) 深呼吸和有效咳嗽:患者取坐位,双脚自然下垂着地,身体微微前倾,双手环抱一个枕头,进行数次深且缓慢的腹式呼吸,深吸气末屏气,然后缩唇(吹口哨状),缓慢吐气,胸腔用力进行2～3次短促有力的咳嗽,张口咳出痰液,咳嗽时收缩腹肌,或用自己的手按压上腹部,帮助咳嗽。

　　(2) 胸部叩击法:叩击时避开乳房、心脏和骨突部位,患者取侧卧位,叩击者掌侧呈杯状,以手腕力量,从肺底自下而上、由外向内、迅速且有节律地叩击5～15分钟(图1-8)。

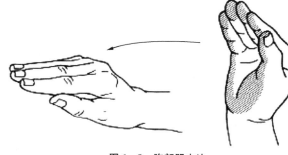

图1-8　胸部叩击法

（3）如何正确体位引流

1）引流前做好充分准备：向患者及其家属解释体位引流的过程、目的和注意事项，注意监测患者的生命体征，协助患者摆好合适的体位和姿势。原则上分泌物在高位，支气管引流口朝下，引流前15 分钟遵医嘱给予支气管舒张剂（有条件可使用雾化器或手按定量吸入器），备好排痰用纸巾或一次性容器，必要时给予排痰或震颤促进排痰。

2）引流部位如何选择：原则上应抬高病灶部位的位置，保证分泌物处于高位，而引流支气管开口向下，有助于潴留的分泌物随重力的作用流入支气管和气管从而排出体外。根据患者的耐受能力，应及时调整引流的体位和姿势。

3）适宜的引流时间：应在饭前或空腹时进行，避免患者出现恶心、呕吐等不良反应，避免因呕吐物引起窒息的危险。根据病变的部位、患者的病情情况，每天引流次数为 1～3 次，每次引流时间为 15～20 分钟即可。

4）引流过程中的观察：引流期间注意监测患者的生命体征，注意观察患者有无咯血、发绀、头晕、出汗、疲劳等临床表现，如出现以上症状，应立即终止体位引流，并通知医生进行对症处理。

5）引流过程中患者如何配合：引流过程中指导患者进行深呼吸后用力咳嗽，护理人员用手（手心屈曲呈凹状）轻拍患者胸或背部，顺序自下而上进行，直至排尽痰液。

6）引流后如何护理：引流结束后，协助患者取舒适体位，卧床休息，并协助患者用清水或者漱口液漱口，保持口腔清洁，预防发生口腔感染。观察引流出痰液的色、量、质，引流前后听诊肺部的呼吸音变化，评价体位引流的效果，并做好相应的护理记录。

7）禁忌进行体位引流者（图 1-9）：年老及身体极度虚弱、无法耐受所需体位、无力排出分泌物者（这种情况下，体位引流将导致低氧血症）；抗凝治疗者；胸廓或脊柱骨折、近期有大咯血和严重的骨质疏松者。

（4）雾化吸入：遵医嘱应予患者雾化吸入稀释痰液，促进痰液排

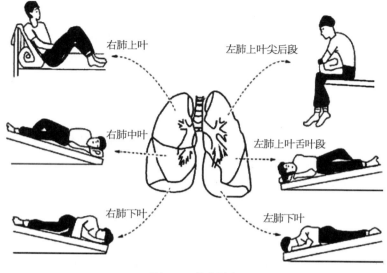

右肺上叶

左肺上叶尖后段

右肺中叶

左肺上叶舌叶段

右肺下叶

左肺下叶

图 1-9 体位引流

出。如果患者体位引流后,也可进行雾化吸入,从而可提高抗生素治疗效果,控制感染;促进痰液的稀释和排出。

5. 如何用药

(1)控制感染要趁早:根据患者的病情、痰培养及药物敏感试验选用合适的抗生素。尽早地发现、控制感染病灶。

(2)镇咳药物要慎用:指导患者及家属慎用镇咳药物,镇咳药物不仅能抑制咳嗽中枢,还会不同程度地抑制患者呼吸,如若患者出现剧烈咳嗽时,不可自行口服镇咳药进行缓解,应及时去医院就诊,遵医嘱进行治疗。

(3)正确使用祛痰药:祛痰药在清除痰液的同时,也可以起到一定的平喘作用,从而达到控制感染的效果,一部分祛痰药会引起患者恶心,服后可刺激胃黏膜,反射性地促进呼吸道分泌物增加,而稀释痰液。

6. 咯血了怎么办?

(1)做好病情观察:注意观察患者有无咯血的先兆表现,如咽喉发痒或有刺激感、胸闷加剧、胸内发热、心窝部灼热等症状,及时采取预防措施并尽早处理。

（2）咯血如何区分：小量咯血、中量咯血、大量咯血。

（3）观察内容：监测患者体温、咳嗽、咳痰或咯血的情况,并记录痰量、色、黏稠度、气味等。

（4）如何处理咯血：大咯血时注意观察患者咯血量、次数、有无窒息表现、监测患者生命体征。绝对卧床休息,去枕平卧,头偏向一侧或卧向患侧,轻拍背部,以利于血块排出。告知患者勿屏气,有血液轻轻咳出。减少翻动,缓慢进食,大小便勿用力。

7. 心理指导

（1）向患者及其家属做好疾病相关知识的宣教,告知患者本病预后良好,经治疗后,完全可以像健康人一样地工作、劳动和学习,缓解患者的紧张情绪。

（2）指导保持乐观主义精神,增强战胜疾病的信心和决心,特别是请治疗效果好的病友现身说教,鼓励同种病患之间进行交流经验,使之配合治疗。

（3）护理人员应保持良好的服务态度,以训练有素的操作技术,取得患者的信任,增加其抗病的信心。

（4）患者一旦有咯血症状时常会出现精神紧张和恐惧的心理,嘱患者勿紧张、急躁,避免因情绪波动加重病情,并指导患者轻轻咳出气管内存留的积血,勿吞下,勿坐起,以免血块阻塞气道而导致窒息,教会患者使用放松的技巧,如缓慢呼吸、听轻音乐、练气功等。

8. 饮食指导

（1）食物要多样化,不可偏食,不宜进食辛辣、刺激性及粗糙的食物,以防助热生痰,加重患者病情。原则上应鼓励患者进食高蛋白质、高维生素、富含营养、易消化的半流质食物,给予含铁丰富的饮食纠正贫血,如瘦肉、牛奶等。食物宜温凉,大咯血时应禁食。

（2）保证足够入量,指导患者每日饮水量在 1 500 mL 以上,以利于稀释痰液。

（3）禁烟酒。烟酒可直接刺激支气管管壁,使局部黏膜遭受刺激,易引起感染。

五、支气管扩张的防治——甩掉这个沉重的"包袱"

支气管扩张多见于儿童和青年人,以咳嗽、咳脓痰为主要的临床症状,部分患者还会出现不同程度的反复咯血,随着病情的进展还会有胸闷的症状出现,更有甚者会出现呼吸困难造成心肺衰竭,后果严重,因此支气管扩张重在预防。那么支气管扩张的防治方法有哪些呢?该怎么做呢?

1. 注意早期预防　定期进行健康检查,做到早发现、早诊断、早治疗。患病早期做好安全预防措施,从而控制疾病的发展和恶化。必要时可遵医嘱进行麻疹、百日咳、卡介苗等疫苗的预防接种。

2. 注意有效排痰　支气管扩张患者长期慢性咳嗽,常有脓痰或黏液堵塞气管,可用清肺仪物理排痰的方式进行排痰,促进气道通畅。

3. 注意预防感染　已患病的患者,应防止或减少呼吸道感染的发生,保持呼吸道通畅和促进痰液引流,规范使用抗生素。

4. 注意锻炼身体　儿童和青年患者自身器官功能良好,通过适当的集体训练,可增加自身抵抗力。反观老年人,由于机体调节机制作用逐渐下降,可适当做些调节气息的慢性动作,增强机体的抵抗力。

第四节　呼吸衰竭——救救我的肺

近年来,随着时代的不断发展,呼吸衰竭发病率也越来越高,病死率也在不断增加,疾病的不断进展也会引起一系列生理功能及代谢功能紊乱,而这些症状对患者的身体造成了严重的影响,甚至威胁到患者生命。因此,对呼吸衰竭实施有效治疗及防控至关重要。世间万物都需要呼吸,不仅是人类,花鸟鱼虫都在呼吸,有的依靠肺呼吸,如哺乳动物,有的依赖鳃呼吸,如鱼类。对于人类而言,呼吸系统疾病很常见,但呼吸衰竭却是最严重的,呼吸衰竭的患者基本上已经丧失了自主呼吸,需要依靠机器来辅助呼吸了。

一、顺畅呼吸,走进肺区
(一)呼吸衰竭概述(图1-10)

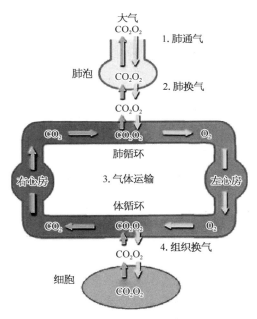

图1-10　呼吸循环示意图

呼吸衰竭(respiratory failure),简称呼衰,是指各种原因引起的肺通气和(或)换气功能严重障碍,在静息状态下亦不能维持足够的气体交换,导致低氧血症伴(或不伴)高碳酸血症,进而引起一系列病理生理改变和相应临床表现的综合征。

(二)警惕:导致呼吸衰竭的五大病变

呼吸衰竭危害颇大,人没了呼吸就像汽车没了汽油,没有了生命的动力。很多疾病,无论大小,都在一定程度上多多少少影响着人的肺,直接或间接地影响呼吸功能,从而导致呼吸衰竭。呼吸衰竭可以说都是由小病发展而来的,那么哪些病变可以导致呼吸衰竭的发生呢?

1. 气道阻塞性病变 如慢性阻塞性肺疾病、重症哮喘、支气管痉挛、异物等,引起气道阻塞和通气不足,导致缺氧和(或)二氧化碳潴留,从而发生呼吸衰竭。

2. 不断进展的肺组织病变 肺炎、重度肺结核、肺气肿、肺水肿等,可引起肺容量、通气量、有效弥散面积减少,通气/血流比例失调,导致缺氧和(或)二氧化碳潴留。

3. 肺血管病变 肺梗死、肺血管栓塞等,导致通气/血流比例失调,从而发生缺氧。

4. 胸部与胸膜病变 由胸廓外伤导致的连枷胸、手术创伤、气胸和胸廓畸形等,导致通气减少、吸入气体不匀,导致呼吸衰竭的发生。

5. 神经肌肉病变 脑血管病变、重症肌无力、脑外伤、药物中毒等,病变累及呼吸肌时,可引起呼吸肌的无力或麻痹,从而引起呼吸衰竭的发生。

(三) 分型金标准

生活中,我们总会遇到一些难治的病,疾病的最终结果是致人死亡,所以,面对疾病时一定要了解疾病,这样才能对症下药。呼吸衰竭就是一些疾病导致的最严重后果,呼吸衰竭后,就不能保证足够的血液营养供应,下面我们来看看呼吸衰竭的分型吧!

1. 根据动脉血气分析结果分类(表 1-3)

表 1-3 动脉血气分析分型

分 型	I 型呼吸衰竭	II 型呼吸衰竭
定义	缺氧而无 CO_2 潴留	缺氧而伴 CO_2 潴留
血气结果	$PaO_2 < 60$ mmHg $PaCO_2$ 正常或下降	$PaO_2 < 60$ mmHg $PaCO_2 > 50$ mmHg
原因	换气功能障碍 (VQ 失调/肺动脉分流)	通气功能障碍 (肺泡通气不足)
氧疗	高浓度吸氧	持续低流量低浓度给氧

2. 根据发病急缓分类　分为急性呼吸衰竭和慢性呼吸衰竭。

3. 根据发病机制分类　分为通气性呼吸衰竭和换气性呼吸衰竭,也可分为泵衰竭和肺衰竭。

(四) 如何识破呼吸衰竭的"隐身术"?

如果出现了呼吸衰竭的症状,必须及时去医院进行检查。呼吸衰竭的检查方法都有哪些呢?

1. 通过动脉血气分析进行识破　如果 $PaO_2 < 8.0$ kPa $(60$ mmHg$)$ 伴或不伴 $PaCO_2 > 6.7$ kPa$(50$ mmHg$)$,pH 正常或降低。通过动脉血气分析还可以进一步确定呼吸衰竭的分型。

2. 通过血象进行识破　若出现高钾血症,则是呼吸性酸中毒合并代谢性酸中毒;出现低钾血症或低氯血症,则是呼吸性酸中毒合并代谢性碱中毒。

3. 通过痰液培养进行识破　通过患者的痰液和细菌的培养结果进行进一步判定,有助于医生的用药治疗。

4. 通过其他途径来识破　纤维支气管镜、肺功能、胸腔 CT 等,会获得不同的病变证据,根据检查结果,制订诊疗计划。

(五) 喘不上气,就是呼吸衰竭吗?

人们都知道,呼吸衰竭会出现呼吸困难、缺氧的现象。很多人也同样存在疑问,喘不上气就是呼吸衰竭吗?

虽然呼吸衰竭患者日常也会有喘气不足的表现,但两者并不完全一样。喘不上气不一定就伴有呼吸衰竭,呼吸衰竭患者也不一定全有喘不上气的症状。可借助进一步的检查来诊断呼吸衰竭,呼吸衰竭主要有两大表现——低氧血症和高碳酸血症。大多数呼吸系统疾病的患者,会先有喘不上气的表现,长期慢性发展或急性加重则会出现呼吸衰竭,此时患者呼气和吸气都很费劲。也有部分患者没有喘不上气的症状,如阻塞性睡眠呼吸暂停低通气综合征。

二、深入剖析呼吸衰竭

由于人们对呼吸衰竭的认识不足,通常情况下,只有身体出现相应症状,影响生活甚至工作时才到医院就诊,那么,什么样的情况下身体才会发出呼吸衰竭的报警信号呢？

1. **呼吸困难**　呼吸困难是最早、最突出的表现。主要表现为呼吸浅促，出现"三凹征"，活动后呼吸困难加重，呼吸频率增快，鼻翼扇动，辅助呼吸运动增强，呼吸节律也发生改变。

2. **发绀**　发绀虽是呼吸衰竭患者缺氧的典型表现，但不是所有患者在缺氧状态下，都有明显的发绀表现，如红细胞增多的患者发绀比较明显，而长期贫血患者则不明显。当 $SaO_2 < 50$ mmHg 时，患者会出现不同程度的口唇、指甲、舌等处的发绀。

3. **精神神经性症状**　急性呼吸衰竭可导致患者出现精神紊乱、抽搐、烦躁甚至昏迷等精神症状，典型呼吸衰竭会有先兴奋后抑制的临床表现，后期随着病情的进展会出现肺性脑病。

4. **循环系统表现**　多数患者有心动过速，血压升高；晚期严重低氧血症和酸中毒时，可导致心肌损害，也可引起周围循环衰竭，血压下降、心律失常、心搏停止等后果。

5. **消化系统和泌尿系统表现**　呼吸衰竭严重时可损害肝、肾功能，可出现消化道出血、少尿、尿素氮升高、肌酐清除率下降等。

三、通过六大方法治疗呼吸衰竭

我们每天都会进行的有氧运动是什么，就是深呼吸，在一呼一吸之间完成我们的气息转换，呼吸是至关重要的，维系着我们的生命，如果出现呼吸衰竭是多么可怕，但是呼吸衰竭是可以治疗的。

1. **保持呼吸道通畅**　黏膜肿胀、积痰和支气管痉挛导致呼吸道梗阻，可遵医嘱予雾化吸入或祛痰药的使用，稀释痰液，减轻气道肿胀、痉挛。积聚的痰液引起呼吸道梗阻是加重呼吸衰竭的主要原因，因此，在积极进行药物治疗的同时应协助患者有效排痰。年老体弱、痰液黏稠不易排出、重症患儿应定期给予翻身，经常轻拍胸背，以利于痰液排出。必要时可遵医嘱予吸痰管吸痰。

2. **氧疗**　氧疗是呼吸衰竭患者的重要治疗措施，虽然呼吸衰竭患者都存在低氧血症，但应根据不同类型的呼吸衰竭选择不同的给氧方法。吸氧原则是使缺氧症状缓解，颈动脉窦和主动脉体对低氧分压的敏感性不受抑制为准。Ⅰ型呼吸衰竭可予高浓度吸氧（＞35％），而Ⅱ型呼吸衰竭则予低浓度吸氧（＜35％）。氧流量与吸氧浓度关系：吸入氧浓度（％）＝21＋4×氧流量（L/min），但吸入60％的氧不应超过24小时。抢救时，如果60％的氧不能改善患者的发绀，可给予100％纯氧吸入，但使用时间不应超过6小时，以后即改用＜60％浓度的氧。定期复查动脉血气分析，维持 PaO_2 在 8.65～11.31 kPa（65～85 mmHg），不宜长期吸入高浓度氧，以防氧中毒造成其他的损害。

3. 使用呼吸兴奋剂，增加通气量　目的是兴奋呼吸中枢或外周化学感受器，反射性地兴奋呼吸中枢，增加呼吸频率和潮气量，改善通气。有呼吸道严重阻塞或分泌物潴留的患儿，神经肌肉疾病引起的限制性呼吸障碍或严重广泛肺内病变者，呼吸兴奋剂则无效。

4. 纠正酸碱失衡　急性呼吸衰竭和慢性呼吸衰竭都会导致一定程度的代谢性酸中毒和呼吸性酸中毒，一旦发现应及时给予纠正。

5. 抗感染治疗　感染因素是呼吸衰竭患者病情急性加重的最常见原因，应及早诊断和处理。如病因不明，可先给予广谱抗生素治疗。

6. 对症治疗　中枢性急性呼吸衰竭颅内压增高者，应及时给予脱水剂。伴心功能不全者，使用强心剂。有脑水肿、肺水肿者，限制水的摄入量（每日50～80 mL/kg），并可使用利尿剂，如速尿。

四、健康宣教——将胸口的大石搬开

（一）走出误区，救救我的肺

1. 误区一：呼吸困难不吸氧，能忍就忍　慢性阻塞性肺疾病/支气管扩张发展到呼吸衰竭时，血氧分压下降到一定程度，氧疗尤其是长期家庭氧疗是治疗的最基本的手段之一。持续低流量吸氧能有效地减轻患者的呼吸困难，延长患者的生命。有的患者知道吸氧的好处，但就是不肯吸氧，实在忍受不住才短时间地吸氧。究其原因，他们认为现在不吸氧还能忍一忍，担心吸氧时间一长就会造成氧气依赖，这是很荒唐的想法，最大的荒唐在于这样的想法并不少见。人类哪一秒钟不依赖于氧气？之所以需要吸氧，是因为肺的通气和换气功能严重障碍导致了缺氧。既然缺氧，吸氧便是最有效的一种弥补手段。不管你吸不吸氧，依赖氧气都是必然的，不存在"不吸氧能锻炼耐受缺氧的能力"这种荒谬的事。

2. 误区二：对河豚的毒性存在误解　其实新鲜河豚和河豚干一样，导致中毒的原因都是体内含有神经性毒素——河豚毒素。河豚毒性稳定，能阻碍神经元传导，甚至影响到脑干，影响人的呼吸中枢和神经中枢，最终出现呼吸衰竭。河豚的卵巢、肝脏、肾脏、血液、眼睛、鳃和皮肤都可能存在毒素，如果加工时毒素渗漏进鱼肉，则会出现中毒的状况。河豚毒素经 8 小时炒煮、盐腌、日晒等均不能被破坏，0.5 mg 便可置人于死地。

故食用河豚后不要马上睡觉，要注意观察自己的呼吸情况，避免在熟睡状态中突发呼吸衰竭、心力衰竭、心搏骤停。吃了河豚出现不良症状，可以用手指催吐，尽量把河豚毒素吐出，并尽快去医院急救。

（二）呼吸衰竭的自我管理

自我管理是指慢性疾病患者通过管理病症、治疗措施、生理心理健康及生活方式等来减缓疾病带来的痛苦，从而促进康复治疗，提高生活质量的过程。以患者为主导，有组织、有计划地自我管理，不仅可以提高自我效能、医疗依从性和患者的健康状况，而且还可以缩短患者的住院时间，节省住院费用。

1. 呼吸道管理

（1）保持呼吸道通畅：改善气道通气，保持气道通畅，可以有效缓解通气障碍，提高血氧分压，降低二氧化碳分压，防止二氧化碳潴留。因此，清除气道内分泌物和异物是十分必要的。具体方法如下。

1）有效咳嗽：咳嗽是呼吸系统中的一种防御性反射，可以促进呼吸道异物、分泌物的排出。指导患者及家属咳嗽、咳痰的重要性，晨起时咳嗽，可以清除夜间积聚在肺内的痰液，睡前咳嗽排痰有利于夜间睡眠。向患者宣教有效咳嗽的方法：指导患者闭上嘴巴，用鼻子深吸气，然后通过缩拢的双唇慢慢呼气，呼出越多越好，每次呼气动作尽可能地慢，然后再进行下一个动作，以此激发咳嗽反射将痰液咳出。反复无效咳嗽对于严重慢性肺疾病患者是有害的,会导致呼吸道塌陷,薄壁的肺泡破裂,导致气胸的发生。

2）翻身:呼吸衰竭患者可耐受者,应1～2小时翻身一次。经常翻身改变体位,既可以预防长期卧床导致的压疮,又可以通过改变卧床,使分泌物流入气道内便于咳出。但是翻身前需注意:① 观察患者氧气是否通畅,流量是否适宜;② 气管插管患者翻身时应固定好气管插管,防止导管脱出或插入过深,翻身前先吸掉咽喉部或口腔内的分泌物,以免体位改变时痰液松动堵塞气管甚至窒息。

3）胸部叩击:可以用手给予胸部叩击,借助震动促使分泌物松脱,有利于排出。叩击的正确方法:一手手指弯曲,四指并拢,手掌中空,以手腕的力量从肺底自下而上,由外向内,迅速而有节律地叩击胸壁,震动气道,叩击力量适中,以患者不感到疼痛为宜,每次叩击时间为5～15分钟,边叩击边鼓励患者咳嗽,促使痰液咳出。禁止在裸露的皮肤上叩击,也不可在饭后马上进行,避开肋骨以下,脊柱或乳房的位置,指导患者前胸叩击的方法,家属帮助叩拍背部。

4）湿化气道:呼吸衰竭的患者应注意补充液体量,人体2/3的重量都是水,可见水对于人类的重要性。对老年患者要有耐心,少量多次喂水,如病情许可,每天饮水量应在2 000 mL以上。房间保持相对湿度50%～60%。机械通气的患者无上呼吸道加温、加湿的功能,可使用蒸汽加温湿化的治疗方法,使吸入的气体温度保持在35～37℃,相对湿度是100%,湿化时间15～20分钟,用以湿润气道,稀释痰液。

5）雾化治疗:是利用特制溶液装置,将水和药物形成气溶胶的液体微粒或固体微粒,使其悬浮在气体中经鼻或口,再经过呼吸道吸入,并沉积在呼吸道和靶器官中。雾化器中可加入化痰剂、抗生素、平喘药等,以达到化痰、止咳、平喘的作用。将雾化器雾量调节好,指导患者做深呼吸,药液随着深而慢的吸气,吸到终末支气管及肺泡中。吸入时间为一次20分钟,一天2次。吸入过程中如出现胸闷、气急、心悸,考虑可能是吸入氧气不足所致,可调高吸入的浓度或暂停雾化吸入治疗。

（2）促进有效通气：呼吸衰竭的患者最主要的就是保持气道通畅，慢性呼吸衰竭的患者多呈胸式呼吸，呼吸频率较差，可教会患者腹式呼吸和缩唇呼吸。缩唇呼吸和腹式呼吸可以促使气体均匀而缓慢地呼出，减少肺内残气量，增加有效通气量，改善患者通气功能。具体方法如下。

1）腹式呼吸：即患者肩膀和颈部放松，一只手置于胸前，另一只手置于腹部肚脐处，吸气时胸部不动，腹部鼓起，呼气时，经口缩唇呼气，腹部内陷。

2）缩唇呼吸：即患者闭嘴，平静用鼻吸气，默数"1、2"，然后将口唇缩成口吹哨状缓慢呼气，默数"1、2、3、4"，吸呼时间比为 1：2 或 1：3。

以上两种训练方法应在轻松状态下进行，2 次/天，每次 10～20 分钟，避免过分用力呼吸或勉强控制呼吸节律，以免造成胸闷、头晕等不适症状。

2. 营养支持　重症监护医学和临床营养医学都发展迅猛，营养状态的好坏对危重患者的预后影响极大，营养问题已成为影响呼吸衰竭患者治疗的一个重要方面。合理的营养支持能够缓解呼吸衰竭患者的病情、缩短病程及降低死亡率；相反，不合理的营养支持不但不能改善患者的病情，甚至带来更可怕的并发症。

（1）急性发作期营养治疗原则：是以减轻呼吸负荷、减少含蛋白组织的分解为目的，恢复正常体重是长远的目标。

（2）注意供能营养素比例：在进行营养治疗过程中，根据患者自身的应用状况，选择合适的营养支持，呼吸衰竭的患者在进行营养治疗时注意合理选用生热营养素，用以满足代谢的需要，避免增加已经发生功能不全或衰竭的器官的负担。

3. 其他注意事项　是否能够有效地控制呼吸衰竭，虽然与患者自身病情严重程度和现有的医疗条件等因素密切相关，但提高机体防护能力也可以很好地阻止疾病的进展。

（1）坚持规律用药：COPD 患者必须遵循医嘱接受规范长期的药物治疗，不可擅自改变剂量和药物。

（2）康复训练：运动或肺康复训练，是肢体肌肉的抗阻运动，以及呼吸肌的锻炼，可提高患者的运动耐力，改善症状，减慢肺功能降低的速率，改善患者的生活质量，延长患者的生存期限。

（3）良好的心理状态：保持良好的心情，可以使患者更加积极地面对疾病，增加治疗的依从性，有利于患者建立良好的社会关系，更有利于疾病的康复。

（4）积极、主动学习疾病相关知识：包括了解呼吸相关知识以及COPD相关知识，积极参与肺康复的各项活动，熟悉病情评估的客观手段，及时发现病情变化，争取得到及时的处理，减少急性加重及其损害。

（三）院前自我急救方法

呼吸衰竭由某些突然因素引起，如治疗不及时，严重时会危及患者生命。而家庭是患者的主要支持系统，所以，如何做好家庭防护是院前急救的主要环节。

患者在家中如果出现了呼吸衰竭，如口唇发绀、球结膜水肿或出现意识障碍等，这种情况需立即拨打120。家里如果有氧气，可以先给患者吸氧，如果有支气管扩张剂，可以给患者先使用，尽快地送到医院。此外，在家中要注意患者气道的通畅，患者头部下面不要垫枕头，脖子要仰起来，保持气道通畅。患者嘴里不要有食物或其他异物，这是很重要的。如果是在医院里出现呼吸衰竭，首先应先清理呼吸道，然后用球囊辅助患者呼吸。在医院里有专业的大夫，会得到专业的指导。再次强调，要学会观察，如果患者出现了呼吸困难、口唇发绀、大汗、意识丧失，这种情况要及时快速地送到医院，在家里能做的就是吸氧，保持呼吸道通畅，这是重中之重。

五、呼吸衰竭的防控

呼吸衰竭严重威胁着人们的健康，在发现呼吸衰竭后需要及时进行治疗。所以在平时我们除了要了解呼吸衰竭的治疗，还需要知道一些呼吸衰竭的预防措施，以便于预防疾病的发生，防止疾病的侵扰。

1. 改善生活方式　养成良好的生活方式,注重自身营养状况。适当地进行体育锻炼,包括呼吸功能锻炼、腹式呼吸等,以改善呼吸功能,增强机体的抗病能力。

2. 预防感冒　季节交替时应及时地增减衣物,避免着凉;慢性支气管炎的老年患者,应每年接种一次流感疫苗,降低感冒的风险,一旦出现感冒,应及时去医院诊治,以免病情加重。

3. 防治原发病　积极预防引起呼吸衰竭的原发病,或在发病后及时进行处理。包括对肺炎和各种感染性疾病的防治。

4. 远离有烟环境　吸烟一直都是呼吸道健康的天敌。不吸烟,同时也不要做二手烟民,吸烟对呼吸道的损伤是巨大的,同时二手烟民对相关有害物质的吸收远远大于吸烟者本身,所以要远离烟草,才能保证健康的身体。

5. 减少能量消耗　注意降低气道的阻力,如腹式呼吸,同时减少上、下支气管的分泌物,并且对支气管痉挛等病症进行积极的治疗。

第五节　肺癌——癌症的第一杀手

近年来,肺癌的发病率和死亡率一直处于上升趋势,是对人群健康和生命威胁最大的恶性肿瘤之一,称得上是人类健康的"头号杀手"。而目前,这个"杀手"的恶性程度和治疗效果并不理想。肺癌的病情进展使恶性肿瘤成为威胁人类健康四大疾病之一,从发病率上,肺癌在灾难性疾病发病率仅次于心脑血管疾病。生活中很多人都是带着恐惧、害怕、绝望的心理看待这位"杀手",所以人们大多都会"谈癌色变",一旦得了肺癌,虽然没有宣告死亡日期,但也像"判了死缓"一样!

一、肺癌——头号致命慢性病

(一)肺癌概述

原发性支气管肺癌(primary bronchogenic carcinoma),简称肺

癌(lung cancer),为起源于支气管黏膜或腺体的恶性肿瘤。

生活中人们"谈癌色变",视"癌症"如猛虎。目前统计学研究表明,肺癌的发病率和死亡率位居恶性肿瘤之首,临床上80%以上的肺癌患者一旦发现都是晚期,很多肺癌患者失去了手术治疗的最佳机会。那是不是得了肺癌就等于死亡呢?答案是否定的,但这需要我们详细地了解肺癌的专业知识,才能与肺癌做斗争。

(二)肺癌的"罪魁祸首"

说起癌症,我们还是有一定了解的,如胃癌、肺癌、乳腺癌等,这些恶性肿瘤带走了很多人的宝贵生命,我们对它深恶痛疾。其实,癌症的出现是有因可循的,下面我们来看看诱发肺癌的因素是什么。

1. 吸烟　吸烟已经被证实是引起肺癌最重要的危险因素之一,吸烟人群的肺癌发生率远高于不吸烟的人群。然而,某些固执的烟民为了给自己继续吸烟找借口,借着"有的人不吸烟也得肺癌,有的人吸烟一辈子也没得肺癌"等类似言论自我安慰。

2. 职业和环境因素　长期处于尘埃、放射性物质的环境中,与石棉长期接触也可能造成癌变。

3. 电离辐射　长时间、大剂量的电离辐射也可引起肺癌,然而不同射线产生的效应也不尽相同,如在日本广岛原子弹释放的是中子和α射线,长崎则仅有α射线,前者患肺癌的危险性高于后者。美国1978年的报告中显示,一般人群中电离辐射部分来源于自然界,一部分为医疗辐射,一部分为X线诊断的辐射。

4. 既往肺部慢性感染　如肺结核、硅肺、肺尘埃沉着病等可与肺癌并存。

5. 大气污染　城市肺癌的发病率明显高于农村,主要原因是城市工业和交通比较发达,如石油、煤和内燃机等燃烧后产生含有苯并芘等的有害物质污染大气,空气污染与吸烟对肺癌的发病率互相促进,起协同作用。

6. 遗传和基因改变　遗传因素、许多基因改变与肺癌易感性有一定程度的相关性。

7. 饮食与营养　研究表明,日常生活中较少食用含β胡萝卜素的蔬菜和水果,血清中β胡萝卜素水平低的人群,肺癌发生的危险性增高。较多地食用含胡萝卜素的绿色、黄色和橘黄色的蔬菜和水果及含维生素 A 的食物,可以减少肺癌的发生,对吸烟者作用更明显。

(三)认识肺癌的四种类型

根据世界卫生组织(World Health Organization,WHO)的病理分析,肺癌分为四种主要组织类型。

1. 小细胞肺癌(small cell lung cancer,SCLC)　约占 10%。小细胞肺癌是肺癌中恶性程度最高的一种,主要由吸烟引起,因为小细胞肺癌的癌细胞生长速度快,转移也出现较早,且容易产生抗药性,在治疗方面,以放疗、化疗为主。

2. 腺癌　约占 50%,以女性为主。肺腺癌为最常见的肺癌,也是不吸烟者(多数为 45 岁以下女性),治疗的原则根据期别变化,通常一、二期可经评估后进行手术,之后再做化疗等。

3. 鳞状上皮细胞癌　约占 30%。鳞状上皮细胞癌常常发生在男性吸烟者,目前并无有效的靶向药,但对放疗的效果比肺腺癌好。

4. 大细胞癌　约占 5%。大细胞癌的患者人数约占肺癌的 5%,生长速度较快,但转移较小细胞肺癌晚,手术切除机会大。

(四)肺癌的早期筛查

大部分患者确诊肺癌时已是晚期,临床上如果能够早期诊断肺癌,将会明显地改善患者的生存质量,延长生存期限,对于不幸处于"肺癌晚期"的患者和家属来说,既痛苦又不解:为什么明明体检正常,一发现就是肺癌晚期了呢? 这与早期筛查肺癌的方式不正确有很大关系。

说肺癌要从肺结节说起,它们之间的关系形象地说,肺结节是肺癌的"爸爸",常规体检 X 线片是传统的影像检查手段,它应用较早、最普遍,价格也相对便宜,便于发现一些比较明显的病变,是肺癌最基本的疾病筛查方式。但 X 线片也有一定的局限性,对于肺脏隐蔽部位的病灶和微小的病灶不易检出,只能照出比较大的肿瘤阴影,而且如果肿瘤的阴影和心脏影重叠的话,就连肿瘤阴影也看不出来,达不到早期筛查肺癌的目的。

提到 CT 检查,很多人都会觉得辐射太大,不愿意去做。CT 检查确实有辐射,但是检查一次产生的辐射量,远远低于我国规定的可接受的辐射剂量,不会对人体造成不良的影响,而且 CT 检查可以发现普通 X 线检查所不能发现的病变。还可以显示早期肺门及纵隔淋巴结肿大,识别肿瘤有无侵犯邻近器官。

低剂量螺旋 CT 进行肺癌筛查,可发现更多的小病灶,把不到 2 cm 甚至不到 1 cm 的小结节筛查出来,肺门淋巴结无转移的肺癌叫早期肺癌,可以通过微创外科手术达到临床治愈,让这些早期肺癌患者不会因为肺癌而死亡。所以我们现在强调要重视肺癌的早期筛查,"两高一低"的筛查模式,在肺癌的高发地区,锁定肺癌高危人群,用低剂量螺旋 CT 去筛查就可以早期发现更多的早期肺癌,从而降低肺癌的死亡率。

（五）肺结节等于肺癌吗？

什么是肺结节? 发现结节要怎么办? 是肺癌吗? 发现肺部结节不必过于恐慌,但是要引起重视。记住这 4 个"关键词","不惧小结",学会判断!

1. 关键词一：2%　肺结节绝大部分是良性病变,只有 2% 的肺结节有恶变的可能。多于 90% 的肺结节,其实有可能是炎症、淋巴结、结核或真菌等,容易和肺癌性的结节混淆起来,到医院接受医生的专业指导,不必过于恐慌。

2. 关键词二：定期复查　有的肺结节是不需要立即处理的,如果影像学显示出很明显的肺癌特点时,则需立即处理;大部分人群只需要定期来随访判断是否为肺癌即可。或者通过做 CT 来进行判断,CT 检查是一种横切面检查,可以很清楚地显示病变的部位和特点。

如果诊断为结节后,可以 3 个月复查一次,如果 3 个月没有变化可以半年复查一次,如果半年没有变化,可以 9 个月或 1 年复查一次。肺部发现结节时,需坚持随访复查,切忌因为无变化就停止复查。

3. 关键词三：肺部穿刺　穿刺活检是验证 CT 诊断的重要依

据,可以进一步明确患者是否为肺癌。复查 CT 时,影像显示非常像肺癌,则需要立刻做穿刺来明确诊断,安排后续治疗,穿刺的操作非常精细,不会造成病变扩散;如 CT 显示患者肺癌的可能性不是很大,则可不急于做穿刺。

4. 关键词四:微创手术　绝大部分患者通过体检或早期筛查发现的肺结节,基本都处于肺癌的早期,可用微创手术来治疗。早期的肺癌不需要术后做辅助性的化疗或放疗。

(六) 肺癌能活多久?

得了肺癌能活多久? 这是肺癌患者最关心的问题,提到癌症,大家往往就能想到死亡,尤其是肺癌,它的死亡率非常高,让患者及家属闻之色变,那么,你知道肺癌能活多久主要是由哪些因素决定的吗? 一起来看看吧!

1. 肺癌是早期还是晚期　临床研究数据显示,早期肺癌比晚期肺癌的存活率要高得多。早期病灶较小,未发生扩散转移,可以通过手术切除后,患者的 5 年生存率可达 60%～90%。晚期的肺癌患者 5 年生存率要低很多,约为 10%,甚至更低。这是为什么呢? 因为晚期肺癌患者出现了远端转移,手术切除不了体内所有的癌细胞,残留的癌细胞经过一段潜伏时间,也会不断地生长、增殖,再通过淋巴和血管在其他脏器上“安营扎寨”,每次的复发都比上一次更严重。

2. 良好的心态　心态的好坏对患肺癌后的生存时间有很大影响。患者一直保持积极向上、乐观自信的心态,会帮助病情向好的趋势发展,反之患者天天怀着恐惧、绝望的心态进行治疗,恐惧化疗的毒副作用,并且怀疑一切,怀疑医生没有给开好药,怀疑药品质量有问题等,会造成极大的心理负担,进而导致体内器官功能也发生剧烈的变化,影响治疗的效果。

3. 良好的饮食和生活习惯　肺癌的发生和饮食、生活习惯密切相关,所以患肺癌后能活多久都要多注意饮食和生活习惯。在治疗后,患者如果忽略饮食和生活习惯,很可能导致再次复发。

4. 定期体检　患肺癌后能活多久千万不能忽视复查。肺癌患者至关重要的是在治疗后进行定期的复查,至少每年做一次全面的身体检查,如果出现复发的迹象,立即进行干预,防止变得更严重。

很多人得了肺癌,不去做正规的治疗,而是依赖迷信活动,也有很多人认为治疗癌症浪费钱,却对一些道听途说的江湖药方深信不疑,那些药物没有经过临床验证,安全性和疗效都是无法确定的,还会增加体内解毒器官的负担,事与愿违,所以正确就医、合理治疗尤为重要。

二、预警信号,提高警惕

肺癌虽然是"癌中之王",但它在早期并无特殊症状,只有一些呼吸系统疾病所共有的症状,如咳嗽、痰中带血、低热、胸痛、气闷等,很容易被忽略。就像是一个隐藏在身体内的恶魔,不易察觉,一旦在某些检查中发现,基本都是晚期,所以现代医学中,肺癌的成活率很低。那么在确诊肺癌之前,有没有一些预警信号呢? 这些症状我们不能视而不见!

(一)肺内症状

1. 刺激性咳嗽　是最常见的早期症状。如果患者出现金属音性咳嗽、刺激性呛咳、声音沙哑等症状,千万不要视而不见,它可能是一个警讯。很多人认为咳嗽是由感冒或季节性过敏所引起,但如果咳嗽已经持续 8 周以上,请务必咨询医生。肺癌的常见症状包括刺激性咳嗽,若经过治疗后仍未好转,而是从有痰变成干咳、咳嗽音调改变、痰中带血,出现这些症状就要高度警惕肺癌的可能。

2. 呼吸困难　呼吸急促或呼吸困难并不一定是肺癌,所以大多数人都不会想到这些症状与肺癌有关。但如果这些症状突然出现,即使从事的是轻松的活动,请提高警惕。建议患者进行检查,特别是家人有肺癌病史,或是有吸烟史。

3. 痰中带血　痰中带血从来都不是一个好兆头,虽然它不一定是肺癌,但仍然是一个警讯,不要置之不理,尽快请教医生。

4. 快速且不明原因的体重减轻　如果患者没有积极尝试(通过运动或节食)减肥,但体重仍然下降,体重变轻的原因可能是,身体里面有一个不断增长的肿瘤,身体燃烧所有的能量试图对抗肿瘤。

5. 手和手指疼痛　经常觉得疲累或者手指疼痛也可能是癌症的早期信号。如果手掌的皮肤越来越厚，出现白色、浅浅的褶皱，这是一种叫作"牛肚掌"的状态，通常与内脏恶性肿瘤有关。

（二）肺外症状

1. 声音嘶哑　当肿瘤侵犯到喉返神经时，可引起发音嘶哑。

2. 头面部肿胀　肿瘤压迫上腔静脉，会造成头面部肿胀，皮肤出现红紫、头晕、眩晕、鼻塞等症状，平卧时会加重。另外，上肢、颈部肿胀也常有发生。

3. 胸痛　如果笑、咳嗽或提东西的时候出现胸痛，这很可能是一大明显警讯，如果是持续疼痛更需注意。疼痛有可能是生长在肺里的肿瘤，压住周围的组织所引起的。此外，肺癌可能扩散到骨头，如果胸痛伴随着骨头疼痛（特别是在背部或臀部），请立即联系医生！

4. 吞咽困难　主要是由肿瘤侵犯、压迫食管所致，可引起进食困难。

5. 杵状指（趾）与肺性骨关节病　肺癌患者可发生杵状指（趾），部分患者起初表现为大关节游走性深部灼痛。

三、肺癌生存路

在大多数人眼中，得了肺癌就像被死神盯上了一样可怕。专业正规的治疗不仅可以延长患者的生命，还可以提高患者的生活质量。

（一）手术治疗——"简单粗暴"很有效

远古时代，便有对癌症的描述，称为肿块、瘤。直接切除是最显然、最容易想到的治愈方法。但是直到19世纪，麻醉技术、无菌技术等逐渐成熟，手术才成为治疗癌症的最主要方式。直至今日，如果肿瘤得到早期诊断，手术切除原发病灶仍是最有效的方法。不过，不是所有患者都有手术机会。超过50%的非小细胞癌患者确诊时，已经是肺癌晚期，出现了全身多发转移，错过了最佳的手术治疗时机。所以必须另辟蹊径，寻求其他替代治疗。

（二）化疗和放疗——大面积扫射

二战时期出现的毒气、生物武器等，偶然间也给了医学界一种新思路——化疗。化疗是使用化学药物作用于肿瘤细胞的合成代谢，达到抑制肿瘤生长的作用。对于那些晚期肺癌不能接受手术治疗的患者，化疗是最容易实现的治疗方式之一。但是化疗药物在杀伤肿瘤细胞的同时，也将正常细胞和免疫细胞一同杀灭，因此，强烈的不良反应在所难免。

放疗是用放射线来杀伤肿瘤细胞。放射治疗疗效确切，能够显著地巩固化疗或手术的疗效，延长肺癌患者的生存期。与化疗相比，放疗定位更准确，正常组织损伤较小。但是局部治疗也有一定的局限性，因为照射范围小，则不能保证照射区域的完整。所以放疗一般配合手术、化疗一起来实施，这种综合的治疗方案，需要医生对患者的情况有准确的评估和判断才能有效。

（三）靶向治疗——一击必中

放、化疗的方法就像是"蒙着眼睛打靶"，命中率较低。而靶向药物的出现，则大大提高了治疗的精确度和有效性。靶向治疗的前提是要找到正确的靶点，一旦明确了致癌的分子靶点，人体内的癌细胞就好像是带有标志的目标，更容易被"狙击手"找到，一枪毙命。

如融合基因 EML4－ALK 就是偶然发现的一个新靶点，最重要的是，在非小细胞肺癌中，这个融合位点的出现率高达 3%～5%。攻克此位点，将会给肺癌靶向治疗带来突破性的进展。美好的前景促使科学家们全心研究专门针对此靶点的 ALK 抑制剂。不过，分子靶点众多，有在癌细胞上的，有在其信号传导通路上的，研究者需要先明确这个靶点和"癌"的关系，然后才能寻求最合适的方法抑制它。就像要攻克一个大部队一样，除了正面迎敌，切断食物供给、通信线路等都是很有效的办法。治疗最终的目的是打击癌细胞，又避免损伤正常的细胞。

这种个体化的靶向治疗方案，也正在将肺癌的治疗带入一个新时代。医生在处方前，先对患者进行基因筛选，针对 ALK 等相关基因靶点突变阳性的患者，选择临床批准使用的相关药物，便可得到明显的治疗效果。目前靶向治疗已经成为治疗晚期肺癌的一大热点，非小细胞肺癌的患者无论在任何阶段，只要明确了致癌靶点，靶向治疗都是首选的治疗方案，因为它可以精准地作用于肿瘤细胞，对正常细胞影响少,毒性和不良反应之小也都是放、化疗所无可比拟的。因此,为了更好地治疗癌症患者,我们需要完善基因筛选方法,更多的肺癌致病基因和靶向药物有待继续发现。

四、健康宣教——你我携手抗肿瘤

(一)防治肺癌,莫入这些误区

1. 误区一:我这么年轻,怎么会生肺癌 环境污染和饮食安全问题愈加恶化,肺癌已经不是老年人才会生的疾病,很多人在 30 多岁的时候就可能长出了肺部恶性肿瘤,很多单位每年体检都会发现有 30 岁左右的年轻人查出肺部结节,手术后往往证实为恶性。

2. 误区二:吸烟会患肺癌,不吸烟不会得肺癌 很多人有吸烟的不良习惯,大部分人都知道吸烟能够引发肺癌,但不是导致肺癌发生的全部原因,随着现代环境的逐步恶化,环境污染也愈发严重,也成为人们患上肺癌的主要原因。

3. 误区三:肿瘤标志物高就一定得肺癌了 很多人到门诊来看病,没有发现其他问题,却发现肿瘤标志物升高了,胸部 CT 显示没有一点问题,但还是紧张得睡不着觉,其实肿瘤标志物并不能直接诊断为肺癌,是不是得了癌症,主要还是要看 CT 表现。

4. 误区四:中、晚期肺癌没有治疗的必要? 一些人认为既然病情已经发展到中、晚期,治与不治都是一样的,抱着破罐子破摔的心态。其实不然,统计资料表明,中、晚期肺癌患者如果不进行积极的治疗,生存期仅有 3～4 个月,如果采取手术等综合治疗后,患者的生存期会明显延长,部分患者甚至能生存 3～5 年。可见,治与不治结果大不相同。

5. 误区五:手术无用,开刀后会加速肺癌扩散 有的肺癌患者一听说要开胸,非常惧怕,宁可选择化疗,也要放弃手术机会,甚至轻易相信"手术无用论",错过了最佳的手术时机。对于早期肺癌的患者,手术是一个公认的较好的治疗措施,5 年生存率可达到 70%左右。更有肺癌患者认为做完手术会很快扩散,机体消耗大,过不了多久就不行了,认为手术会严重降低生存质量,缩短生命。其实,不管哪一期的肿瘤,如果评估下来能够做手术,大部分情况下都是利大于弊的。

6. 误区六:常被认为是支气管炎　肺癌早期没有特别的症状,在就诊时也常常被误诊为气管炎、肺部炎症等,特别是原有支气管炎、支气管扩张等患者,更容易忽视病情。门诊患者从出现症状到就诊平均间隔时间3~4个月,而这段时间肺癌的体积将增长一倍。因此,重视早期症状可提高肺癌的就诊率。

(二)远离肺癌,一起来听听这些"肺腑之言"

癌症是一种严重危害人类健康的慢性疾病。抗癌道路漫长,对癌症患者的身体、心理和精神方面,都造成了极大的压力。携手抗癌,我们能做些什么?

1. 尽快戒除烟魔　吸烟患者在确诊肺癌后应该立即戒烟,特别是服用靶向药物治疗的患者更应该如此,因为吸烟会降低靶向药物的药性,影响治疗效果。接受化疗、放疗的患者吸烟会降低放疗完全反应率,增加毒性及不良反应。

2. 保持情绪稳定　大部分患者对化疗有着极强的恐惧、不安。做好患者的心理护理,如关心、体贴、同情患者,鼓励患者多与家人沟通、交流。同时向患者及其家属宣教化疗的相关知识,消除患者的恐惧心理。一个人经常笑,身体就会释放出很多快乐的荷尔蒙,可以缓解身体的病痛,也可以增强患者的抵抗力,提高免疫力。而且,笑也可以清肺,增强心脏功能。当患者笑时,可以通过抑制体内荷尔蒙优化免疫系统,还可以治疗气管疾病。

3. 吃出健康　化疗后最常见的不良反应就是胃肠道反应,表现为食欲减退、恶心、呕吐或腹泻等。因此,在化疗期间的患者进食宜适量,口味宜清淡,以防加重消化道的负担。加强营养也可在化疗反应过后进行。在使用主要经肾脏排泄的抗肿瘤药物如顺氯氨铂等时,应多饮热水,促进排尿,以减轻肾毒性。在使用某些化疗药物后,口腔黏膜会变薄易溃疡,所以应注意口腔卫生,食物宜细软、少渣,以免损伤口腔黏膜造成口腔溃疡。

4. 生命在于运动　散步是肺癌患者最佳的运动方式,运动能强身健体,有益身心健康。散步要循序渐进,量力而行,以不感劳累为宜,衣着应宽松,鞋袜合适,步履轻松。慢跑可增加呼吸功能,增加肺活量,提高肺癌患者的通气和换气能力,最好是每天慢跑 1 个小时。此外,做操、打太极拳等都可以,身体状况允许的话可以去旅游。

5. 远离病原菌　化疗会引起白细胞减少尤其是粒细胞,还可不同程度地抑制免疫功能,常在不知不觉中导致患者发生感染,需对此提高警惕。化疗前后和化疗过程中,注意口腔卫生,每天用软毛牙刷刷牙,饭后漱口,以防发生口腔并发症。

6. 合理用药　止痛药物的指导:尽量口服给药,做到按时给药,按阶梯给药及用药个体化。止痛药剂量应根据患者的需要,由小到大,直至患者疼痛消失为止。

五、这个"杀手"该如何预防

肺癌的预防分为三级预防,一级预防是病因干预;二级预防是肺癌的筛查和早期诊断,达到肺癌的早诊早治;三级预防是康复预防。

(一) Ⅰ级预防

Ⅰ级预防又称为病因预防,是指在疾病未发生时针对病因采取的措施,其根本在于加强对病因的研究,减少接触危险因素。

1. 控制吸烟　是首要措施。国外的研究已经证明戒烟能明显降低肺癌的发生率,且戒烟越早,肺癌发病率降低越明显,也要主动远离"二手烟"的环境。

2. 合理饮食

(1) 含硒丰富的食物:吸烟者应经常补充含硒丰富的食物,首选芝麻、麦芽、蘑菇、大蒜,其次是蛋类、酵母、金枪鱼,再次是动物肝脏、肾脏等。

(2) 补充维生素:吸烟者要补充抗氧维生素,如胡萝卜素、维生素 C、维生素 E 等。在日常生活中,为了补充这些维生素,应多吃蔬菜、水果,少吃肉类,在人体内制造碱性生理环境。

(3) 降低胆固醇的食物:吸烟可导致血管中的胆固醇及脂肪大量沉积,大脑供血量减少,易致脑萎缩,加速大脑的老化等。所以尽量少吃含脂肪酸的肥肉,食用能够降低或抑制胆固醇合成的食物,如牛肉、鱼类、豆制品及一些高纤维性食物。

（4）碱性食物：当人的体液呈碱性时，可以减少吸烟者对尼古丁的吸收。可以多吃水果、蔬菜、大豆等碱性食物，可降低尼古丁的吸收率。同时，碱性的食物还可刺激胃液的分泌，增加肠胃蠕动，避免消化不良、腹胀及高血脂等症的发生。

3. 改善环境　如加强居室内的有效通风，采用空气净化装置，选用环保型室内装修材料，改变错误的烹制方法，如不要等热锅冒油烟后再炒菜，使用油烟机，预防吸入有害气体等。

4. 加强职业防护工作　预防职业性肺癌的发生，定期查体，早期诊断。

5. 饮食预防　总的原则是少食油炸煎炒、高糖、辛辣刺激、烟熏烧烤、油腻的食物。

6. 其他　如改善生活方式，多到户外呼吸新鲜空气，加强身体锻炼，外出戴口罩，尤其是雾霾天气，尽量避免外出活动等措施。

（二）Ⅱ级预防

Ⅱ级预防又称为"三早预防"，包括早发现、早诊断和早治疗。尽可能筛查高危人群，早期发现，及时采取措施，防止进一步的发展。主要是定期应用正侧位胸片、CT片、痰脱落细胞学检查、纤维支气管镜检查等手段及早发现。如发现可疑情况，再做进一步的检查。研究证明，90%的早期肺癌手术后生存期大于10年，因此不必太过惊慌，关键是要提高安全意识，警惕身体出现的异样，及时前往专业医生处检查。切忌粗心大意，或偏听偏信游医、偏方等，错失良机。

（三）Ⅲ级预防

Ⅲ级预防是在疾病的临床期为了减少疾病的危害而采取的措施，主要包括对症治疗和康复治疗，目的是防止伤残和促进功能的恢复，提高患者生存质量，延长寿命，降低病死率。

抗癌的路很漫长，走得也很艰难，说短时间内完全消灭它，显然太过狂妄，但是通过这些行动和努力，至少让我们在有限的时间里，可以得到更多拯救患者、延长生命的机会。

第六节　支气管哮喘——和呼吸急促说再见

谈到"哮喘",很多人脑海中都会浮现一个人手持喷雾剂自我急救的画面,哮喘给大家的首要印象就是"喘",但是大部分人都没有意识到"喘"的危险性。很多人对哮喘的认识比较浅薄,而在我国,哮喘的公众知晓率仅为 20%。支气管哮喘作为全球最常见的慢性疾病之一,影响力是不可忽视的,全球有将近 1.6 亿哮喘患者。因此,我们更应提高警惕。现在,我们一起看看如何和呼吸急促说再见吧!

一、支气管哮喘——呼吸界的"明星疾病"

(一) 这座"冰山"是什么?

呼吸界的明星疾病,猜猜看是什么? 邓丽君、梅葆玖等我们喜爱的艺人因它的侵袭而过早离世。其"罪魁祸首"就是支气管哮喘(bronchial asthma),简称哮喘。对于哮喘,不少人还停留在影视剧里那些"气促、呼吸困难"的表现上,其实这些只是哮喘急性发作的典型表现,有些只咳不喘、干咳不断,甚至不咳只是胸闷不适的人,也有可能患上了哮喘。

哮喘就像浮在水面之上的一座冰山,而大部分人只能看到这座冰山的一角,隐藏在水下面的还有更大的冰山。患者本人对哮喘病只能感觉出一小部分,这只是症状,还有很多表现他们并不能感觉到,如气道炎症、气道高反应性、气道重塑等。下面就让我们一起深度揭秘哮喘的真正含义吧!

支气管哮喘是由多种细胞和细胞组分参与的气道慢性炎症。哮喘多与气道高反应性相关,通常会出现可逆性气流受限。一旦发现哮喘,应及时诊治,否则可产生气道不可逆性狭窄和气道重塑,因此,要重视疾病的防治和诊治。

支气管哮喘持续状态,是指患者哮喘发作时间可持续 24 小时以上,排除其他心肺疾患,经过一般治疗不能缓解,则为哮喘持续状态。

（二）了解"冰山"形成的原因，远离喘息

很多时候大家对哮喘的症状没有特别注意，认为这都是很平常的事情，最后却引发了哮喘。哮喘也有高发人群，因为其特定的一些引发哮喘的因素存在，有一部分人会很容易患上哮喘。大家了解吗？那么，你属于易患哮喘的人吗？哮喘的诱发因素有哪些呢？

1. 遗传因素　哮喘患病率与亲属的患病率有一定相关性，哮喘患者的亲属患病率高于群体患病率，并且亲缘关系越近、患者患病越严重，其亲属患病率就越高。

2. 环境因素　环境主要是哮喘的激发因素，包括：① 吸入性因素，如尘螨、动物毛屑、花粉、真菌、二氧化硫、氨气等各种特异和非特异性的吸入物；② 感染因素，如细菌、病毒、原虫、寄生虫等感染；③ 食物因素，如鱼、虾蟹、蛋类、牛奶等食物；④ 药物因素，常见的有普萘洛尔（心得安）、阿司匹林等药物；⑤ 气候变化、运动、妊娠等因素也会诱发哮喘的发作。

3. 免疫能力低下　如患有风湿、糖尿病等疾病的人群，哮喘的患病概率较正常人群高。

4. 肥胖　是诱发哮喘的又一重要危险因素，随着体重指数的增高，哮喘患病率呈线性增长。

5. 精神因素　情绪波动，强烈的情绪变化如焦虑、大笑或哭泣、压抑会诱发哮喘的发生。

6. 主动吸烟和被动吸烟人群　吸烟刺激鼻喉、气道，引起哮喘发作，被动吸烟则刺激肺部，引起咳嗽和分泌痰液，从而诱发哮喘。

7. 儿童　遗传过敏体质、空气污染（汽车尾气、家人吸烟）都会影响孩子的肺部发育；营养方面，摄入过量的脂肪而蔬菜、维生素摄入不足的孩子易哮喘。

8. 从事高风险职业的人群　如饲养、化工、印染等行业。

（三）正确判别支气管哮喘急性发作时的病情程度

哮喘急性发作并不是一个循序渐进的过程，患者可在数小时或数天内出现加重，偶尔也可在数分钟内危及生命，正确的分级有助于对病情作出正确的评估，以便于及时有效地进行紧急治疗，从而降低

患者的病死率。让我们从表中详细了解一下支气管哮喘急性发作时的病情程度(表 1 - 4,表 1 - 5)。

表 1 - 4　支气管哮喘急性发作时的病情程度

病情程度	临床表现	生命体征	血气分析	支气管舒张剂
轻度	对日常生活影响不大,可平卧,说话连续成句,步行、上楼时有气短	脉搏 < 100 次/分	基本正常	能被控制
中度	日常生活受限,稍事活动便有喘息,喜坐位,讲话时断时续,有焦虑和烦躁,哮鸣音响亮而弥漫	脉搏 100～200 次/分	PaO_2 60～80 mmHg, $PaCO_2$<45 mmHg	仅有部分缓解
重度	喘息持续发作,日常生活受限,休息时亦喘,端坐前弓位,大汗淋漓,常有焦虑和烦躁	脉搏明显增快,有奇脉、发绀	PaO_2<60 mmHg, $PaCO_2$>45 mmHg	无效
危重	患者不能说话,出现意识障碍,呼吸时哮鸣音明显减弱或消失,胸腹部反常呼吸	脉搏>120 次/分或脉率徐缓,不规则,血压下降	PaO_2<60 mmHg, $PaCO_2$>45 mmHg	无效

表 1 - 5　支气管哮喘非急性发作期病情

病情	临床特点	控制症状所需药物
间歇	间歇出现症状,<每周 1 次短期发作(数小时至数天),夜间哮喘症状每月不超过 2 次,发展期间无症状,肺功能正常,PEF 或 PEV_1≥80% 预计值,PEF 变异率<20%	按需间歇使用快速缓解药
轻度	症状≥每周 1 次,但<每日 1 次,发作可能影响活动和睡眠,夜间哮喘症状每月超过 2 次,PEF 或 PEV_1≥80%预计值,PEF 变异率 20%～30%	用一种长期预防药物:在用抗炎药物时可加用一种长效支气管舒张药

续　表

病　情	临 床 特 点	控制症状所需药物
中度	每日有症状,发作影响活动和睡眠,夜间哮喘症状每周超过 1 次,PEF 或 PEV₁ < 80% 预计值,PEF 变异率>30%	每日应用长期预防药物:如吸入糖皮质激素,每日吸入短效 β₂ 肾上腺素受体激动剂和(或)长效支气管舒张剂
严重	症状频繁发作,夜间哮喘频繁发作,严重影响睡眠,体力活动受限,PEF 或 PEV₁ <60% 预计值,PEF 变异率>30%	每日用多种长期预防药物、大剂量吸入糖皮质激素,长效支气管舒张药和(或)长期口服糖皮质激素

（四）如何评价非急性发作期哮喘的病情

哮喘是一种慢性气道炎症性疾病,在哮喘非急性发作期,需根据患者病情分级给予规范性治疗,其目的是控制哮喘,减少哮喘发作和提高哮喘患者的生活质量。

（五）检查——揭开这座"冰山"的"假面具"

如果哮喘是一座"冰山",那么患者的症状和体征就是水面上的冰山一角,而我们可以借助相应的辅助检查、医生的经验诊断等探索水下的冰山,擦亮眼睛,我们一起揭开这座"冰山"的庐山真面目吧!

1. 通过呼吸肺功能检查深入了解哮喘

（1）通气功能检测:发作时呈阻塞性通气功能障碍,呼气流速指标显著下降,缓解期患者通气功能指标逐渐恢复,病情迁延、反复发作者,其通气功能可逐渐下降。

（2）支气管舒张试验:用以测定气道的可逆性,临床上常用沙丁胺醇、特布他林等支气管舒张药。

（3）支气管激发试验:用以测定气道反应性。激发试验只适用于 FEV₁ 在正常预计值 70% 以上的患者。在设定的激发剂量范围内,如 FEV₁ 下降>20%,则可诊断为激发试验阳性。

（4）PEF 及其变异率测定:PEF 可反映气道通气功能的变化。如日内或昼夜 PEF 变异率≥20%,则符合气道气流受限可逆性的特点。

2. 动脉血气分析　患者急性发作时可出现 PaO_2 降低。过度通气可导致 $PaCO_2$ 下降,pH 上升,表现为呼吸性碱中毒。如果气道阻塞严重时,可出现 CO_2 潴留,$PaCO_2$ 上升,表现为呼吸性酸中毒。如果缺氧明显,可合并代谢性酸中毒。

3. 胸部 X 线检查　哮喘发作时双肺透亮度可增加,呈过度充气状态。合并感染时,可见肺纹理增加和炎性浸润阴影。

4. 特异性变应原检查　大多数哮喘患者对变应原和刺激物敏感。测定变应原指标结合病史有助于对病因的诊断,且避免或减少对该致敏因素的接触。

5. 血液检查　发作时嗜酸性粒细胞可增高,但多不明显。并发感染时,白细胞计数和中性粒细胞比例增高。

6. 痰液检查　痰液涂片可见较多的嗜酸性粒细胞。

(六)哮喘类型——"冰山"的多样化

部分患者只知道自身所患疾病的名称、症状及缓解哮喘的药物,对疾病的病因、分型了解得并不深刻,特殊类型的哮喘症状与一些常见的症状又稍有不同,很容易被大家所忽视,耽误治疗。所以大家一定要了解还有一些特殊类型的哮喘。那么,特殊类型的哮喘有哪些?

1. 运动性哮喘　是由剧烈运动诱发的哮喘,大多能自行缓解。可见于任何年龄,但多以男性儿童发病率较高。运动性哮喘的特点是在持续达 5~10 分钟以上的剧烈运动后,出现胸闷、喘息、呼吸困难等症,并听到哮鸣音。

2. 职业性哮喘　是指哮喘的发生、发展与患者所从事的职业密切相关,职业性哮喘特点是既往多无哮喘史,接触工作环境后即发作或加剧,一脱离该环境就不发作或逐渐减轻。

3. 咳嗽变异型哮喘　该型哮喘是近年才被熟知的疾病。其特点是患者多有个人或家族过敏性疾病病史,慢性刺激性干咳常为其唯一临床表现,少数患者可伴有胸闷、咽痒、流涕等,症状易在春秋季节反复发作,以夜间、清晨、运动后较重,病程可持续数日到数年,常常在运动后、感冒、接触过敏原后等诱发。

4. 阿司匹林哮喘　是指服用阿司匹林或其复方制剂引起的哮

喘。其特点是以 20～40 岁的女性较多见,常用上述某药后 0.5～4 小时突然发病或哮喘加重,表现为大汗淋漓、流鼻涕、喷嚏、全身瘙痒、起皮疹、气短、喘息或喘息加重,许多人常合并有鼻息肉、鼻窦炎等。本病较难治疗,除对症治疗外,还可使用不应期疗法。

在日常生活中,建议大家尽量给自己的呼吸创造一个良好的环境,多锻炼身体,拥有一个健康的体质,就可以远离各种疾病了。

二、临床表现——这座"冰山"会有什么影响?

哮喘一般都是由呼吸系统感染引起的,看着这个病没什么,其实并非如此,它的后果是非常严重的,如果不及时治疗,还可能导致病情的再次加重,甚至引发并发症,这就需要我们及时找到根源并对症治疗。那么支气管哮喘的临床表现有哪些呢?

1. 咳嗽伴有咳痰 咳嗽是比较常见的表现,有时咳嗽也可成为唯一症状,多见于咳嗽变异型哮喘,患者还会出现干咳或咳大量白色泡沫痰。

2. 喘息和呼吸困难 哮喘发作性呼气性呼吸困难或发作性胸闷是哮喘的典型表现,严重患者可呈被迫坐位或端坐呼吸,多在夜间及凌晨发作和加重。

3. 胸闷和胸痛 当哮喘发作时,患者会有胸闷和胸痛的感觉。如果哮喘较重,时间更长,患者可有胸痛,与呼吸肌疲劳和损伤有关。

呼吸系统疾病是在生活中出现较为频繁的疾病,常见的即为支气管哮喘,如果不能第一时间治疗,还可能发展为其他更严重的疾病,因而需要大家多多了解上述的症状,尽快去医院对症治疗。

三、治疗目标:控制乃至杜绝哮喘发作

(一)融化这座冰山

哮喘不能根治,但可控制。这个问题经常被提起,但现实生活中有太多误区,尤其是无数低俗广告打着"治愈哮喘"的旗号招摇过市,不明实情的患者容易上当,更有甚者人财两空,酿成悲剧。从目前的认识来说,哮喘这种慢性炎症是不能够根治的,任何说能根治哮喘的

广告都是虚假的。不过哮喘虽然不能根治,但是可以通过积极的治疗达到长期控制,大多数患者都可以做到这一点,只有医生和患者充分明确这一点,才能确保接下来的治疗不会"心存侥幸"。脱离变应原,给予药物治疗,目前治疗支气管哮喘的药物主要分为控制药物和缓解药物,通过药物达到减少哮喘发作、缓解哮喘症状的目的。

1. β_2 肾上腺素受体激动剂   是控制哮喘急性发作的首选药,通过舒张支气管平滑肌,改善气道阻塞。

2. 茶碱类   主要作用是舒张支气管平滑肌,强心,利尿,兴奋呼吸中枢和呼吸肌等。与糖皮质激素合用时具有协同作用。

3. 抗胆碱药   主要是舒张支气管并减少痰液,保持呼吸道的通畅。

4. 糖皮质激素   通过多环节阻止气道炎症的发展及降低气道高反应性,是控制哮喘最有效的抗炎药物。

(二) 哮喘的治疗误区

大家都知道患高血压要日常吃药控制,但患哮喘却要等到发作才去做应急治疗。平喘的喷雾剂只是急救药物,而非正确的长期治疗控制方案,治疗哮喘最关键的还是按照哮喘诊治指南进行规范的预防干预。

1. 误区一:起病就用抗生素   很多人认为抗生素是一把"万能钥匙",只要发病就需要这把"万能钥匙",这是一种误区。哮喘发作是由多种因素诱发,只有找准原因,方可对症下药。而且抗生素只能起到抗感染的作用,不能消除支气管黏膜的变态反应性炎症,所以它不能解决哮喘的根本问题。

2. 误区二:重视发作期,忽视缓解期   有些人仅仅重视哮喘发作期治疗,病情一旦好转,就放松诊治,把哮喘当作感冒、腹泻来看待,忽视或不重视缓解期治疗,这也是一种误区,患者既要重视发作期治疗,也要重视缓解期治疗。

3. 误区三:重药轻防   "名医不治喘,治喘砸了碗",这就说明哮喘是一种疑难杂症。中医认为"喘有宿根",缓解容易,根治很难,但这不是不治之症,是可控、可治、可防的。有些患者重视药物治疗,忽视平时的防治,这又是一误区。治疗很重要,而预防更重要。哮喘除自身体质因素外,外因也很多,只要科学预防,哮喘反复发作完全是可以避免的。从衣、食、住、行预防感冒,阻断发病环节,生活中避免接触过敏原,如海鲜发物、花粉尘螨,避免剧烈运动或运动前预防用药等。

4. 误区四:激素恐惧心理　糖皮质激素是消除气道非特异性炎症最有效的药物,治疗哮喘的激素药物剂量很小,吸入之后绝大部分不会进入血液中,而是在肝脏里代谢。吸完以后漱口,可以去掉留在嗓子里 80% 的药物,只有 20% 会进入肺内,经过肺内到肝脏代谢,所以患者不必恐惧激素的用量。

四、掌握宣教知识,让"冰山"不再出现

1. 改善家居环境,防止哮喘发生　环境因素是激发哮喘的主要因素,所以应从自家做起,保证良好的居住环境,远离粉尘、花粉、动物毛屑等,使变应原降至最低程度,是防治哮喘发作的重要手段。

患者停留时间最长的地方就是卧室,因此应特别关注:① 室内装饰不宜过多,容易积灰尘,有利于尘螨及真菌孢子生长繁殖。② 不铺地毯。地毯是多种微小生物的"安乐窝",每平方厘米的地毯能够储藏几千只螨虫,真菌孢子更不计其数。因此,家有哮喘患者尤其不能铺地毯。③ 挂薄纱窗帘,居室窗帘以薄为好,并经常清洗,避免挂较厚面料的窗帘。

2. 合理膳食　哮喘患者宜进清淡、易消化、足够热量的食物,避免食用油炸、冷、硬的食物,与哮喘发作有关的食物也应避免。

3. 戒烟酒　吸烟会损伤气管内皮细胞,进而导致气道痉挛,所以建议吸烟喝酒者要戒烟酒。

4. 保持心理平衡　大部分患者会出现紧张、激动、恐惧甚至惊恐不安的情绪,加强患者的心理护理,给予患者心理上的安慰和疏导,缓解患者的紧张情绪。

5. 正确、规律药物　按时、准确地服药,不得自行更改药量,并做好定期随访,能够很好地预防哮喘的发作和病情的进展。

（1）及早用药，尽量在哮喘发作的早期采用疗效迅速的药物控制。

（2）有效用药，多数患者哮喘发作时，经过一次雾化吸入治疗就可控制症状。

（3）预防用药，一方面应避免接触有诱发因素的物质，另一方面应及时采用预防性用药。

（4）使用气雾剂时，应先将吸入器内的药物摇混，做3～4次深呼吸运动，将气呼出，用口含着吸入器，按一次吸入器同时做慢而深的吸气，深深吸入药物。

（5）慎用阿司匹林、普萘洛尔等药物。

（6）不宜长期单一、大量地使用β_2受体激动剂。

（7）使用吸入剂药物后立即用清水充分漱口。

（8）使用糖皮质激素时应遵医嘱，不得自行减量或停药。

6. 吸入器的正确打开方式　见图1-11。

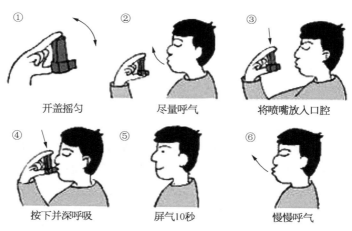

① 开盖摇匀　② 尽量呼气　③ 将喷嘴放入口腔
④ 按下并深呼吸　⑤ 屏气10秒　⑥ 慢慢呼气

图1-11　吸入器使用方法示意图

（1）每次使用应摇匀药液，深呼气至不能再呼时，张开嘴巴，将MDI喷嘴放于口中，闭口包住咬口，经口缓慢吸气，在吸气开始时以手指撤压喷药，至吸气末屏气5～10秒，使较小的雾粒沉降在气道远端,然后再缓慢呼气,休息 3 分钟后可重复使用一次。

（2）患者应反复练习,医护人员应评估患者使用情况,指出不足之处和改正方法,直到患者正确掌握。

（3）指导患者雾化吸入药物后应漱口,以减少雾滴对口咽部的刺激。

（4）教会患者学会清洗、保存和更换吸入器等常规方法。

7. 哮喘发作院前自我急救　哮喘一旦发作,患者痛苦不堪,还会给患者的日常生活和工作带来不便,哮喘不能够根除,任何时候都可能会突发导致死亡。面对哮喘突发,我们须采取正确急救措施才能够更快挽回生命。那么哮喘如何急救呢?

如果身边有人哮喘发作,不要惊慌失措。

（1）打"120"急救电话是个好方法。

（2）家里如果有哮喘、慢性支气管炎、COPD 患者,要常备氧气。患者在家发病后,应保证合适的体位,尽量让其坐位或者半坐位,保持身体前倾。如果是在床上发作的话可让患者抱着枕头保持前倾的姿势,这种姿势的目的是保证患者的肺活量,尽量使其能够呼吸,保持气道通畅。

（3）安抚患者的情绪,告诉他千万不要焦虑,不要紧张,救护车马上就到,因为越焦虑,哮喘会越来越严重。

（4）哮喘患者在家中要备有常用的药物。扩张支气管的药物使用前要先摇晃,然后呼出一口气,把插嘴插到嘴里面去,包住咬口,然后吸气。吸气后屏住呼吸 10 秒,超过 10 秒效果更好,然后再缓慢呼气。如果这种药长期错误吸入,药物会沉积到呼吸道,沉积过多会引起声音嘶哑以及口腔霉菌感染,所以用药后最好尽快漱口。

五、突破呼吸界困境,实现哮喘控制

1. 哮喘不可彻底治愈,但可满意控制　这句话不是信口开河,而是有非常多的循证医学证据表明的,这是整个科普工作中的重头戏。应让所有患者意识到"哮喘不能彻底治愈",不要以为是医生没本事,不断地更换医生,也不要轻易相信江湖郎中所谓的包治百病、祖传秘方、药到病除……哮喘自古以来就不是容易治疗的疾病,"内科不治喘"(喘息不一定就是哮喘),这句老话充分说明喘息治疗的复杂性。目前虽然哮喘仍不可彻底治愈,但多数患者通过适当的治疗是可以取得比较满意的疗效的,白天症状、夜间症状均能明显减少甚至不发作,不需要频繁使用缓解症状药物甚至根本不需要使用,即过上正常人能过的生活,如可以跑步、游泳、打篮球等。让患者充分了解这点,能增强治疗的信心,并能少走弯路。当然,少部分病情较为顽固的(难治性哮喘)患者可能治疗相对复杂,需要更加积极地管理。

(1)哮喘发作往往是环境刺激或感冒病毒所促发的,因此平日应注意尽量避免各种诱发因素,避免过敏原如尘螨、蟑螂、受凉感冒、烟雾和异味刺激、精神紧张和过度疲劳等,同时注意改善居住环境,避免应用动物皮毛类制品。

(2)哮喘患者加强对自我哮喘症状观察。典型哮喘症状包括咳嗽、胸闷、气喘及呼吸困难等。平常注意观察喘息等症状的改变情况,判断是否影响工作和睡眠。观察咳嗽的程度和咳痰量。评估自己使用快速缓解支气管痉挛的药物,如使用万托宁气雾剂的频繁程度以及控制目前症状所需的药物。患者可采用日记的形式记录症状变化以及每日用药情况。如果症状增多或使用的急救药物增多,往往提示哮喘失控,应及时就诊。

(3)哮喘患者应了解哮喘发作的先兆症状,并及时进行紧急自救。哮喘发作前的症状有干咳、呼吸紧迫感、连打喷嚏、流泪等先兆症状,典型症状是呼吸困难、咳嗽和喘息同时存在,呼吸困难以呼气为主。患者应随身携带止喘气雾剂,一出现哮喘发作先兆症状时,迅速吸入短效 β_2 受体气雾剂或者具有急用的长效制剂,如信必可或启尔畅。同时保持平静,以迅速控制症状。症状得到控制后,立即到医院就医,同医生共同讨论本次发作的诱因及今后应采取的对策。

(4)定期进行肺功能及气道炎症的检查。很多证据支持基于肺功能及炎症的哮喘管理可以减少哮喘发作的次数。因为很多时候患者不能正确地感知哮喘的症状加重。最新的哮喘防治指南推荐早期每1~3个月监测,尤其对于比较严重的哮喘患者需要更加严密的监管。

2. 控制哮喘最有力的武器是"吸入激素"　这里说的控制哮喘，是指在非急性发作期的哮喘，或者是慢性持续期，被诊断为支气管哮喘的患者，都需评估慢性持续期的病情严重程度，然后使用相应的长期控制治疗方案，其中最有效的药物就是吸入糖皮质激素（简称"吸入激素"，ICS）。因为哮喘是一种气道炎症性疾病，而激素是抗炎症最有效的药物，吸入激素能直接作用于支气管，全身吸收较少，故不良反应较少，无须畏惧，即使是孕妇、儿童也可以使用。除了吸入激素，如果病情严重，可以联合吸入长效 β_2 受体激动剂（LABA），市场上 ICS + LABA 的复方制剂只有 2 种，分别是沙美特罗替卡松粉吸入剂、布地奈德福莫特罗粉吸入剂，都是进口药，目前无国产药。其他药物还包括茶碱类、吸入抗胆碱能药物、白三烯调节剂等。

3. 必须贯彻"长期、坚持治疗"原则　多数患者只是在发作时才使用症状缓解药（如沙丁胺醇气雾剂），不注重平时的控制性治疗，以致哮喘反复发作，迁延不愈，且大有愈演愈烈之势。起初一瓶沙丁胺醇气雾剂能使用一个月，后面可能一个星期不到就用完了，这就说明病情加重了，而且发作也很频繁，这类患者必须从现在开始坚持贯彻哮喘的"控制性治疗"，也就是必须坚持使用吸入激素等控制性药物，每天使用，不间断，等待病情得到满意控制后，再由医生评估是否可以降阶梯（降低剂量或减少药物种类）治疗，如此反复，直至用最低剂量的药物维持。若仍能满意控制病情，部分患者还可以在医生的指导下尝试停药，切记不可擅自行动。哮喘的控制治疗如同高血压、冠心病、糖尿病等慢性病一样，需要长期坚持用药（配合按需使用急性缓解药），而不是说血压高了才用降压药，血压一正常就停药，发现高了又用药，不高时停药……这是非常危险的行为，说不定哪天就发生脑血管意外了，追悔莫及，哮喘也是一个道理。

4. 孕妇、儿童哮喘有畏惧吗？　呼吸科医生肯定会遇到孕妇、儿童哮喘患者，对于这些群体，也必须认真科普，耐心指导，充分沟通，有些女性哮喘患者可能在妊娠后因担心伤害胎儿擅自停药，这是危险行为，必须让其停止！应告知孕妇，用药对胎儿的影响比不用药导致哮喘发作对胎儿的危害大得多。因为统计学表明,妊娠期哮喘的妇女,有约 1/3 的病情减轻,1/3 的病情平稳,1/3 的病情加重。而目前控制哮喘的药物(如布地奈德)还是相对安全的,病情需要时还是要果断地用,但必须在医生的指导下使用。很多父母担心激素的不良反应,视激素为猛虎,听信他人的不实信息,所以不敢给哮喘儿童用吸入激素。对于这些行为,医生也要尽早阻止! 其实吸入激素并不会给儿童带来很大的影响,对生长发育方面影响也不会很大,况且哮喘本身如果不治疗的话就会影响儿童生长发育,你还那么畏惧吸入激素吗? 激素是一把双刃剑,在医生的指导下用还是很安全的。

中国有数百万到数千万的哮喘患者,真正得到控制的患者却很少,其中原因很多,包括政治、经济、文化等多方面因素,但如果广大医务人员能给所遇到的患者多进行一些必要的科普,这对于哮喘的防控工作肯定是有利无害的。

(洪涵涵)

参考文献

[1] 陆再英,钟南山.内科学[M].7 版.北京:人民卫生出版社,2012:17-38.

[2] 尤黎明,吴瑛.内科护理学[M].5 版.北京:人民卫生出版社,2012:30-42.

[3] 中华医学会呼吸病学分会.中国成人社区获得性肺炎诊断和治疗指南.中华结核和呼吸杂志[J].2016,39(4):253-279.

[4] 中华医学会呼吸病学分会慢性阻塞性肺疾病学组.慢性阻塞性肺疾病诊治指南(2013 年修订版)[J].中华结核和呼吸杂志,2013,36(4):255-263.

[5] 王桦,吴晓玲,葛亮,等.慢性阻塞性肺疾病(COPD)诊断、处理和预防全球策略(2011、2013 年修订版)指南解析[J].医学新知杂志,2014,24(1):46-50.

[6] 徐小勇,施毅.支气管扩张的诊断和治疗进展[J].中国呼吸与危重监护杂志,2017,16(2):186-190.

[7] 马艳良,何权瀛.英国胸科协会非囊性纤维化支气管扩张指南简介[J].中华结核和呼吸杂志,2011,34(11):812-815.

［8］罗群,陈荣昌.无创正压通气临床应用专家共识［J］.中华结核和呼吸杂志,2009,3(2)：86‒98.

［9］杨霞.护理宣教在无创通气正压通气中的作用观察［J］.全科护理,2010,8(10)：2727‒2728.

［10］葛均波,徐永健.内科学［M］.8版.北京：人民卫生出版社,2014. 75‒86.

［11］支修益,石远凯,于金明.中国原发性肺癌诊疗规范(2015年版)［J］.中华肿瘤杂志,2015,37(1)：67‒78.

［12］周莹,刘士远.美国国立综合癌症网肺癌筛查指南解读(2012)［J］.肿瘤影像学,2013,22(4)：331‒335.

［13］中华医学会呼吸医学分学会哮喘学组.支气管哮喘防治指南［J］.中华结核和呼吸杂志,2016(9)：675‒697.

［14］陈艳.支气管哮喘患者健康宣教效果观察［J］.实用临床护理学杂志,2017,2(38)：25‒26.

第二章　心血管系统疾病

第一节　冠心病——"堵车"的心脏

冠心病,全名叫作冠状动脉粥样硬化性心脏病,也就是人们口中常说的"心脏病"。冠状动脉发生了粥样硬化使其管腔变得狭窄,出现闭塞,导致心肌细胞进一步发生缺血、缺氧,甚至坏死的情况,是严重危害人类健康的常见病之一。冠心病人群多见于 40 岁以上成年人,男性发病比女性早,近几年来,已逐渐呈现年轻化趋势。人们正确了解冠心病,学会冠心病的防控、自我管理与救助并进行及时规范的治疗十分重要。

一、引起一场"交通堵塞"的"罪魁祸首"

（一）冠状动脉狭窄的危害

如果说,道路是一个城市发展的基础,交通堵塞会让运输系统瘫痪,那冠状动脉就好比是我们心脏生存的"道路",是维持人体循环系统运行的基础。道路塞车,会导致畅行的车辆减少,运输效率降低,不能满足个人、家庭甚至社会的需要,从而引发一系列的矛盾、问题;而我们的冠状动脉一旦出现了"交通堵塞",便会导致冠状动脉血流量减少,血、氧运输效率降低,当它不能满足心肌代谢的需要时,也会引发一系列的严重问题,如心绞痛、心律失常、心肌梗死、心力衰竭,甚至出现猝死等。冠心病是心肌细胞缺血、缺氧引发的;心绞痛是暂时的"交通堵塞";心肌梗死是持续的、严重的"交通堵塞",使心肌出现坏死。心绞痛和心肌梗死都属于冠心病。

（二）冠心病的发病机制——"堵塞"是怎样形成的?

我们降生的那一刻开始,跑线的起点我们无法掌控,但我们的

"跑道"却相同,通往我们心脏的道路表面——冠状动脉的内膜都是非常光滑的。但是,随着年龄的增长,会出现动脉内膜下的脂质沉积,形成浅浅细细的脂肪纹路,加上各种心血管危险因素的干扰,脂质继续沉积,浅浅细细的脂肪纹就会越积越多,最后形成"一堆垃圾"(动脉硬化斑块)堵塞道路,如果道路上的"垃圾"堆积过多,"道路堵塞"(冠状动脉内腔堵塞)超过了50%,就可能会影响"道路的通畅性"——患者出现胸闷、胸痛等心绞痛的症状。如果"垃圾"持续增多达到一定高度突然坍塌,导致道路突然完全堵死,那就酿成了悲剧——发生了心肌梗死(图2-1)。

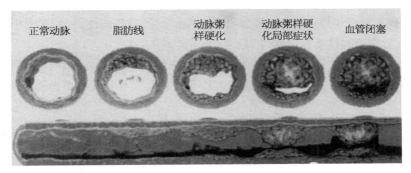

图2-1　冠状动脉病变图

(三) 是什么影响了我们的"交通",堵塞了我们的"道路"?

冠心病的危险因素总的来说可分为两种,即能改变的和不能改变的危险因素,了解它们同时采取有效的干预措施,对于冠心病的防治有一定的帮助。下面我们来看一看,那些让我们"心脏堵车"的始作俑者,看看那群"不守交通规则的家伙"有哪些!

首先,"三高"是我们心脏生存道路上的"破坏分子"! 血脂家族成员难管理,各个身材不均匀——血脂异常(高密度脂蛋白过低、低密度脂蛋白过高、总胆固醇过高、三酰甘油过高)、高血糖/糖尿病和高血压。

其次,人们的一些坏习惯,如抽烟、喝酒、"三高"饮食(高脂肪、高热量、高胆固醇)、少体力活动、过重/肥胖、社会心理因素、感染(如巨细胞病毒、衣原体、幽门螺杆菌等）等，这些都是能防、能控、能救、能改变的危险因素。

再次，冠心病的不可改变的危险因素包括性别、年龄、遗传等。

（四）冠心病的临床分型——交通堵塞，状况多多

从冠状动脉发生病变的位置、病变的范围大小、病变血管阻塞的严重程度以及心肌供血不足的发展速度、范围、程度的不同来看，临床上将其分为5种类型。

1. 隐匿型冠心病　悄无声息的情况下出现了道路不畅，患者无临床症状，做病理学检查的时候，组织形态没有明显变化，如果在静息状态时或进行心肌负荷试验后，会有心肌缺血的迹象，如心电图出现 T 波低平或倒置、ST 段压低等情况。此类型是暗流涌动，无形中造成"交通堵塞"，也称为"无症状性冠心病"。

2. 心绞痛型冠心病　此类型属于突然撞车引发的道路不畅，是突然间心肌供血不足引发的"交通堵塞"，发作性的"小恶魔"来袭——胸骨后疼痛，患者有时会受皮外伤（心肌可有纤维化改变），有时也没有皮外伤（无组织形态改变）。

3. 心肌梗死型冠心病　此种类型堪比大型车祸现场引起的交通堵塞，患者症状严重、剧烈，"道路"拥挤堵塞时间久久不能疏通，需要耗费时间出动交警、医护人员进行现场疏散、救治，是因冠脉闭塞导致心肌出现急性、缺血性的坏死，即"急性心肌梗死"。

4. 心力衰竭和心律失常型冠心病　在"交通堵塞"的道路上，心肌细胞长期缺血得不到营养血供导致心肌纤维化，会让心脏增大，出现心力衰竭及心律失常等。也有人把它叫作"缺血性心肌病"。

5. 猝死型冠心病　原发性心搏骤停即可发生猝死，大多数猝死型冠心病是由缺血的心肌细胞局部出现电生理紊乱，出现"路震"引发严重心律失常所导致的。

上述的五种类型，统称为冠心病，且可以合并出现。

患者须知，不论我们的"道路"是否损坏（冠状动脉有无实质性的病变），都将有可能出现严重的拥挤现象（痉挛），从而引发交通事故——心绞痛、心肌梗死，甚至猝死等，而在"垃圾散落的道路"（粥样硬化的冠状动脉）上，出现"拥挤"（痉挛）状况的概率会更大。

（五）冠心病的常用检查方法——如何判断心脏是否"堵车"

路况是否通畅，交通系统有他们的甄别手段，心脏是否"堵车"，医疗行业自有一套诊断检查方法。

1. 心电图仪器检查

（1）常规心电图：尤其对于"心脏堵车"后心律失常的诊断，有极大的临床价值。但是也有局限性，它只能记录静息状态下患者短暂的数十次心动周期的波形，对于不定时发生的情况会显得有些"力不从心"，"命中率"有限，往往要在患者症状发生时检出率才较高。

（2）动态心电图（图2-2）：又称为Holter监测，它可连续不间断地记录24小时内的心电信号，且信息量大，心电信号多达10万次左右，几乎不放过任何一次异常的心电波，对于人们"不知不觉"——即无症状的异常心电波变化也能被"揪出来"！并且可将患者的症状（如胸闷、心慌、心悸、胸痛等）与出现异常心电波的时间相对应，弥补了常规心电图的缺陷，在非持续性异位心律失常的患者中，尤其是在短暂的心肌缺血发作的患者、一过性的心律失常的患者中有较高的检出率。

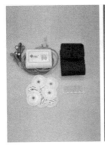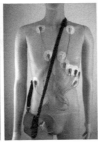

图2-2　动态心电图　　　　　图2-3　运动平板试验

（3）运动平板心电图（图2-3）：是一种负荷试验，常用此检测方法来发现早期的冠心病患者。就是让受测者在平板上运动，目的是给心脏增加负荷,诱发心肌缺血,特别能用于隐匿型冠心病的诊断,效果更明显。但对于年老、体弱、运动无法耐受的人不建议做此测试。

2. 核素心肌显像 核素心肌显像可以显示心脏在哪一处发生了"堵车"——心脏的缺血区,并明确"堵车"的具体方位和范围——缺血的部位和大小。

(1)心脏超声:心脏超声是目前临床中较为普遍的检查手段之一,它可以看到心脏的形态、左心室功能以及室壁的运动情况,尤其在诊断室壁瘤、心腔内血栓、心脏破裂、乳头肌功能失调等方面有十分重要的参考价值。

(2)血管内超声:可以看到冠状动脉内的管腔狭窄程度及血管壁的形态。例如,心血池显像可观察到心室壁的动态收缩及舒张的功能情况,尤其在确定室壁运动和心功能方面有着极其重要的参考价值。

(3)肌钙蛋白和心肌酶谱检查:结合心电图动态改变或临床胸痛症状等,可明确诊断为急性心肌梗死。它是诊断和鉴别急性心肌梗死最敏感的检测指标。

3. 冠状动脉造影 冠状动脉造影具有集诊断和治疗于一体的优势,是一种使冠状动脉在 X 线下显影的检查方法,由于人的血液和血液壁不透光,还和心脏进行重叠,这就让普通的 X 线根本看不出,所以我们通过"透视眼"可以最直观地看到通往我们心脏的哪条道路上发生了"堵车"及其严重程度——明确冠状动脉的病变部位,管腔是否存在狭窄、狭窄出现的具体部位、狭窄的程度、狭窄的范围等。这种方法安全、有效,不需要开刀,同时不受性别、年龄的约束,患者易于接受,是目前唯一能观察冠状动脉形态的诊断方法。

二、冠心病的临床表现——交通堵塞,场面热烈

(1)胸痛是最典型首发症状,而且典型的胸痛常常有导火索,例如,可能与朋友推杯换盏,刚刚过度饱餐了一顿美味佳肴;长期熬夜

加班、过度劳累使身心处于一个透支状态……一些我们习以为常的不良生活习惯都可能成为胸痛发作的导火索。胸痛性质多为发作性绞痛或压榨痛,也可为憋闷感。疼痛从胸骨后或心前区开始,向上放射至左肩、臂,甚至小指和无名指,也可涉及颈部、下颌、牙齿、腹部等。如果只是单纯的心绞痛,立即躺下休息或舌下含服硝酸甘油片,稍等片刻便可缓解。胸痛也可出现在安静状态下或夜间,由冠脉痉挛所致,也称变异型心绞痛。

如胸痛性质发生变化,如新近出现的进行性胸痛,痛阈逐步下降,以致稍事体力活动或情绪激动甚至休息或熟睡时亦可发作。疼痛逐渐加剧、变频,持续时间延长,去除诱因或含服硝酸甘油不能缓解,此时往往怀疑不稳定型心绞痛。若不及时进行有效干预,再任其发展的话,胸痛可能更剧烈,呈紧缩的压迫感、火烧一样、透不过气、发紧发重感,持续时间更长久,长达半小时以上,含服硝酸甘油也已彻底失去作用,还可能伴随一些不适症状如恶心、呕吐、发热、大汗、发绀、血压下降,出现心源性休克、心力衰竭等并发症。

(2)人存在自身的个体差异。需要警惕的是,也会有一部分患者的症状其实并不像我们描述的那么典型,仅仅表现为一种心前区的不适感,如会觉得胸闷、心悸、乏力,或者表现为一种胃肠道不舒服的症状,如恶心、呕吐等。甚至某些患者可能没有疼痛的表现,如一些老年人和糖尿病患者。

(3)发病即是猝死。大约有1/3的冠心病患者首次发作就是猝死,很决绝,毫无转圜的余地,不给医护人员任何挽救的机会。

(4)除了疼痛的表现外,可能会恶心、呕吐、出汗、发热、紧张、惊恐……往往还会出现心力衰竭。

(5)道路片刻的堵车是心绞痛,如果拥挤时间过久,道路一直无法疏通,便是心肌梗死。关于心绞痛和心肌梗死的疼痛的区别,见表2-1。

表 2 - 1　心绞痛与心肌梗死的鉴别

鉴别诊断项目		心 绞 痛	心 肌 梗 死
疼痛	部位	胸骨上、中段之后	相同,但可在较低位置或上腹部
	性质	压榨性或窒息性	相似,但更剧烈
	诱因	劳力、情绪激动、受寒	不常有
	时限	短,1～5 分钟或 15 分钟	长,数小时或 1～2 天
	频率	频繁发作	不频繁
	硝酸甘油	显著缓解	作用较差
气喘或肺气肿		极少	常有
血压		升高或无显著变化	常降低,甚至发生休克
心包摩擦音		无	可有
血清心肌酶增高		无	有
白细胞增加、血沉加快		无	常有
发热		无	常有
心电图变化		无变化或暂时性 ST 段和 T 波变化	有特征性和动态性变化

三、冠心病的治疗措施——有序指挥,疏散交通堵塞方法多

(一) 急性发作时治疗

当突然出现心绞痛时,立即休息并舌下含化硝酸甘油是冠心病患者的首选。在日常工作和生活中一旦遇到了心绞痛的症状,建议不要顽强"抵抗",不要过于坚持,须停止一切活动立即休息,同时放硝酸甘油片在舌头下面含服着,再稍等片刻。休息或舌下含服硝酸甘油片 1～2 分钟后,心绞痛症状即可得到缓解。如果含化硝酸甘油片已经过了 5 分钟,疼痛仍未缓解,我们可以加大武器的威力——舌下再含服一片硝酸甘油片。如果您手边没有硝酸甘油片,也可服用速效救心丸和复方丹参滴丸,但这两种药物缓解心绞痛需要的时间相对较长。如果是初次发生了心绞痛,服用药物后不管是否有效,都应尽快到医院就诊,因为首次出现心绞痛,很可能会发生心肌梗死。

（二）系统治疗

冠心病在医学飞速前进的步伐中已形成多种治疗方案，如药物治疗、介入治疗、外科治疗。

1. **药物治疗**　药物治疗可以归纳为六大类。

（1）硝酸酯类药物：以硝酸甘油作为代表，此类药物具有舒张动脉、扩张血管的作用，从而降低心脏的前、后负荷，好比放平了上坡路的角度、减轻了行者身上的行囊，行者轻装走平路会相对轻松，不仅降低了心肌耗氧量，也增加了侧支循环血流量，以免心脏需氧量供不应求；同时硝酸酯类药物能重新分配心肌血液，对缺血区心肌来说是有利的，因为它可以得到再灌注让心绞痛得到缓解。

（2）β受体阻滞剂：洛尔类药物，以倍他乐克缓释片为代表，此类药物可以阻滞过多的儿茶酚胺β受体兴奋、抑制交感神经兴奋，降低心肌收缩力，使得心率减慢、血压降低，不但减少了患者心肌耗氧量，还增加了缺血区的血供，改善了心肌细胞的代谢。

（3）钙离子拮抗剂：地平类药物，以硝苯地平片为代表，可减少心肌细胞耗氧量，减轻心室负荷，增加冠脉血流量，抗血小板聚集、增加缺血区心肌细胞的血液供血、促使内源性一氧化氮的产生及释放等作用保护了缺血部分的心肌细胞。

（4）血管紧张素转换酶抑制剂/醛固酮受体拮抗剂：普利类药物，如卡托普利、依那普利等。普利类药物可以改善血管内皮功能和心功能，延缓和逆转心室重构，防止肥厚的心肌变得更厚，具有减轻冠状动脉内皮损伤、保护心血管、降低血压等作用，可减少心律失常的发生。

（5）抗血小板聚集、稳定斑块、调血脂药物：如阿司匹林、氯吡格雷、他汀类药物，从冠心病的发病机制来看，此类药物可抗血小板聚集、防止血栓形成、避免堵塞血管，从而减慢、减轻冠状动脉粥样硬化的发生并起到稳定斑块的作用，最终目的是增加心肌的供氧。

（6）中成药：以复方丹参片为代表，此类药物可芳香温通、滋阴理气、宣痹通阳、活血化瘀、改善循环等。

2. 介入治疗　冠心病的介入治疗主要包括三种：冠状动脉造影术、经皮腔内冠状动脉成形术、冠状动脉支架植入术。经皮腔内冠状动脉成形术，是经血管内把特制的气囊导管送到冠脉的狭窄部位，再在体外施加一定的压力使气囊扩张，扩张的气囊便将冠脉的狭窄部位撑开了，同时病变的冠脉可以重新构型；与经皮腔内冠状动脉成形术相比，冠状动脉支架植入术的优点是术中撕裂的冠状动脉内膜可以迅速贴壁，狭窄的病变处可以扩张得更加理想，降低了狭窄再发生率，减少了术中并发症。

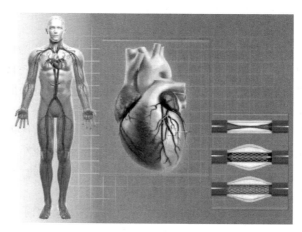

图 2-4　冠脉介入治疗

在整个介入治疗过程中患者不需要全麻，不需要开胸手术，全程处于清醒状态。介入治疗效果立竿见影，比药物治疗效果更直接、迅速、理想，且手术风险及创伤比外科搭桥小。

3. 冠状动脉旁路移植术　这是人们常说的"搭桥术"。搭建这座"桥"是为了改善心肌血液供应。简单地说，就是在"交通堵塞"的地方搭建一个"桥梁"，使血液改道绕行，从"桥上"顺利流过，到达心肌缺血的地方。而搭建这座"桥"的"材料"通常是用患者自身的血管，如大隐静脉，也可以是血管的替代品；"桥"的两端分别是在患者的主动脉根部和缺血心肌远端，"桥下"就是狭窄堵塞的冠状动脉了。

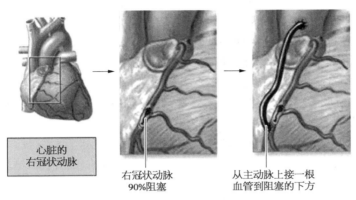

心脏的
右冠状动脉

右冠状动脉
90%阻塞

从主动脉上接一根
血管到阻塞的下方

图 2-5　冠状动脉旁路移植术

　　通常来说，冠状动脉管腔狭窄，低于 50% 时对血流的影响不大，进行药物治疗即可达到满意的效果；当狭窄达到 75% 以上时，则会对血流的通畅性有明显的影响，引发心绞痛症状，需要进行介入支架植入，更有甚者需"搭桥"。随着医学的发展，对于冠心病的治疗，现阶段介入治疗已是常用方法，无论是一条道堵塞（单支冠脉狭窄）还是多条路部分堵塞（多支冠状动脉的局限性狭窄）都可采用介入治疗方法，只有当很多条路堵塞得一塌糊涂（多支冠状动脉的弥漫性狭窄）的时候才需要另辟蹊径——进行搭桥手术。

四、冠心病的防控——心肌细胞是不可再生资源，该如何避免交通堵塞？

　　心肌细胞是不可再生的资源，应防患于未然，我们将冠心病的防控分为三级。

　　1. 一级预防　是指在未发病时将冠心病的多种危险因素"扼杀在摇篮里"，如烟不离手、大口吃肉、每餐有酒、肥胖却不爱运动、能躺着绝不坐着、能坐着绝不站着、熬夜追剧、通宵打牌、爱吃甜食、饮食重口味等如此种种不良的生活方式和习惯,应在源头进行控制,冠心病重在防守,预防的重点是对血糖、血脂、血压进行干预,改变不健康的生活方式和习惯,提倡全民健康的生活方式和习惯,如主动拒绝抽烟、饮酒的同时劝导身边的人,防止吸入"二手烟",做菜少放油盐调料,饮食口味清淡,每周坚持做有氧运动,如每天晚饭后坚持散步,每天傍晚进行慢跑,每天下班坚持骑车,坚持打太极,每周去游泳等,与此同时,保持一个良好的心态也很重要。

2. 二级预防　　即对已经明确的冠心病人群进行早发现、早诊断、早治疗,可以控制患者的病情发展,改善患者的预后情况,减少心血管不良事件的发生,防止心脏病再次复发,降低患者的死亡率。其重在坚持长期"双有效"药物巩固治疗——药物有效、剂量有效。"堵车"的心脏最怕服用药物不坚持、不连贯,隔三差五想起来吃一次,有事耽搁又忘了吃,一定要坚持长期科学地进行冠心病的二级预防,才能够有效地防止冠心病复发,冠心病的二级预防可归纳为以下五个方面(ABCDE)。

(1) A:指长期服用阿司匹林(aspirin)和使用硝酸酯类制剂(anti-anginal)。阿司匹林可以抗血小板凝集,减少冠脉内发生血栓的概率;硝酸酯类制剂能扩张冠脉和周围的血管,使心脏负荷降低、心肌需氧量降低,从而达到缓解心绞痛的目的。

(2) B:应用β肾上腺素能受体阻滞剂(β-blocker)和控制血压(BP)。高血压过高对冠心病患者有百害而无一利,控制血压对于冠心病的预防极其重要。心肌梗死患者若无禁忌证使用β受体阻滞剂,可对患者的心功能有明显改善,同时减少心肌梗死复发及猝死的可能。

(3) C:戒烟(cigarettes)和降低胆固醇(cholesterol)。戒烟的益处已众所皆知,戒烟不仅可以降低慢性支气管炎及肺部疾病的患病率,还可以减少烟草中的尼古丁对通往心脏道路上的破坏和血管受损,以此减少冠心病的发生率。冠心病的发生与胆固醇增高有很大关系,患者在长期服用他汀类药物的过程中,如果食物中的胆固醇含量太高,其药物的降脂效果会大打折扣,选择性地适当控制饮食、服用降脂药物可以降低飙升的胆固醇。循证医学研究证实,心肌梗死患者的胆固醇指标正常也应该使用降脂药物,尤其是他汀类药物,可以起到稳定动脉斑块、减缓甚至逆转斑块进展的作用。

（4）D：治疗糖尿病（diabetes）和控制饮食（diet）。随着人们生活水平的提高,"富贵病"越来越多,其中糖尿病是引发脂质紊乱的破坏分子,所以冠心病患者必须控制血糖水平。从某种意义上来说,冠心病是迈不开腿还没有管住嘴,好吃懒动吃出来的"富贵病"。动物的内脏、动物油、大肥肉、动物的皮等含有大量饱和脂肪酸、胆固醇、嘌呤,这些都是引起心脏"堵车"的垃圾。饱和脂肪酸会产生脂质成分,促进动脉粥样硬化,促使体内脂肪合成,引发血脂异常。"堵车"的心脏应当远离这些高胆固醇、含有饱和脂肪酸的高危食物。

（5）E：体育锻炼（exercise）和教育（education）。病情稳定后,进行适当运动,参加体育锻炼,控制体重,也是减少冠心病患者再发心肌梗死的一项重要举措。冠心病患者应掌握与心绞痛、心肌梗死有关的急救知识,突发危急时刻把握抢救时机。

3. 三级预防　是指急危重患者的抢救,包括预防并发症、康复治疗、延长生命等。在此需要特别警惕的是,千万不要忽视胸痛的出现,这可能是心肌梗死的紧急信号。因为胸痛多数出现在后半夜或者凌晨——心脏病的高发时间段,患者往往嫌麻烦、不愿叫醒家属一直等到天亮,而失去了最佳抢救时机;或白天出现胸痛,没给予重视,没及时到有条件的大医院,延误时机而关闭了"时间窗";尤其是身体一直没什么大问题,从来没生过病的患者突发胸痛,自以为挺一挺就好了,往往这一挺会把命挺没了。早发现、早诊断、早治疗,全民必须给予重视（冠心病紧急情况下的院前自我救助流程,见图 2-6）。

患者一旦出现胸闷、气短、剧烈而持久的胸骨后疼痛等疑似急性心肌缺血性症状时

↓

立即停止活动，坐下或者躺下，保持镇静，开窗通风，有条件者吸氧

↓

呼唤亲属或附近人员，在最短时间内就医，去具备急诊介入治疗条件的正规医院接受诊断和救治

如果在短时间内不能就医且患者已经出现意识丧失、大动脉搏动消失等紧急情况时，需立即进行胸外心脏按压

拍患者双肩，大声呼喊"喂，你怎么了"，无回应后，触摸颈动脉，右手食指、中指从气管正中环状软骨划向近侧颈动脉搏动处。时间小于 10 秒，触摸无搏动，开始胸外心脏按压

患者就地平卧，解开衣裤。按压部位：两乳头连线中点；按压方式：两手重叠，左手在下，五指翘起，双臂伸直，垂直按压；按压深度：5 ～ 6 cm；按压频率：100 ～ 120 次／分

↓

患者仰卧，抢救者一手抬起患者颈部，另一手以小鱼际侧下压患者前额，使其头后仰，气道开放，检查口腔，清理口鼻腔分泌物，去除活动性义齿，气道完全打开后连续做两次人工呼吸，吹气时，看到胸廓起伏，说明人工呼吸有效

↓

胸外心脏按压与人工呼吸的比例是 30∶2，进行 5 个循环后，评估患者颈动脉搏动，若触摸无搏动，再进行 5 个循环，直至搏动恢复或医护人员到场

图 2 - 6　冠心病紧急情况下的院前自我救助流程

五、冠心病的自我管理——遵守交通规则，从我开始

　　一旦得了冠心病，从此便永远戴上了"这顶帽子"，与冠心病这一慢病的斗争是长期的、终身的，人离不开衣、食、住、行，而冠心病的保健知识，就与我们的日常生活息息相关，学会正确的自我管理是科学防治冠心病的关键。

（一）食在人间，衣食有道

冠心病患者饮食有讲究，且看五色食谱——"红、黄、黑、白、绿"（表2-2）。

表2-2　五色食谱图

"红"		红葡萄酒可软化血管，调和气血，可饮少许，以50～100 mL为宜，过度饮酒则会使心脏兴奋性增高，极易诱发急性心脏危险事件，更禁忌烈酒
		猪肉、牛肉、羊肉等诸如此类的"红色肉"含较多的饱和脂肪酸，应少食，"少食红肉，健康长寿"
		流行病学调查研究结果显示，茶水中含有的茶多酚、茶色素类等物质具有降压、降脂、保护心肌、防动脉粥样硬化的作用，但不可以喝浓茶
		多吃富含维生素C的水果，如新鲜的草莓、橙子、橘子、火龙果、新鲜大枣、西红柿、猕猴桃等，因维生素C具有防出血、促创面愈合、增强血管弹性的作用，尤其有益于冠心病患者
"黄"		多食黄色蔬菜，如胡萝卜、甘薯等，含有丰富的胡萝卜素，有助于减轻动脉硬化
		膳食纤维是一种不会被机体消化的碳水化合物，如全麦燕麦片、地瓜、玉米等谷物，增加饱腹感却不能被人体吸收和代谢，通俗来讲，就是占了地方却不提供热量。此外，膳食纤维还可以减少脂肪吸收，起到降糖、降压、防治心脑血管疾病的良好作用
"黑"		黑木耳，可以降低血液黏稠度，降低血液中的胆固醇
		香菇，降低胆固醇（每日最好不超过50 g）

续　表

"白"		鸡肉、淡水鱼肉等此类"白肉"不饱和脂肪酸含量较高,不饱和脂肪酸比饱和脂肪酸好,可适当摄入,相对"红肉"来说,我们提倡"多食用白肉"
		多喝牛奶,能控制胆固醇水平,保护心肌,可防止冠心病进一步发展
"绿"		多食绿叶蔬菜,如新鲜的小青菜、黄瓜、芹菜、丝瓜、苦瓜、菠菜、韭菜等,可减少胆固醇的吸收

注:少食盐,盐主要成分为氯化钠,而钠的特点是具有吸水性,因此如摄入过量钠会增加血容量,直接加重心脏负担。世界卫生组织建议,健康成人每日食盐量 6 g 为宜,心肌梗死患者应小于 4 g,这不单只是指放入的盐分,包括味精、酱油、酱菜、调味品中的食盐含量,尤其是含盐多的食物,如咸菜、酱油等应严格控制。

(二) 合理运动,延年益寿

1. **运动方式**　提倡尽量以有氧运动为主,可辅以无氧运动。如散步、慢跑、游泳、打太极拳、瑜伽等,尽量避免像跳高、跳远、快速短跑、举重、投掷、俯卧撑等单纯的无氧运动。

2. **运动类型**　选择自己喜爱的、能长期坚持的有氧运动。

3. **运动强度**　可依据个人在运动过程中及运动后的自我感觉,如在运动后能微微出汗,但没有明显的不适;也可以根据运动后的心率来决定,正常运动后的心率不超过 100~110 次/分,休息后,恢复到运动之前的心率所需时间不超过 5 分钟;还可以用运动的靶心率对运动强度进行估算,即运动适宜心率 = 170(180) - 年龄(岁),对于体质较差的、60 岁以上的人群酌情降低要求,用 170 减去年龄。无论选择哪种方法,只要在运动过程中出现了心慌、胸闷、气短、头晕或其他任何不适症状时,应立即停止,避免过于坚持。

4. **运动时间**　锻炼宜晚不宜早。古人提倡的"闻鸡起舞",也成为大部分现代人的健身习惯,但对于"堵车"的心脏来说此法不可取,且极易引发危险,因清晨是心脏病发作的"高峰期",尤其每天上午 6~9 点,心绞痛和猝死多发生在此时段,从生理学的角度分析,无论是体力的发挥,还是身体的适应能力及敏感性,均以下午或黄昏最佳(图2-7)。

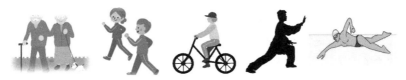

图 2 - 7　冠心病患者的合理运动

(三)身心平衡,起居有常

精神紧张、情绪激动、焦虑不安等不良情绪,会使人体内释放更多的儿茶酚胺,心跳加速,同时也加重了心脏负担。研究证明,大部分的冠心病患者都会有焦虑、抑郁等心理问题,这种不良情绪可能会诱发甚至加重心肌缺血的症状,所以人们起居有时、心态平和、保持乐观的情绪十分重要。

(四)坚持用药,定期复查

加强患者服药的依从性,对冠心病患者实施有效的用药指导,让其了解并熟悉药物的用法、作用、不良反应等有非常重要的意义。

1. 抗血小板药　这是支架术后非常重要的药物,防止支架内血栓形成。主要包括两大类:一是治疗冠心病的基石——阿司匹林,需要长期服用,无特殊原因不要停用;二是ADP抑制剂,其实就两种药,氯吡格雷或替格瑞洛,这是要求支架术后至少服用12个月,12个月后复查,如果支架通畅的话,绝大部分患者可以停用,或有其他情况需遵医嘱。这两种药是非常关键的用药,绝不可以随意停用,否则后果往往是灾难性的。服用抗血小板药物时,日常生活中要留心自身是否存在出血倾向,如刷牙时总是牙龈出血,皮肤有出血点、瘀斑,没吃绿叶蔬菜时大便发黑等现象;抗血小板药物虽有不良反应,但多数情况下不会造成严重后果,患者不应随意停用。

2. 他汀类药物　主要包括普伐他汀、阿托伐他汀、瑞舒伐他汀、辛伐他汀等。对冠心病患者而言,服用此类药物的主要作用已不是降血脂了,而是稳定动脉斑块,发挥减缓甚至逆转斑块进展的作用。

无论冠心病患者的血脂情况是否处于正常水平,均建议长期服用他汀类药物。但此类药物可能会使转氨酶升高,如果不超过正常上限的 3 倍可以继续用药。需要特别注意的是,当出现疲乏、肌无力、肌痛时,即使肌酸激酶水平不增高也要到医院就诊,千万不要拖延。

3. 控制心率的药物　主要包括美托洛尔、比索洛尔等。洛尔类药物的主要作用是减慢心率,减少心肌耗氧量,改善患者的远期疗效,防止心肌缺血的复发,心脏"堵车"后需长期服用。在服药期间心率不要低于 50 次/分,过慢的心率可能导致乏力甚至脑缺血。

4. ACEI 或 ABR 类药物　如普利类及沙坦类药物,人们的印象里这些都是降压药,但对于心脏"堵车"的患者,这类药物能促进血管扩张、改善心肌功能,具有抗心肌缺血的作用,也需长期服用。ACEI类药物最大的不良反应是干咳,严重时可咨询医生是否更换药物。

每年定期复查,尤其是心肌梗死支架术后的患者,需要支架术后半年复查一次冠脉造影,因为此时是心肌梗死复发或支架再狭窄的一个高峰时间。

第二节　心力衰竭——"抛锚"的心脏

平时我们口中所说的心力衰竭并不是某个疾病,而是各种原因导致心脏功能受到伤害的一个统称,它也是许多心脏方面疾病最终的归处,如冠心病、高血压、肺心病等,极大地影响了患者的生活质量,且死亡率较高。研究显示,心力衰竭的患病率与年龄的增长呈正相关,相较于其他疾病而言,其误诊率也非常高。因此,了解心力衰竭并学会防控、自我管理以及在紧急情况下的处理等十分重要。

一、诠释心力衰竭——一辆"抛锚"的"车"

(一) 关于"抛锚"的"车",您了解多少?

心力衰竭(heart failure,HF),简称为心衰,在过去的研究中,医生主要把精力放在心脏的收缩功能上,简单地认为心功能就是心脏的收缩功能。大家知道,我们的心脏就像一辆车,一旦车身和(或)发动机的功能严重受损,或各种原因造成机油或者柴油不足,车辆都将无法继续前行。因此,车辆需要定期的保养、检查和维修,而我们的心脏也一样,出现问题需进行规范化的治疗,方可延长寿命。

(二) 心力衰竭的分型——各种各样的"车型",您又了解多少?

心脏这辆"车"抛锚后,我们从受损部位、发病急缓、受损机制三大点进行详细的分类。

1. **根据受损部位分型**　根据受损部位的不同,心力衰竭可分为左心衰竭、右心衰竭和全心衰竭。左心衰竭是指左心室的代偿机制受损,从而引起心脏功能受损,临床上常见的特征性表现为肺循环淤血。在临床中,单纯性右心衰竭比较多地发生在肺源性心脏病及其他先天性心脏病的终末期,主要的特征性表现为体循环淤血。肺动脉压力随左心衰竭的发生发展而增高,从而是使右心负荷逐渐加重,最后达到右心衰竭的程度,左、右心衰竭同时存在时,也就称为全心衰竭。

2. **根据发病急缓分类**　根据心力衰竭发病急缓,可分为急性心力衰竭和慢性心力衰竭。急性心力衰竭,顾名思义,指各类心脏病的急性发作或受损后的左心功能无法支持心肌收缩力的工作,使整辆"车"超负荷运载,"发动机"在短时间内性能骤降,"机身"各个部位出现异常,从而出现各类临床综合征,如急性肺淤血、器官灌注不足和心源性休克等。急性心力衰竭一旦出现,需及时给予抢救措施,否则会危及患者的生命。

慢性心力衰竭是指患者一直都有心力衰竭的临床表现和症状,后期的发展可稳定,也可恶化,甚至出现最终的失代偿阶段,也是各种心脏疾病的所必须经历的一阶段。

3. **根据受损机制分类**　根据受损机制不同,可分为收缩性心力衰竭和舒张性心力衰竭。收缩性心力衰竭以心排血量不足、收缩末期容量增大、射血分数降低和心脏扩大为主要临床特征且属于临床出现频率较高的心力衰竭。舒张性心力衰竭是由于正常工作的心肌组织被其他"非法组织"替代,心室不接受"非法替代品",心室罢工,每分钟心搏量减少,左心室舒张末期压增高,从而导致舒张性心力衰竭的形成和出现。临床中的收缩性和舒张性心力衰竭常常一起出现。

(三)心力衰竭的分期与分级——"车辆"受损的严重性

车辆的磨损与时间有关,其磨损程度也有轻有重,心脏这辆特殊的"车"也不例外,也有它的分期与分级。

1. 心力衰竭分期

(1)前心力衰竭阶段:患者有出现心力衰竭的危险因素,但目前还没有出现心脏结构或性能的受损,没有临床症状和(或)体征。

(2)前临床心力衰竭阶段:患者目前没有临床症状和(或)体征,但出现结构性心脏病。

(3)临床心力衰竭阶段:患者本身有基础性的结构性心脏病,既往史或现病史出现临床症状和(或)体征。

(4)难治性终末期心力衰竭阶段:患者接受最优化的内科治疗,但在不活动的情况下仍会出现临床症状,发生心源性恶病质的概率极高,常常反复地、长期地住院。

2. 心力衰竭分级 在中国,心力衰竭的心功能分级一般使用美国纽约心脏病协会的分级方法。

(1)Ⅰ级:患者的日常活动不会受到限制,一般的活动不会引起乏力、呼吸困难等临床症状。

(2)Ⅱ级:患者的体力劳动受到轻微的限制,静息状态下无明显自觉症状,一般的活动情况下,出现临床症状。

(3)Ⅲ级:患者的体力劳动受到明显的限制,一般的活动就会出现临床症状。

(4)Ⅳ级:患者不做任何活动,静息状态下仍存在临床症状,活动后会加重。

(四)心力衰竭的原因与诱因——"车"抛锚的原因与诱因

您的爱车出现问题,多半是在日常使用过程中没有留心那些潜在的及现存的危险因素,长此以往,车的使用年限越来越短,"心脏"这辆车亦是如此。

1. 基本病因　诱发"车"抛锚的原因和诱因有诸多,临床上比较常见的有原发性心肌损害,那么,哪些心脏疾病属于原发性的呢？像临床中出现比较多的缺血性心肌损害、心肌炎和心肌病都属于原发性心脏病的范畴；容量负荷(又叫前负荷)和(或)压力负荷(又叫后负荷)的超负荷工作使心肌功能失去代偿而不再工作,久而久之,心脏这辆"车"不堪重负,就报废了！

2. 诱因　存在基础性心脏病的患者,心力衰竭症状常常是由增加心脏前后负荷的因素所诱发。

(1)感染:临床中,排在第一位的是呼吸系统感染,排在第二位的是感染性心内膜炎。

(2)心律失常:心房颤动是临床心脏病中最常见的器质性心脏病之一,是诱发心力衰竭最重要的因素。除了心房颤动,任何严重的心律失常、危险性心律失常都是诱发心力衰竭的危险因素。

(3)血容量增加:患者在生活和治疗中,会有多方面因素导致血容量增加,如钠盐摄入过多,静脉液体输入过多、过快等,这些生活和治疗中的小细节都有可能导致心力衰竭的发生。

(4)过劳或情绪激动:过重体力劳动、心情波动幅度过大等易诱发心力衰竭。

(5)治疗不当:临床治疗中不合理地使用利尿药物或降血脂等药物时易诱发心力衰竭。

(6)基础疾病加重或并发其他疾病:临床上比较常见的是冠心病患者并发心肌梗死、心律失常,风湿性心脏瓣膜患者发生风湿活动。

(五)心力衰竭的治疗原则——"车"损坏后的维修原则

我们心脏这辆"车""抛锚"后,需要及时维修,方可继续使用。防止和延缓"车"受损的发生发展是"车"保养基本原则,以保养"车"的整体完整度,提高"车"的使用年限；改善预后,从而使总的病死率和住院率降低。

二、心力衰竭的防控措施——"车"的保养秘诀

对于我们的"爱车",该如何进行保养呢？

1. 预防感冒发烧感染　　密切关注天气预报,注意天气变化,冷了加衣服,热了也不要立马脱衣服,尽量不去人多的地方,出门最好戴口罩。

2. 合理运动以维持心脏的代偿功能　　根据疾病的性质、自身身体状态和心功能分级,进行合理运动来维持和提高心脏的代偿功能。运动时以不使症状加重为原则,活动量要循序渐进。饭后适当运动,禁忌吃完就躺下。早睡早起,不熬夜。

3. 低盐低脂饮食　　对于已经"抛锚"的"车",一定要控制"机油量",但也不必完全无盐。

4. 健康的生活方式　　不抽烟、不喝酒,保持情绪稳定。

5. 积极治疗基础心脏疾病　　如有基础疾病一定要积极治疗,像有高血压病的患者一定要控制好血压、动脉硬化的患者一定要控制好血脂等。

三、心力衰竭患者的自我管理——"车主"需要好好管理您的爱车

心力衰竭是多种心血管疾病的最终阶段,其发病率、死亡率及高额的治疗费,与恶性肿瘤不相上下。研究表明,心力衰竭易损期(即出院后短期)患者出院后 1～3 个月内死亡率为 15%、再入院为 30%,与其他疾病相比,是一个非常高的数值。目前国内的心力衰竭院内治疗是相对比较完善的,而对于易损期的管理手段却非常有限,以致患者出院后的转归不理想。因此,加强心力衰竭患者易损期的自我管理,是延长"车"的使用寿命最好和最重要的方法。

最新心力衰竭治疗指南指出,心力衰竭患者的自我管理应当包括以下几个方面。

1. 患者及其家属教育　　心力衰竭患者及其家属应得到正确的有关疾病知识和管理的指导,知道心力衰竭的典型症状和体征,认识心力衰竭进行性加重的临床表现。确诊为心力衰竭的患者应该时刻注意心力衰竭典型的临床症状和体征的进行性变化,发现问题及时就诊(表 2-3)。

表 2 - 3　心力衰竭患者典型症状和体征一览表

症　状	体　征
典型	较特异
气促	颈静脉压升高
端坐呼吸	肝颈静脉回流征
阵发性夜间呼吸困难	第 3 心音奔马律
运动耐力降低	心尖搏动侧面移位
运动后恢复时间延长	心脏杂音
踝部水肿	肝大、腹水

2. 监测体重　由于心力衰竭治疗的调整方案依赖于患者的体重,所以对心力衰竭患者的体重监测是必不可少的。但在临床中该如何监测患者的体重呢? 除了每天定时测量体重外,还应注意患者尿量的变化和患者体液潴留、水肿的情况,因为体重改变通常在临床体液潴留症状和体征之前出现。但患者出现短时间内体重大幅度降低,出现恶病质,这样的患者预后可能会不太理想。

3. 饮食管理　体内钠的含量与心脏血容量是呈正相关的,因此对钠盐的摄入必须严格控制,但如果在治疗的过程中加用强效的排钠利尿剂时,钠盐的摄入量可不必过于严苛,相反则可能导致低钠血症。

4. 休息与活动管理　急性期或病情不稳定必须严格卧床休息,避免一切增加心脏负荷的活动,如此才能促进心功能的恢复。但适当的床上被动活动可以提高骨骼肌功能,减轻消化道不适感,防止肌肉萎缩、坠积性肺炎和压疮的发生,以及更严重的深静脉血栓和肺栓塞的出现,也可达到改善其活动耐量的目的。因此,应当鼓励心力衰竭患者在病情稳定时主动运动,根据病情、心功能分级以及自身感觉,在不诱发临床症状的前提下,从床边小坐开始逐步增加有氧活动量。

5. 药物管理　心力衰竭的基本治疗药物一般包括:① 利尿剂,如氢氯噻嗪、速尿等;② β 受体阻滞剂,如美托洛尔、比索洛尔等;③ ACEI 或 ARB,ACEI 药物如培哚普利等普利类药物,ARB 药物如缬沙坦等沙坦类药物;④ 醛固酮受体拮抗剂,如螺内酯。从治疗原则上说,没有禁忌证的情况下,美托洛尔、培哚普利或缬沙坦、螺内酯这三大类药物是必须要服用的。

使用利尿剂时,患者及家属要初步了解利尿剂需要调整时的表现及症状:① 出现心力衰竭进行性加重的苗头,应增加利尿剂剂量来阻挡这个趋势的增长;② 自己在休息时测得的心率宜在 55~60 次/分,过快或过慢都需要调整 β 受体阻滞剂剂量;③ 收缩压不应低于 100 mmHg,在 120 mmHg 以上是老年人最好的状态,若出现头晕等低血压症状,则需调整 ACEI 或 ARB、利尿剂等的剂量,但药物是医生根据患者和家属所描述的表现及症状进行调整,患者及家属不得擅自调整药物的剂量。

6. 随访和复查管理　处于稳定期的患者,每 1~2 个月复查一次,以便于医生了解您的日常生活和运动能力、体重变化、饮食和钠盐摄入的情况,以及所使用药物的剂量和有无不良反应;每 3~6 个月复查一次心电图、BNP 或 NT‐proBNP,必要时遵医嘱做胸部 X 线和心脏彩超。

7. 尽量应避免以下的情况

(1) 避免出现劳累过度、情绪激动等应激状态。

(2) 避免感冒、呼吸道及其他各种感染。

(3) 不遵医嘱擅自停药、减量。

(4) 食盐摄入量在每日 4 g 以上,饮水过多等。

总之,想要做好心力衰竭的自我管理,定期的随访和复查是必不可少的。根据出现的临床症状及时调整药物,是延长"车"使用寿命最有效的方式。

四、心力衰竭患者紧急情况下的院前自我救助——遇"车抛锚"的紧急处理

心力衰竭患者要严格遵医嘱用药,定期复查。"车"的维修是一个漫长的过程,稍有不注意就会导致整辆车报废,所以家属要随时注意患者的病情变化。心力衰竭患者的家庭,家属非常有学习心力衰

竭的急救措施的必要。

患者心力衰竭急性发作时：

第一，协助患者坐起来，背后靠些衣物，双腿弯曲，减轻呼吸困难的症状，减少其回心血量，从而减轻心脏负荷。此刻，特别需要注意的是，为了避免心脏负担加重，病情进一步加重，不要匆忙地将患者送往医院，也不要随意搬运患者，因为搬运和送医院途中的颠簸可能会造成患者的死亡。

第二，如果家中有备用氧气，立即给患者氧气吸入。

第三，心力衰竭急性发作时，患者会出现恐惧、焦虑心理，这时为了缓解这种不良心理状态，可遵医嘱给予小剂量的镇静剂。

第四，立即舌下含服一粒硝酸甘油或硝酸异山梨酯（消心痛），目的是减轻心脏负荷。

第五，病情稳定后，送往医院，进一步救治。需要注意的是，转送时患者仍处于半卧位状态，动作要轻巧平稳，禁忌大幅度颠簸。

俗话说，"冰冻三尺，非一日之寒"，这就需要我们对于这辆特殊的"车"做好养护，有意识地避免其超负荷运转，即使出现"抛锚"的情况也不必过于紧张和惊慌，及时的干预治疗加上科学合理的用药完全能够控制住心力衰竭，加上后续的养护，一样可以在人生的道路上安全驾驶。

第三节　不可小觑的高血压

高血压，这个熟悉又陌生的名词。熟悉，是因为在我们的身边有太多的高血压患者；陌生，是因为还有很多高血压患者不熟悉甚至不了解高血压。王惠鑫，36 岁，是公司的一名职员，最近 3 个月因为冲业绩经常加班加点，近几日总感觉头痛得厉害，在他妻子的督促下来到医院就诊，医生为他测量血压竟然高达 180/120 mmHg。像王惠鑫这样患高血压并且自己还不知病情的年轻患者不在少数，近几十年来，我国人群高血压患病率居高不下且呈持续上升的趋势。调查表明,目前我国约有 2 亿高血压患者,即每 10 个成年人中就有 2 人患高血压,约占全球高血压人数的 1/5。面对如此庞大的高血压人群,护士对高血压患者做好健康教育显得尤为重要!

一、解密高血压真相

现在,有相当一部分高血压患者对高血压的防治几乎是一问三不知,不知道高血压的治疗常识,不知道高血压的最终危害,甚至有人不知道正常值,就更谈不上控制血压了,这是令人担忧的问题。

(一)初识高血压

高血压是指收缩压≥140 mmHg 和(或)舒张压≥90 mmHg,也有原发性和继发性之分。原发性高血压占全部高血压的 90% 以上。继发性高血压是由其他疾病引起的高血压,最常见的由内分泌疾病如嗜铬细胞瘤、原发性醛固酮增多症和肾脏疾病等引起。某些药物如激素、中枢神经类药物也会引起血压升高。那如何才能确诊高血压呢?一次血压升高不能诊断,需要进行多次血压测量。医学上,根据血压升高的水平,进一步将高血压分为 1～3 级(表 2-4)。

表 2-4 血压水平分类和定义

分　类	收缩压(mmHg)	舒张压(mmHg)
理想血压	<120	<80
正常血压	<130	<85
正常高值	130～139	85～89
1 级高血压(轻度)	140～159	90～99
2 级高血压(中度)	160～179	100～109
3 级高血压(重度)	≥180	≥110
单纯收缩期高血压	≥140	<90

(二)高血压的发病因素

很多患者可能会问,为什么我患上了高血压?虽说很多原发性高血压病因不明,但是总结下来可能有以下几点。

1. **遗传因素**　高血压具有明显的家族遗传性。如果说父母都有高血压,那么子女发病的概率高达 46%。高血压的遗传不仅体现在发病率上,就连血压的高度、可能发生的并发症也会有遗传。

2. 饮食因素　最新的研究发现,高盐摄入是高血压发病重要的危险因素之一,且盐与血压存在剂量-效应关系,通俗来说,盐吃得越多,高血压越容易发病。再换一种说法,如果患了高血压还不控制盐的摄入,病情也就越来越重。另外,饮食中饱和脂肪酸含量较高也会导致血压的升高,如平时有用动物油烹饪的习惯。

3. 吸烟饮酒　吸烟可使交感神经末梢释放去甲肾上腺素增加而使血压升高,同时可以通过氧化应激损害一氧化氮接到的血管舒张引起血压升高。饮酒量与血压水平呈正相关,也就是说喝酒越多者,血压水平就越高。

4. 精神应激　脑力劳动者比体力劳动者更容易患高血压;长期从事精神紧张的职业发生高血压的可能性较大;长期生活在噪声环境中听力敏感性减退患高血压也较多。

5. 肥胖　肥胖与高血压的发生关系密切,而且腹型肥胖的人最容易发生高血压。

6. 药物　某些药物如避孕药、麻黄素、肾上腺皮质激素、非甾体类抗炎药、甘草等也会引起血压升高,但这都是暂时的,停药后血压就会恢复正常。

(三) 一些必不可少的检查

患有高血压不是简单地到药店自己买些降压药吃吃就行的,需要接受系统的检查,要明确高血压的类型,了解自身所致高血压的危险因素,目前是否已有靶器官的损害以及选择适合自己的降压药物。

1. 24 小时动态血压监测　动态血压监测能使医生了解高血压的严重程度和特征,帮助患者合理选择降压药和观察降压药的疗效,还能根据发生高血压的时间,指导用药时间。注意佩戴机器期间不可自行取下,禁止沐浴,仪器充气测量时应停止活动。

2. 继发性高血压的排除

(1) 怀疑肾性高血压需要进行肾脏和肾血管形态及功能方面的检查,如肾脏超声和肾血管造影、抽血查血肌酐和尿素氮。

(2) 怀疑内分泌性高血压需要进行肾上腺 B 超或者 CT 的检查,

还要进行血尿及尿儿茶酚胺的测定、血肾上腺皮质激素测定。

3. 高血脂、高血糖、高尿酸　三者都是诱发高血压的危险因素，需常规抽血监测发现这些危险因素，进而在后期的治疗上进行干预。

4. 靶器官损害的相关检查

（1）心脏损害：超声心动图能发现心脏结构和功能的改变，高血压心脏病时超声心动图可见心脏扩张、舒张功能下降等。心电图和动态心电图检测能发现高血压心脏病患者的心律失常，如心房颤动等。

（2）肾脏损害：尿常规检查发现蛋白尿、血尿提示肾损害；血肌酐和尿素氮水平升高提示高血压肾功能障碍；血常规发现贫血时提示高血压诱发肾衰竭等。

（3）脑部 CT：能发现高血压脑动脉硬化、脑血栓形成、脑出血和脑萎缩等。

（4）眼底检查：可发现高血压性视网膜病变，根据病变严重程度进行诊断、治疗及判断预后。

（四）莫把高血压不当回事

看似简单的血压升高，其实隐藏着大大的隐患。高血压是一个"隐形的杀手"，很多人因为没有症状而耽误了诊断和治疗，约 50% 的高血压患者是无症状的，它却慢慢在破坏患者的心脏、肾脏和脑等靶器官。血压持续升高导致心脏负荷过重，为了适应这一改变，早期心脏会出现代偿性左心室肥厚，才能把血液运送到全身，久而久之，心脏变得越来越大，心脏的功能也渐渐衰退，最后就变成了心力衰竭。高血压最常见的危害就是促进动脉硬化的发展，那我们就先来了解一下，为什么高血压会导致动脉硬化呢？健康的动脉富有弹性、内壁光滑，血压在动脉内流通顺畅，给器官足够的血液供应。血压升高，动脉承受的压力也随之增大，动脉渐渐失去弹性而变硬，管壁增厚，管腔狭窄，高血压和动脉硬化相互促进对方的发展，陷入恶性循环。心脏的动脉粥样硬化斑块的形成，演变成了我们熟悉的冠状动脉粥样硬化，所以我们也称高血压是冠心病的"罪魁祸首"；脑血管的动脉硬化造成了脑血管意外，也就是我们常说的脑卒中，脑动脉硬化引起了脑缺血,脑缺血和血管痉挛导致了脑梗死,而脑部的小动脉硬化易破裂出血,并发了脑出血;肾脏的动脉硬化直接影响了肾功能,最后发展为肾功能衰竭;高血压造成眼睛视网膜小动脉硬化、视网膜出血和渗出、视乳头水肿萎缩等,导致视力下降,严重者甚至失明。高血压一旦引起这些并发症,不但影响个人的生活质量和自理能力,而且给家庭的经济、人力都造成了很大的负担,甚至影响家庭的和睦。

二、留意高血压的发病信号

1. 头痛、头晕　这是高血压的常见症状,疼痛一般在头枕部和额部两侧的太阳穴。多为搏动性的胀痛或持续性的钝痛,甚至有炸裂样的剧痛感。有时候头晕是一过性的,经常发生在突然站起或蹲下,有时候是持续性的,头部有沉闷或不适感。

2. 烦躁、心悸、失眠　得了高血压,许多患者因为血压升高引起头痛、头晕产生烦躁的心理,烦躁和血压升高从此陷入恶性循环。心悸是高血压导致的心肌肥厚、心室扩张等使心脏功能受损而出现的现象。高血压患者失眠一般是入睡困难或早醒、噩梦、睡眠不实、易惊醒,失眠和高血压其实也是一个恶性循环的结果。

3. 手脚麻木　我们经常会听到患者说:"我最近手指发麻,是不是得了颈椎病?"其实手指、足趾麻木或皮肤如蚁行感或项背肌肉紧张、酸痛是高血压的表现。一般经过适当降压治疗后可以好转,但若肢体麻木较顽固,持续时间长,而且固定出现于某一肢体,并伴有肢体乏力、抽筋、跳痛时,那可能要警惕卒中发生。

4. 注意力不集中,记忆力减退　随着高血压病情的发展,患者会逐渐出现注意力分散,记忆力减退,很难记住近期发生的事情,但对过去的事情却是记忆犹新。

5. 耳鸣　高血压引起的耳鸣表现为感觉响声像蝉鸣,脑中"嗡嗡"作响,持续时间长。

三、高血压的正确治疗方式

高血压一经确诊,应进行长期有效的治疗。改变不良的生活习惯和服药降压药是治疗高血压的主要方法，两者缺一不可。改善生活方式是基础，合理用药使血压达标是关键，高血压的药物治疗和非药物治疗相辅相成。

1. 长期坚持健康的生活方式　坚持健康的生活方式对于高血压患者来说既无成本又无不良反应，但是真正能做好的患者却很少。健康的生活方式包括合理膳食、适当运动、戒烟限酒和心理平衡。其实高血压和肥胖、高血脂一样，都属于"生活方式病"，改善生活方式有助于防治这些慢性病。

2. 明明白白服药，安安全全降压　凡高血压2级或以上的患者；高血压合并糖尿病，或已有心、脑、肾靶器官损害和并发症的患者；血压持续升高6个月以上，采用非药物治疗手段仍不能有效控制血压者，必须使用降压药物治疗。目前治疗高血压的常用的药物有以下几类。

（1）利尿剂：可能说到利尿剂，很多患者会有疑惑，利尿剂不是利尿的嘛，我又不是小便少，为什么要服利尿剂呢？其实利尿剂的机制是抑制水、钠重吸收，减少血容量，使心排血量降低而起到降压的作用。临床上，较常用的是呋塞米（速尿），此药物最常见的不良反应是电解质紊乱——低钾血症和高尿酸血症，因此服用利尿剂的患者应注意补充含钾丰富的食物，如豆类、紫菜、猕猴桃等。同时要教会患者对低钾血症症状的自我识别，如乏力、腹胀、心慌等。

（2）β受体阻滞剂（BB）：它的机制是通过减慢心率、降低心排血量、抑制肾素释放、降低外周阻力来降压。常用的药物有阿替洛尔、美托洛尔，主要的不良反应是心动过缓和支气管收缩，因此禁用于支气管疾病患者。

（3）钙通道阻滞剂（CCB）：通过阻滞钙离子进入心肌细胞而降低心肌收缩力，阻滞钙离子进入血管的平滑肌细胞内，使血管平滑肌松弛扩张外周血管达到降压的目的。常用的代表药物有硝苯地平、氨氯地平、维拉帕米，主要的不良反应有颜面潮红、头痛、下肢水肿、心慌等。

（4）血管紧张素转化酶抑制剂（ACEI）：抑制血管紧张素Ⅱ的生

成,松弛血管,降低血压。代表药物有卡托普利、依那普利、贝那普利。ACEI类药物最常见的不良反应就是干咳,一般可耐受,停药后便可消失。个别患者特别是老年人,第一次服药剂量过大可能出现"首剂低血压"反应,因此主张先从小剂量开始。

(5)血管紧张素Ⅱ受体阻滞剂(ARB):主要通过阻滞血管紧张素Ⅱ受体,更充分有效地阻断血管紧张素Ⅱ的水钠潴留、血管收缩与组织重构作用。常用的药物有氯沙坦、缬沙坦、厄贝沙坦。ARB的不良反应较少,很少咳嗽。

3. 高血压的用药原则　早降压早获益,长期降压长期获益,掌握好降压药的用药原则,就能有效地防止血压升高对靶器官的损害。那什么样的用药原则才是正确的呢?

(1)小剂量个体化用药:这是高血压用药准确的第一步,个体化就是根据患者年龄、合并疾病和生理功能、个体对药物产生的反应性来选择适合患者的降压药。从小剂量开始用药是为了能够更周密地观察药物疗效和患者的耐受程度,并尽可能地减少不良反应。同样,如果需要减药,也应该从小剂量开始逐渐减药,以免骤然减药引起血压反跳,出现头晕、头痛及交感神经兴奋等。对于老年人来说,小剂量开始服用降压药意义尤为重要,因为老年人往往伴有全身动脉硬化,血压调节功能较差,肾脏对药物的清除能力也明显下降,所以从小剂量开始服药,不仅能避免血压骤降导致重要脏器的供血不足,也可能防治药物在体内蓄积产生毒副作用。

(2)优先应用长效制剂:高血压分为短效药、中效药和长效药,临床上,我们鼓励患者优先选择长效药,因为长效药具有24小时平稳降压作用的长效制剂,而且只需要一天服用一次即可,它可以有效控制全天血压与晨峰血压,更能有效地预防猝死、脑卒中和心肌梗死等心血管事件。从另一方面来说,中、短效制剂,每天需服药2～3次,易发生漏服或错服,导致血压波动较大,心血管病风险增加。

(3)联合用药:临床上,只服用一种降压药就能把血压控制得很好的患者只有30%～40%,大约有70%的患者需联合运用两种或两种以上作用机制不同的降压药才能降压达标。降压药物小剂量联合使用具有降压机制互补,降压疗效叠加,相互抵消或减轻不良反应的优点。

4. 高血压的降压目标　　那患者的血压需要降到什么样的范围才算标准呢?是不是血压降得越低就越好呢?答案肯定不是的。根据 2017 年加拿大高血压指南,不论是年轻人还是老年人,对于无特殊药物强适应证的成年高血压患者来说,目标血压是收缩压<140 mmHg,舒张压<90 mmHg;对于有糖尿病的高血压患者来说,建议目标血压是收缩压<130 mmHg,舒张压<80 mmHg;但是不能急于降压而将血压降得过快或过低,这样可能引起心、脑、肾等重要脏器灌注不足而导致缺血事件。一般经过正确的治疗,患者在 4~12 周的时间使血压达标即可,老年、病程长、冠脉或双侧颈动脉严重狭窄及耐受性差的患者,血压达标时间可以适当延长。

四、健康教育——轻松地把血压降下来

患上高血压,作为患者,不是医生帮你选对了合适的降压药就万事大吉了。与高血压这一慢病的长期斗争还是要靠自己努力,认真学习与高血压有关的健康知识,学会正确的自我管理,才能科学地防治高血压。那接下来,我们就重点讲解一下高血压患者的健康宣教内容。

(一)家庭自测血压

提倡家庭自测血压,是因为在家里相比于在医院,我们处于一个比较轻松的状态,测量出的血压可能更加准确,所以指南规定的高血压诊断标准上,诊室血压要比家庭自测血压要高。另外的优点就是家庭自测血压是一种让患者参与自己疾病管理的行为,这样可以提高防治效果。

1. 血压计的选择　　推荐患者购买经国际标准认证的上臂式电子血压计在家自测血压,不推荐腕式或手指式血压计,而大家普遍认为的水银血压计测量最准确其实也是错误的,因为水银血压需要听诊技术,非专业医护人员可能会发生测量和记录偏差。

2. 测量的时间和频率　　初诊或血压不稳定的患者,建议每日

早、晚各测一次,每次测量 3 遍,每遍间隔 1 分钟,连续 7 日;血压达标且稳定的患者每周自测 1 日,早、晚各 1 次。一般我们不建议患者自测所谓的夜间血压,这样测量出的血压不仅不准确,而且扰乱了夜间的睡眠,影响了血压。

3. 测量注意事项 ① 测量前 30 分钟内不可剧烈运动、不能饱餐、不喝浓茶和咖啡,安静 5 分钟后再测量;② 测量时,保证血压计袖带和心脏在同一水平;③ 不可测量太频繁,以免血压波动太大加重心理负担;④ 不要过分担心某次血压测量的高值或低值,血压本身就受很多因素的影响,一次血压并不能代表什么,更不能因为一次血压高或低就随意增减药物,这样反而不利于血压的治疗。

4. 血压目标值 家中自测血压和患者在院内测的血压不一样,住院期间医护人员测量的血压称为诊室血压,患者自己测量的血压称为家中自测血压。家中自测血压的正常值为<135/85 mmHg,诊室血压的正常值为<140/90 mmHg。

(二)战胜高血压的饮食调养方案

1. 限制钠盐的摄入 高血压患者建议每日食盐不超过 3 g,一般人群建议每日食盐不超过 6 g,6 g 大约是瓶装啤酒瓶盖去掉橡胶垫后一平盖的剂量;我们往往忽略了"隐形盐"食物,如食物碱会增加机体内钠盐的成分,海产品本身含盐就多,一些腌制品如咸鸭蛋、咸菜、豆腐乳等食品都要尽量少吃。但是低盐饮食是不是越少越好呢?答案是否定的。食盐能调节细胞和血液中的水分,有助于细胞功能的正常发挥,有预防脱水的作用,过度限盐反而会有一定的不良反应。钠盐摄入不足,则会使细胞内外渗透压失去平衡,促使水分进入细胞内,产生程度不等的脑水肿,轻者出现意识障碍,包括嗜睡、乏力、神志恍惚等症状,重者可发生昏迷。

2. 选择不饱和脂肪酸 油脂包括饱和脂肪和不饱和脂肪,分别含有饱和脂肪酸和不饱和脂肪酸。不饱和脂肪酸能降低胆固醇,有益于身体健康。饱和脂肪酸则会引起肥胖和血脂异常。饱和脂肪主要存在于动物食物和动物油中,因此高血压患者饮食尽量选择植物油烹饪,最好选择橄榄油,它富含单不饱和脂肪酸,对降低胆固醇、三

ーンを

酰甘油和低密度脂蛋白有益。高血压患者要避免多吃动物内脏、蟹黄、鱿鱼等这些含饱和脂肪酸高的食物。在烹饪食物时，每日用油量应＜25 g，相当于2.5汤勺。控制烹饪的油温，油温越高，烹饪的时间越长，不饱和脂肪酸氧化越多，营养流失越多。

3. 增选含钾的食物　相信大家已经熟知过多摄入钠盐是高血压的罪魁祸首之一，但是大家肯定不知道多吃含钾丰富的食物对降压有帮助。因为，在人体，钾、钠是竞争对手，它们之间是"你死我活"的关系，所以，血压中钾的浓度高了，钠的排泄就会增加，血管的压力也会变小，血压自然而然就下来了。因此，高血压患者在市场上可以购买高钾低钠盐来代替普通的盐进行烹饪。另外一个补充钾的途径就是通过摄入含钾丰富的食物，尤其是新鲜的蔬菜和水果。水果中像香蕉、猕猴桃、菠萝等都含丰富的钾，蔬菜中韭菜、菠菜、黄豆芽中含钾也丰富。

4. 合理搭配饮食　高血压患者要选择清淡、低盐、低脂、低糖、高维生素、高纤维素、高钙饮食。宜多食粗杂粮、粗制谷类高纤维食物，这些食物可减少出现饥饿感，并使胃排空延迟，从而减少摄入的总热量。还应尽量少吃甜食，适当节制饭量，最好在日常进食中有一半为粗制谷类食物。要多吃蔬菜和水果，在补充钾的同时也增加了水溶维生素和膳食纤维的摄入，有利于降压。适当地摄入蛋白质可以促进细胞的代谢，使血管的弹性充足，避免高血压和动脉硬化的发生。

（三）服降压药的正确"打开方式"

1. 服药时间　高血压的服药时间要根据降压药物的种类以及自己的作息时间决定。长效降压药的最佳服药时间为早上，使得药物最强的降压作用在白天，让较弱的降压作用出现在晚上，让药物的作用能顺应人体血压的"生物钟"效应，从而达到平稳降压的目的。中效降压药除了早上服用外，建议另外一次可以放在下午4～5点吃晚饭前服用，这样既能保证药物在血液中的有效浓度，又可以避免夜间的血压不至于降得过低。服用短效降压药的高血压患者还是每日需要用药3次为好。那降压药是饭前服还是饭后服呢？这也是很多患者想要知道的。药物经口服后在肠道内被吸收，从而发挥药物的作用。饭后服药会使药物在胃内停留的时间过长，会延迟药物的吸收，也就会影响药物的药效作用发挥。进食后就立即服药会发生两种情况：或延缓药物的吸收，或影响药效的发挥。像卡托普利、培哚普利这样的降压药，必须空腹服用，卡托普利空腹服用时，人体能吸收口服量的60%～70%，而进食以后口服仅能吸收口服量的30%～40%，药物的作用将减少一半，血压降低幅度不大的原因也就显而易见了。另外，需要餐前服用的降压药物，还有尼群地平和美托洛尔等药物。

2. 服药依从性　有不少高血压患者对降压治疗非常随意，想吃药就吃药，不想吃时就停药；还有些患者某一天测的血压偏高就擅自作主加药，这些行为都是不遵医嘱，服药依从性差的行为，对高血压的治疗产生了很大的干扰，甚至会出现严重的并发症。当出现血压过高或过低，首先要想到的是就医，切不可自行调整药物。

（四）良好的生活习惯助力降压

1. 控制体重，避免超重和肥胖

（1）目前采用"体质指数（BMI）"评价实际体重。计算公式：BMI = 体重（kg）/身高^2（m^2）。中国成人BMI的判定标准为：18.5≤BMI＜24.0为正常；24.0≤BMI＜28.0为超重；BMI≥28.0为肥胖。标准体重（kg）= 身高（cm）- 105。

（2）减重的方法：低能量饮食加上适量运动，寻求能量"负平衡"减轻体重有益于高血压的治疗，可明显降低患者的心血管病风险。减少10 kg体重，收缩压可降低5～20 mmHg。减重应循序渐进，通常每周减重0.5～1 kg，在6个月至1年内减轻原体重5%～10%为宜。不提倡快速减重，因为一是容易反弹，二是摄取的热量过低会损害健康，尤其极端的节食还会引起营养不良、电解质紊乱等。

2. 对烟草和酒精说再见　吸烟时，烟雾中的有害物质如一氧化碳、尼古丁等进入人体后，会引起动脉内膜损伤和动脉粥样硬化，还会增加血液的黏稠度和血流阻力，从而使血压升高。吸烟的高血压患者，降压药的疗效降低，因此需要加大用药剂量。长期吸烟的高血压患者,预后也差。因此,高血压患者戒烟刻不容缓! 烟草依赖是一种慢性疾病,戒烟率低,复吸率高,但也有一些小诀窍可以帮助戒烟,如烟瘾来时,可以做深呼吸或者咀嚼无糖口香糖来转移;饭后采用吃水果或者散步的方式来代替饭后一支烟的坏习惯;目前电子烟风靡全球,已经有很多人用电子烟代替烟草香烟,这也不失为一种戒烟的好方法。

长期过量饮酒是高血压、心血管疾病发生的重要因素,饮酒还会影响降压药的吸收。限酒后除了患者的血压得到了控制,药物治疗的效果也越来越明显。那么限酒到底可以饮多少酒呢? 一般我们建议男性患者饮白酒一天不可超过 25~50 mL,红酒不可超过 100~150 mL,啤酒不可超过 250~500 mL,女性患者较男性减半。

3. 生命在于运动 很多高血压患者都有一个共同的误区——认为自己生了病要以休息为主,安心养病,殊不知这样的行为对于高血压的治疗有百害而无一利。但有些人就会有疑问,那我运动的时候血压是升高的,这样会不会很危险? 其实运动时收缩压会随着运动强度的增加而升高,但是运动完安静下来时血压自然而然就降下来了。研究发现,10 分钟以上、中低强度的运动降压效果可以维持10~22 小时,长期坚持规律的运动,可以增强运动带来的降压效果。

(1)高血压患者适宜的锻炼方式:有氧运动、力量练习、柔韧性练习、综合功能练习。有氧运动是高血压患者最基本的运动方式,常见的形式有慢跑、快走、骑自行车、登山、登楼梯等。力量练习包括生活中的推、拉、拽、举、压等动作,这种锻炼方式可以增强肌肉力量、增加人体平衡能力。综合功能练习包括太极、游泳等。

(2)运动的强度和频率:中低强度的运动较高强度运动在降低血压上更有效、更安全,可以从以下几个方面来掌握自己的运动强度。主观感受:运动中心跳加快、微微出汗、自我感觉有点累;客观表现:运动中呼吸频率加快、微微喘,可与人交谈但不能唱歌;步行速度:每分钟 120 步左右;运动中的心率 = 170 - 年龄;休息后约10 分钟内,锻炼所引起的呼吸频率增加应明显缓解,心率也恢复到正常或接近正常,否则应考虑运动强度过大。运动的频率一般建议一周 3～5 次，每次 30 分钟为宜。

（3）运动的时间：许多老年人会认为清晨是一天中最适合锻炼的时间，其实在城市中，空气污染最为严重的就是清晨和傍晚，而中午和下午的空气相对较清洁。早早起床锻炼对于高血压患者并不合适，因为高血压患者的血压存在"晨峰"现象，就是说每天清晨到上午（7～9 点）运动最易使血压升高，因此最容易出现心脑血管意外，所以有些高血压患者在不吃降压药的情况下就选择外出晨练是非常危险的行为。那什么时间段对于高血压患者是最合适的锻炼时间呢？答案是下午 4 点。建议大家每天设置一个下午 4 点左右的闹钟，这样可以提醒自己该进行锻炼了。

4. 保持良好的心态 对待高血压不同的心态会产生不同的结果。有些高血压患者听从医生的安排，按时服药，规律饮食，加强锻炼，用轻松的心态对待自己的高血压，血压很顺利就调整到了目标值。而有些患者，对待高血压每天提心吊胆，认为自己得了病连家务事都不愿意多做，一天到晚拿着血压计测血压，碰到测的血压高更加着急。这样的患者就算是按时服药，降压的效果也不会理想。因此，得了高血压不可怕，重要的是一定要用轻松的、正确的心态面对。心理压力大对高血压的治疗只会起到反作用。

5. 健康睡眠，安全降压 正常人在睡眠状态下由于交感神经功能的下降，血压也会相对降低。因此，高质量的睡眠不仅仅可以使人精力充沛，还有助于降低血压。那么什么样的睡眠才能帮助高血压患者降低血压呢？

（1）适当午睡：调查显示，没有午睡习惯的人，高血压发病率远远高于有午睡习惯的人。白天午睡可以促进夜间的深度睡眠，缓解心脏及血管压力。当然午睡时间不宜过长，不然晚上就睡不着了，一般以半个小时至一个小时为宜。另外，午睡不可将就，不要随随便便靠着椅子或趴在桌子上小憩。头部若不与身体平位，很容易出现脑供血不足。

（2）规律睡眠：养成规律的睡眠习惯，每天按时睡觉、起床，老年人应该在晚上 9～10 点上床就寝，确保每天有 6～8 小时的睡眠时间。睡前思想放松,不要思考任何问题,也不要观看紧张刺激的娱乐活动,这样可以保证快速入睡。早上醒后不要急于起床,应在床上仰卧一段时间,活动下四肢后再慢慢坐起。

（3）及时就医:对于失眠、多梦的高血压患者,应及时就医接受治疗,必要时可要在医生的指导下服用安神、镇静的药物。有打鼾和阻塞性睡眠呼吸暂停综合征的人,也应到医院检查是否有颈咽部炎症、扁桃体增生肿大、咽壁脂肪组织堆积,并给予相关治疗。

（4）注意饮食:晚餐尽量少吃,宜食清淡、易消化的食物。睡前更不易进食任何东西,不要喝茶或是咖啡等饮料,这些饮料容易兴奋中枢神经。

（5）睡前泡脚:临睡前养成上床前用温水泡脚的好习惯,并配合双手按摩足心,这样可以促进血液循环,解除一天的疲惫。

6. 定期随访　定期随访能使医生根据病情变化及时进行相关检查和调整治疗方案,提高疗效。很多高血压患者看过一次医生后就一直服用降压药,很少去再次就医,这样其实很不利于高血压的治疗。通常建议每 3 个月随访一次,若病情较重可安排 1~2 个月随访一次。定期随访主要是观察服用降压药的疗效、疾病变化和有无靶器官损害和药物不良反应等。通常,冬季是血压波动较大的季节,更应该增加随访的次数,避免出现心脑血管意外。夏季是血压下降的季节,医生也会根据病情和血压的情况调整药物剂量,减少利尿剂药或含利尿剂成分的一些复合剂的应用。此外,长时间应用某些降压药虽然血压控制较理想,但有可能引起体内一些代谢(如血钾、血脂、血糖或尿酸等)变化,医生会根据上述情况换用某些降压药。因此,定期随诊是保证病情控制和健康恢复的重要手段。

（五）高血压急症的自救

（1）一旦出现高血压急症的症状,血压急剧升高,指导患者保持安静,避免躁动,平卧休息。

（2）如果家中备有制氧机可给予吸氧,硝苯地平或硝酸甘油舌下含服,如果服药 15 分钟后效果不理想,再含服一颗。还可另服镇静药,如地西泮(安定)2.5~5 mg 口服。

（3）如患者出现呕吐时，应立即将患者头部偏向一侧，避免呕吐物进入呼吸道造成窒息。

（4）如有急性左心衰竭的症状，应吩咐患者双腿下垂，采取坐位并吸氧。

（5）制止抽搐，出现抽搐症状，解开患者的衣领，去除义齿，在上下牙齿之间放一个布团，防止咬破舌头。

（6）血压初步控制后应当尽快送往附近医院进行进一步处理，转送过程中要保证患者头部略高平卧，避免颠簸。在急救过程中，家属要保持镇定，能最大限度地保证患者情绪稳定，配合治疗。

五、高血压的防控是关键

目前高血压患者是发病率最高、对人们健康危害最大的疾病之一。每年新增患者 600 多万，其中有 150 多万人死于由高血压引起的卒中。因此，高血压的防控刻不容缓！

1. 限制盐的摄入　高钠会造成体内水钠潴留，导致血管平滑肌细胞肿胀，管腔变细，血管阻力增加，同时使血容量增加，加重心脏和肾脏的负担，从而使血压升高。按照世界卫生组织规定，一般每日的盐的摄入量不超过 6 g。

2. 合理饮食　高血压患者的饮食应遵守低盐、低脂、低热量的原则，并注意饮食结构的合理搭配。饮食不宜过饱、过快。

3. 戒烟酒　吸烟会损伤动脉血管内皮细胞，进而导致血管痉挛，促使血压升高。酒精则可导致血管对多种升压物质的敏感性增加，使血压升高，所以建议吸烟喝酒者要戒烟酒。

4. 减重　肥胖通过高胰岛素血症可致水钠潴留，引起高血压，而控制主食量，增加运动量，减轻体重后，可使胰岛素水平下降，进而使血压下降。因此，肥胖人士一定要减肥。

5. 保持心理平衡　人在紧张、激动、恐惧或者愤怒时，可出现心悸、气急及血压升高，甚至会引起脑血管痉挛或脑血管破裂卒中致死，故高血压为心身疾病，道理也就在此。所以，如遇不满意的人和事时，应进行"冷处理"，尽量避免正面冲突；同时可以培养自己多方面的兴趣爱好,适当参加力所能及的社会公益活动,努力培养高尚情操,豁达胸怀。

6. 正确服用降压药　遵医嘱按时准确的服用降压药,不自行增量或减量,并做好定期随访,对高血压的治疗起到关键的作用。

第四节　心房颤动——沉寂的杀手

心房颤动(简称房颤)对于很多人来说是一个陌生的疾病,对于这个疾病产生的危害更加闻所未闻。其实,房颤这个疾病已经在中国人口中发展得越来越迅速,已经超过了曾经被称为房颤发病国最多的欧美国家并居于世界首位。面对日趋增加的房颤患者,他们的治疗意识却没有提高,大部分患者还是采用"忍"术,不规范用药甚至不就诊,殊不知房颤虽小但危害致命。因此,医护人员做好房颤患者的健康教育刻不容缓!

一、颤抖的心脏:"我好累"
(一)揪出让心脏颤抖的"真凶"
我们心脏就像是一个两室两厅的房子,两个房间就相当于左、右心房,两个客厅就相当于心脏的左、右心室。心室其实是心脏的一个泵,它要把血泵到全身去使用。心房的作用主要是把身体其他部位的血吸收回来,这两室两厅分别起到不同的作用。那房颤究竟是哪里出了问题呢? 其实是心脏的心房部分出现了问题,是发生在这里的心律失常。正常情况下,心脏的收缩由窦房结这个"总司令"控制着,当心房出现了异常,心脏的跳动就失去了规律,而且跳动得很快,通常能达到100~200次/分。其实这个病在人群中非常常见,每一百个人里面有一个人会有房颤,这个疾病和年龄有着密切的关系,随着年龄的增长,房颤的患病率也在上升,有调查显示,80岁以上的老年人房颤患病率高达20%。

房颤,按照发作的时间和频率分为2种,一种是持续性房颤,另一种是阵发性房颤。持续性房颤,顾名思义就是一直在发作,心脏跳动一直不规则,每次心电图的结果都是房颤;而阵发性房颤,是指房颤时而发作时而不发,但也没有一定的规律,不发作时心电图就是一个正常的心电图。

(二) 敲响房颤高危人群的警钟

其实,房颤这种心律失常的病因到目前为止都没有很明确,我们只是发现了它与年龄呈正相关,年龄越大,发病率越高。当然,有些诱因还是比较明确的,如高血压、甲状腺功能亢进、心力衰竭、心肌病等这些疾病都会让房颤作为一个副产品诞生。还有一些生活方式也会导致房颤的发生,如过量饮酒等。房颤人群中有极少部分患者是没有任何诱因的,这类房颤称为特发性房颤。

关于房颤的高危人群,首先是老年人群,再者就是心脏病人群及肺病人群,因为他长期缺氧,很容易有房颤,接下来就是甲状腺的问题,甲状腺功能亢进也好,或者减退也好,都会对心房有些影响,它的发生率也很高,特别是甲状腺功能亢进患者。很多时候,这样的人群,房颤是其首发表现,如甲状腺功能亢进,很年轻的人如发现有房颤,检查发现他有甲状腺功能亢进,临床上这样的患者经常见到。

(三) 警惕房颤的可怕并发症

说到房颤的危害,可能很多患者甚至我们的医护人员可能都不知道,房颤最大的危害是脑卒中,房颤为什么和卒中有这么密切的联系呢? 我们就一起来详细地了解一下。

房颤这个疾病会引起血栓,血栓脱落阻塞脑血管就出现了卒中,那血栓又是如何形成的呢? 正常的心脏跳动是在60~100次/分,而且心房协调收缩不容易形成血栓。当房颤发作时,两个心房收缩不协调,而使整个心房处于颤动状态,就会引起血流减慢、血栓形成。左心房里面还有一个特殊的结构叫左心耳,正常的心跳,左心耳的血流规律地流进流出,但房颤发作时,这个左心耳里面的血液就没有正常的交换了,因此在左心耳里面滞留的血液就形成了血栓。这个血栓一旦脱落,90%会流进大脑就造成了脑栓塞。脑卒中致死率很高,致残率及复发率也很高,所以说脑卒中是房颤最严重又最常见的危害。

　　房颤的第二大危害是让心功能日渐下降，心脏渐渐衰竭。心脏收缩不规律、频率过快以及泵血功能下降都可导致心力衰竭的发生。

二、心房颤动的临床表现

　　房颤患者的临床症状有很大的特异性，根据患者的病情表现出的症状而有所不同，也有很多患者并没有典型的临床表现甚至没有任何不适，但这部分患者最可能发生危险。

　　1. 心慌、心悸　　是第一个比较常见的表现，这是因为房颤发作，心率加快，通常在100～200次/分，甚至更快，这个时候患者就会有心慌、心悸的感觉。

　　2. 乏力　　为什么会有乏力的症状呢？那是因为心房的异常收缩让本来能够100%泵血的心脏现在只能把75%的血液泵到全身，全身缺少了25%的氧气，患者不管是体力劳动还是脑力劳动，因为氧气缺乏就出现了乏力的症状。

　　3. 合并症　　这与房颤患者伴随的疾病有关，例如，冠心病的患者合并有房颤，如果房颤发作就会导致冠心病也雪上加霜，心绞痛发作的次数也会增多。

三、房颤治疗全攻略

（一）导管消融术：根治房颤不是梦

　　1. 了解射频消融术　　心内科介入导管消融术是目前治疗房颤的重要手段之一。早些年，医生通过外科手术开刀治疗房颤，后来发现，这种方式创伤比较大，开始使用介入的方式治疗，类似常见的冠脉装支架。从大腿根部的股静脉穿刺，将导管放到心脏里面；然后，再通过放电，将房颤起源的心脏结构消融掉。这种方式可以把房颤治愈。但不是所有的房颤都能通过手术来解决，也不是说只要做了房颤射频消融术就再也不会发作房颤了。射频消融术适合的房颤患者有四大类人群。

　　（1）发作频繁的阵发性房颤或有症状的持续性房颤患者。

（2）药物治疗无效或不愿服用药物的房颤患者。

（3）不能耐受心律失常药物，或服药后出现严重不良反应者。

（4）已经植入永久起搏器、植入式心律转复除颤器（ICD）或人工心脏瓣膜的患者亦可接受该治疗。

2. 手术中的配合要点

（1）患者平卧于手术台，避免移位。

（2）局部麻醉，意识清醒，如有不适，请及时告知医生。

（3）在消融过程中可能有轻微的不舒服或胸部烧灼感，医生会通过静脉注入镇静药或镇痛药以减少疼痛感。

（4）整个消融过程3～4小时，无须开刀，不需缝线，不留瘢痕。

（二）药物治疗：转律、抗凝、降心率

对于房颤的治疗原则有三种：恢复窦性心律，控制心室率，防止血栓形成和卒中。

1. 恢复窦性心律　主要口服一些抗心律失常的药物，如胺碘酮、普罗帕酮这两大类药物。

2. 控制心室率　使用一些药物把跳得很快的心脏让它跳得慢一些，虽然还是房颤在发作，但是心跳慢了，患者心慌、心悸的症状会有所好转。临床上经常使用受体阻滞剂、钙通道阻滞剂来降低患者的心率，对于心功能差的患者，我们有时候会采用洋地黄类的药物来降低房颤患者的心率。

3. 防血栓　是房颤患者药物治疗的关键，通常用一些抗凝药物来抑制血栓的形成，如华法林。目前，随着医药制剂的发展，越来越多的新型口服抗凝药问世，这些抗凝药给患者带来了很多的福音。

四、漫漫房颤路，关键是要靠自己

（一）房颤射频消融术注意事项

房颤射频消融术是一个复杂的手术，大部分患者手术后都能终止房颤的发作，但是手术只是万里长征的第一步，后面效果的巩固还是要靠患者自己去完成。有部分患者可能觉得房颤手术做好了，最近这段时间也没有复发过，再加上应酬多，结果又开始喝酒了，但这

样的举动只会让患者走上房颤复发之路。所以说,平时正确的生活
方式对于预防房颤复发起到事半功倍的效果,不抽烟,少喝酒,不喝
咖啡、浓茶等刺激性饮品,不熬夜,这些都有助于避免房颤的复发。
房颤术后还有一点非常需要患者注意的就是饮食,为什么说饮食重
要呢? 因为房颤射频消融术后会有一种很严重的会危及生命的并发
症叫作左心房食管瘘,这个并发症不是发生在手术当中,它往往发生
在手术后第一个月,所以在这一个月当中,患者在进食的时候,应吃
一些比较温软的食物,而不要吃生冷的、硬的、烫的食物。例如,喝一
些很烫的汤,它会损伤食管黏膜,正常的时候可能不要紧,但是如果
是刚刚做过房颤射频消融术,这个食管可能已经有一定损伤的情况
下,热汤很可能会使它的损伤加重,会造成风险。所以在早期的饮食
方面,吃一些温软、稀烂的食物,对于减少左心房食管瘘的发生有一
定好处(表2-5)。

表2-5　术后三字经

一周内,长伤口,洗淋浴,莫游泳;遵医嘱,要复查,每三月,心电图;
要停药,先问医,莫擅减,保安全;平和心,顺自然,吃清淡,戒烟酒;
少喝茶,少咖啡;轻运动,要坚持;治房颤,莫相忘

(二)抗凝药:治疗的"维稳警察"

1. 老鼠药:华法林——走进"十问十答"

(1)称华法林为老鼠药的原因:华法林是老鼠药这个故事还要
从很久很久以前说起。20世纪20年代,北美牧场主的牛羊在受到轻
微的外伤后出血不止而死去,但是这死去的牲畜并不是因为疾病或
感染。为了搞清楚真相,牧场主聘请科学家经过长时间的研究,终于
找到了原因,是因为牧民们不舍得扔掉的发霉的牧草被牲畜们食用,
而这些发霉的牧草中有一种双香豆素类的物质,这种物质会导致出
血。而后科学家对这种物质进行了改造,终于在1948年筛选出来毒
性最强的一种衍生物作为老鼠药使用,而这个老鼠药就是华法林。
而这个具有出血作用的华法林正好可以运用于房颤患者的抗凝治
疗上。

（2）华法林的合适抗凝强度：华法林的有效性和安全性同其抗凝强度密切相关，主要是通过监测凝血酶原时间（PT）和国际标准化比值（INR）来观察是否达标。INR 2.0～3.0 为华法林最佳抗凝强度，若 INR 不在上述范围，可能会因抗凝作用不足而不能有效预防血栓栓塞事件，如超过范围则可能出现抗凝过度增加出血风险。

（3）华法林的用法用量：每日 1 次服用，尽量每日同一个时间（建议晚上）服用。服用前请检查以确定剂量准确（中国人群华法林维持剂量大约为 3 mg，其剂量主要根据 INR），同时建议服用后作好记录，一方面方便药量调整；另一方面也可提醒避免错服和漏服。华法林是需要长期口服抗凝药物，其中绝大部分患者需要长期抗凝并定期抽血监测凝血功能，如无特殊情况，不可随便轻易停药。

（4）服用华法林后，PT、INR 指标监测：患者口服华法林 3～5 日后开始监测 INR，连续两次 INR 达到目标范围，可每周监测一次，根据检查结果可延长至每月监测一次，服用华法林 INR 稳定的患者最长可以 3 个月监测一次 INR。

（5）影响华法林的疗效的因素：遗传因素、饮食、药物、疾病状态等都会影响华法林的抗凝效果（体现在导致 INR 值的波动）。

1）遗传因素：华法林抗凝剂量因人而异，服用剂量需要根据 INR 进行调整，有的人甚至需要通过基因检测等情况计算摸索最佳剂量。

2）疾病状态：致华法林作用增强的疾病，如肝功能异常、甲状腺功能亢进、低蛋白血症等；而水肿、高脂血症、甲减等会使 INR 降低，腹泻、呕吐等明显影响药物吸收而减弱华法林的抗凝效果。

3）药物：如合并其他疾病需要服其他药物，请清楚地告诉医生您正在服用华法林，有些药物可增强华法林的抗凝作用，有些则减弱华法林的抗凝作用，必要时需加强对 INR 的监测。

4）饮食结构：华法林通过干扰体内维生素 K 来抑制一些凝血因子的活化而起效，因此富含维生素 K 的食物或营养品能降低华法林抗凝的效力，而一些深绿色蔬菜中多富含维生素 K，过量摄入会影响华法林疗效。但一般只要平衡饮食，保持相对稳定的膳食结构，并定期规律地抽血监测凝血功能,完全可以调整好用药剂量,无须特意偏食或禁食某种食物。

（6）华法林的不良反应及处理方法

1）身体出现任何异常出血或瘀青、伤口不易止血。

2）疑似感染症状,如发热、寒战、口腔内出现白点或溃疡。

3）持续数天无法进食,胃部不适,腹泻。

4）出血是最常见的不良反应,可表现为轻微出血和严重出血,轻微出血包括鼻出血、牙龈出血、皮肤黏膜瘀斑、月经过多等;严重出血可表现为肉眼血尿、消化道出血,最严重的可发生颅内出血。处理：立即停药并与医生或药师联系。

5）另外,还有一些少见的不良反应包括咳嗽或声音嘶哑,下背部或侧腰疼痛,皮肤红疹或荨麻疹,皮肤痒,排尿困难或疼痛。

6）罕见的不良反应包括眼睛或皮肤变黄,呼吸困难,脸及下肢水肿,皮肤起水疱或肿痛(特别是在腿、乳房、阴茎或臀),脚趾疼痛或变蓝紫色,尿量异常。处理：尽快与医生或药师联系。

（7）服用华法林期间的注意事项

1）服药期间避免做危险或易撞伤的运动,所以做任何活动请加倍小心,避免受伤！

2）维持规则的饮食习惯,请勿不规则食用大量蔬菜和饮用绿茶,不要自行服用维生素相关营养补品。富含维生素 K 饮食,如绿茶、菠菜、甘蓝菜、绿花椰菜会影响本药的作用,所以服药期间应维持每天固定量摄取,避免突然摄取过多或不吃。

3）服药期间定期回诊并视情况做血液检验,务必遵照医生与药师指示服用,不可轻易增减药量、更改用法或停药。

4）老年人对本药较敏感,可能会增加不良反应,服药期间应密切注意。

5）建议使用软毛牙刷或牙线洁牙;男士刮胡须时使用电动刮胡刀比使用手动刀片更好。

6）如您需要拔牙,或做胃镜、纤维支气管镜等有创检查时,请一定告诉医生您正在服用华法林,医生可能会告诉您在手术或治疗前停止服用华法林或改变华法林剂量,这也是必要的。

7) 因华法林可能会导致胎儿畸形,服用华法林期间请使用有效的避孕措施。

8) 如果您有高血压,请积极治疗控制高血压,血压过高的情况下使用华法林会导致严重出血的风险大大增加,尤其是脑出血。

(8) 服用华法林期间须特别注意的出血警示:皮肤瘀青和出现针状小红点或紫斑、眼睛或皮肤变黄、眼睛有血丝、流鼻血、咳血、吐血或咖啡色呕吐物、深色尿或血尿、血便或黑便、经血过量或非预期月经来潮、伤口渗血,都属异常出血警示,请特别注意!

(9) 饮食的注意事项:平时要戒烟,尽量不要喝酒,以高蛋白质、易消化饮食为主,适当多吃蔬菜、水果等食物,但一些富含维生素 K 的蔬菜,如紫甘蓝、菠菜、胡萝卜、豌豆等,应该适当少吃。总之,没有特别的饮食禁忌,主要是要保证饮食结构的相对稳定以及定期抽血监测凝血功能。

(10) 忘记吃药或漏服的解决方法:首先,一定要记得规律吃药,千万不要忘记;如果忘了,想起时,立即服用;若已接近或已到下一次服药时间,只需服用下一次药量,不可一次服用双倍药量;连续 2 日(含 2 日)以上忘了服药,请复查凝血功能,医生将视检查情况为您调整药量。

2. 新型口服抗凝药　相对华法林等传统抗凝药物而言,新研发上市的口服抗凝药,其作用靶点(凝血因子)更集中。包括达比加群酯、利伐沙班、阿嘁沙班等。这类药物口服起效快,相对于华法林半衰期较短,具有良好的剂效关系,与食物和药物之间相互作用少,无须监测常规凝血指标,且剂量个体差异小,只需固定剂量服用,对医生及患者都更为方便。

对于不能耐受华法林的患者,如不能定期检测 INR 等,但又需要长期口服抗凝药物的患者,在经济条件允许的情况下,建议可选择新型口服抗凝药,如达比加群酯等。此类药物均有一定程度的肾排泄,因此用药前均需评测患者肾功能,具体咨询相关医生。

因各种原因不能耐受华法林的患者,由华法林换为达比加群酯时,先停用华法林,当 INR 小于 2.0 时可开始服用达比加群酯;由达比加群酯换为华法林时,主要根据肌酐清除率决定开始华法林治疗的时间(表 2 - 6)。

表 2 - 6　华法林与达比加群的转换

肌酐清除率	开始华法林的时间
≥50 mL/min	达比加群酯停用前 3 天
30~50 mL/min	达比加群酯停用前 2 天
15~30 mL/min	达比加群酯停用前 1 天

(三)保持平和的心态

心情决定健康。大喜大悲、郁郁寡欢都会影响我们的身体健康。情绪波动对健康影响很大,如激动的时候心脏就跳得很快,愤怒的时候会血脉偾张,这些都能增加心脏的负担,可能诱发房颤。所以,我们平时要保持一个平和的心态。有不少房颤的患者都很年轻,更需要培养平和的处世方式,不以物喜,不以己悲,有了一个良好的心态,也就有了一个良好的"心"。

(四)规律生活

生活要有规律,早睡早起不熬夜,让机体生物钟顺应自然节律。种庄稼要符合天时地利,气候节气;人们生活也要符合大自然的节律,晨起而作,日落而归。尤其是年轻的朋友,莫以为现在身体好,不在意,其实身体就像汽车,心脏就像发动机,长期超载,又不保养,很容易出问题,只有规律的生活节奏才能保持稳定的工作和生活状态。

五、预防房颤,远离卒中

1. 减轻压力　管理情绪和身体压力对管理房颤是很重要的。压力会加剧异常心跳,使心脏肌肉更敏感,这可能会引发房颤。为了缓解压力、预防房颤,请注意日常锻炼,寻求朋友的支持,同时练习放松技术,如冥想或瑜伽,可以花些时间睡觉并享受生活。

2. 保证水分的摄入　避免脱水和由缺乏液体导致的电解质不平衡。钾水平或全身镁水平较低可能会增加心脏的跳动或者触发心脏细胞的自发性发作,这可能会引起房颤发作。如果比平时出汗更多,或者出现腹泻、呕吐、小便过多或发热,则要增加液体的摄入量。

3. 保持健康血压　高血压可能会导致左心房压力升高,拉伸左心房,引发房颤。为了保持血压水平稳定,避免使用兴奋剂药物(从含有苯丙胺的非处方药物到可卡因等非法药物),并限制饮食中的盐分。太多的盐会引起血压快速升高,并可能引发房颤。

4. 获得优质睡眠　缺少高质量的睡眠可能会引发房颤。睡眠障碍(如失眠、睡眠呼吸暂停)可能会导致心脏出现严重的瘢痕。这种瘢痕可能会导致一种更为严重的房颤形式,即持续性心房颤动。一项研究发现,阻塞性睡眠呼吸暂停是房颤和卒中的主要危险因素,并且这种情况可能会增加房颤复发的风险。养成良好的睡眠习惯,同时治疗睡眠障碍,如睡眠呼吸暂停。

5. 限制酒精摄入　尽管偶尔喝一杯红葡萄酒可能没问题,但是要避免酒精过量引发房颤。美国明尼苏达大学的一项研究发现,房颤风险增加一直与重度酒精使用有关。一定要限制饮酒或者完全避免喝酒。单次大量摄入酒精会导致房颤发作。

6. 控制体重　肥胖是高血压、2 型糖尿病和睡眠呼吸暂停的主要危险因素,所有这些都可能增加房颤的风险。专注于通过吃健康均衡的膳食,注意脂肪和卡路里的摄入量,以及定期运动,从而减轻体重,将其作为房颤治疗计划的一部分。一天中最重要的一餐是早餐,因为早上身体最具代谢活性。但是,很多人都颠倒过来了,早餐吃得很简单,而晚饭吃得很复杂。

第五节　关于心脏起搏器的那些事

谈到心脏起搏器,可能很多患者甚至医护人员也只是听说过,真正了解的人也只有安装过心脏起搏器的患者和心内科医护人员。这个看似小小的机器却是很多心脏病患者的"救命稻草",里面隐藏着深厚的学问。

一、出了点小问题的心脏

　　心脏是一个空的器官,它由左、右心房和左、右心室四个腔组成(图2-8)。从出生开始,它就一直在有规律地跳动着。心脏的传导系统好比一个电路系统,由这个系统中的"司令官"窦房结发出信号,首先传到心房使心房收缩,然后又通过"中继站"房室结传导到心室让心室收缩。这样正常的传导才使得我们的全身有了新鲜的血液、营养和氧气供应。但是,如果"司令官"窦房结"生病了",或者"中继站"房室结出了问题,那心脏就会出现跳得过慢的情况。还有一种情况就是出现了两个"司令官",有异常的其他信号来抢窦房结的"工作",心房和心室不知道听从谁的指挥,就会出现跳得不规则或过快的情况。

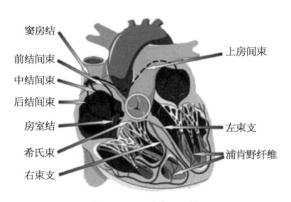

图2-8　心脏传导系统

　　一旦心脏跳动出了问题,那么全身的血液供应也就出了问题,患者就会出现头晕、眼前发黑(黑蒙)、乏力、胸闷气短,甚至出现晕厥等危险的情况,快速心律失常还可能引发猝死的危险。

二、心脏起搏器——"救命神器"

　　心脏起搏器是一种植入于人体内的神奇心脏治疗仪,从开始应用以来,已挽救了成千上万患者的生命。随着制造技术和工艺的快速发展,功能日趋完善,目前已经发展到大小如手表一般。心脏起搏器其实就像一个发电机(脉冲发生器)再加上电线(电极导线)。这个像手表大小的发电机是由电池和控制起搏器的微处理器组成的,医生通常将它埋在上胸部皮下。而它下面连接的导线通过静脉固定在心房或心室的内侧面心肌上。发电机的作用是给心脏发送电脉冲,也就是起到窦房结的作用,通过导线来使心脏收缩,从而给全身供血。其实,安装了起搏器后,并不是起搏器一直在帮助心脏跳动。现在的起搏器能够监视心脏跳动的频率和节律,当心脏不搏动或者跳得过慢时,起搏器才开始工作。

(一) 心脏起搏器的分类

目前,临床上常用的有单腔起搏器、双腔起搏器和三腔起搏器,价格也是依次递增的,这三种起搏器的功能也存在差异。

1. 单腔起搏器　　只连接一根导线的起搏器,电极末端在心房或者在心室。临床上我们将单腔起搏器又分为心室按需型(VVI)和心房按需型(AAI)。VVI起搏器是最简单的起搏器,它主要适用于慢性心房颤动伴严重心动过缓,以及一般情况下可不发挥作用,只是偶尔发生心脏停搏时才发挥作用的患者,是最经济的一种起搏器;AAI主要适用于房室传导功能正常的病态窦房结综合征患者,且无房性心动过速和房颤,也是很经济的一种起搏器(图2-9)。

2. 双腔起搏器　　连接两根导线的起搏器,电极末端一个在心房,一个在心室。房室全能型起搏器(DDD)就是一种双腔起搏器,适用于各种类型的严重过缓性心律失常,如房室传导阻滞、窦房结功能障碍等,相当于给患者同时植入了人工窦房结和房室结(图2-10)。

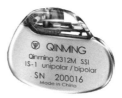 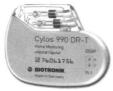 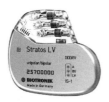

图2-9　单腔起搏器　　图2-10　双腔起搏器　　图2-11　三腔起搏器

3. 三腔起搏器　连接三根导线的起搏器,电极末端一个在右心房,一个在右心室,还有一个分布于左心室侧壁的分支静脉内。适用于严重慢性心力衰竭患者的左、右心室同步化治疗(图2－11)。

(二)心脏起搏器的适应证

首先,不是所有心脏病患者安装了起搏器都是有用的,更不是"只要安装了起搏器心脏就不会停跳,就能救人一命"。目前的起搏器主要对三种人群有效。

1. 治疗心率过慢　那些由心脏窦房结和心脏传导系统病变(可以理解为心脏电路老化或损坏)引起心率过慢的患者,安装起搏器能够延长寿命和改善生活质量,主要包括以下几方面内容。

(1)持续性的心动过缓引起头晕眼花、乏力、活动耐力下降、健忘、心慌及眼前发黑等症状,甚至发生突然晕倒、猝死。

(2)间歇性的心动过缓,心电图记录到心脏停搏＞3秒;

(3)间歇性的心动过缓,虽然没有记录到＞3秒的心脏停搏,但平时持续存在没有症状的心动过缓(心率40～50次/分),而且有很多次＞2秒的心脏停搏,有过头晕、眼花、眼前发黑甚至突然晕倒的病史。

(4)心动过缓,虽然没有达到第(2)(3)条的标准,但是由于合并很多的期前收缩、阵发性房颤,需要用药治疗。应该在安装起搏器之后才能用治疗期前收缩和房颤的药物。

(5)有肥厚型心肌病,需要使用相应药物,但心率偏慢,相应的药物无法使用,可以在安装起搏器之后使用药物,以提高生存寿命并改善生活质量。

(6)二度Ⅱ型及三度房室传导阻滞的患者,不论有没有上述症状,都应该安装起搏器。起搏器可以明显预防晕厥的发作和猝死,同时可以提高患者的生存率。

(7)反射性晕厥,记录到有症状的心动过缓。

2. 防治患者猝死　治疗有很高心脏猝死风险的患者,这种起搏器也称为埋藏式心脏自动除颤器(英文缩写为ICD),主要包括以下几方面内容。

（1）严重心脏扩大、心力衰竭患者（收缩功能≤35%），这些患者发生恶性心律失常的概率非常高，容易发生猝死，甚至有的是在猝死后被救活的。

（2）遗传性或特发性的高发猝死人群，包括长 QT 综合征和特发性心室颤动等，这类疾病有一定遗传性，查心脏彩超时发现心脏本身的结构是正常的，但是心脏的电活动不稳定，容易发生猝死。而已经发生过心脏停搏等恶性事件而被救治的患者安装 ICD 是可以预防下次猝死的。

（3）治疗心力衰竭。这是一种特殊的起搏器，称为心脏再同步化治疗（CRT），对于部分左、右心脏收缩不协调的患者非常有用。这种起搏器的机理就是通过恢复房室同步和双心室同步，使患者心功能得到明显改善。

三、直击心脏起搏器植入术

（一）与起搏器手术零距离

自从 1958 年 10 月世界上第一例植入式心脏起搏器植入成功后，越来越多的患者受益于起搏器治疗，发展至今，手术也越来越成熟，创伤小、痛苦小、安全性高。手术是在局部麻醉下进行，手术的第一步，医生通常选择颈肩部的锁骨下静脉，有时也通过颈外静脉和颈内静脉来建立静脉通道，这个通道是为了通过起搏器电极导线，将导线固定于心脏。手术的第二步，是在锁骨下方切开一个 3～4 cm 的小切口，分离切口下方的皮下组织，制作一个囊袋，这个囊袋就是起搏器的"家"。手术的最后一步，将导线和发电器连接，缝合切口，整个手术就完成了。手术过程非常简单，所以患者一定要调整好心态，不要过分紧张。

（二）术前的相关准备工作

（1）因为起搏器的手术部位是在上胸部，因此要对患者的颈部、锁骨区及腋下进行皮肤准备，可以在术前告知患者手术部位后让患者沐浴。

（2）如果有部分患者使用抗凝药，我们应在手术前 2～3 日停止使用,女性要注意避开月经期。

（3）术前空腹,排空膀胱,避免对手术造成影响。

（4）要做血常规、肝肾功能、凝血四项检查;胸部做 X 线检查,以了解心脏大小、有无心房扩大;心脏超声检查,了解心腔大小、心功能情况。

（5）术前 30 分钟静滴抗生素预防感染。

（三）术后的相关注意事项

（1）术后患者回病房,手术部位用沙袋压迫 6～12 小时,防止切口渗血、血肿。

（2）术后患者回病房连接心电监护,严密监测心律、心率,注意起搏、感知情况。

（3）术后建议患者平卧 24 小时,抬高床头不超过 30°,并且术肢制动,避免电极移位。

（4）常规情况下,起搏器植入术前半小时及术后 2 日需要预防性地使用抗生素,但如无特殊情况,抗生素使用不能超过 3 日。

（5）术后早期保持切口局部敷料的清洁干燥,并观察局部有无渗血、渗液,如有潮湿或脱落,要及时更换。一般敷料要在术后常规第 2 日和 1 周后拆线更换一次,不是更换得越勤快就越好,否则容易造成感染的发生。

（6）术后一般 1 周左右拆线,拆线后不急着洗澡,等到切口完全愈合后再洗,洗澡时不能揉搓起搏器部位皮肤。

（四）术后的常见并发症

1. **心律失常**　可发生于安置起搏器的任何时期,特别是在早期,可由电极移位、起搏器故障等原因引起心律失常。

2. **电极移位及导线断裂**　多发生于术后 1 周,特别是在 24 小时内,这就是要让患者术后需要卧床 24 小时的原因。电极移位多是由右心室过大,电极在心室内过度牵拉或者是突然改变体位导致的。而导线断裂主要是由于患者的上肢经常做规则摆动,最常见的就是第一肋骨处出现导线断裂或破损。

3. **起搏阈值增高**　安置起搏器术后 1～2 周,阈值可增高 2～

3 倍,1 个月后可稳定在初始阈值的 2 倍,称生理性阈值升高。这是由电极与心内膜处心肌的反应所致。若在此期后阈值仍然很高,则为不正常阈值升高,多是电极位置不佳与心内膜接触不良的结果。

4. **感染及皮肤坏死** 为常见的并发症,局部感染可因埋藏囊腔积血、炎症感染或脓肿形成,高龄及瘦弱的患者因皮下组织薄,可导致起搏器磨破皮肤而感染。而皮肤坏死多发生于术后早期,消瘦的患者更容易发生。如起搏器系统埋藏过浅,皮囊张力较大,引起局部皮肤缺血坏死,或由外伤引起局部皮肤炎症侵犯,均可导致皮肤坏死破溃或感染。

5. **起搏器综合征** 患者出现心慌、头昏头胀、血管搏动等症状,常见于心室、心尖部起搏的患者。原因是心房、心室收缩不同步,使得心室充盈量减少,心搏量减少,血压下降,脉搏减弱。

6. **肢体功能障碍** 这主要是患者对安装起搏器不习惯或者是不敢活动造成的并发症,长期下去就造成了安装起搏器一侧的肢体出现了肌肉萎缩、功能减退的问题。

四、出院后的自我护理

1. **自我检测脉搏** 这是患者监测起搏器功能既简便又有效的方法,监测脉搏需要在每天同一种身体状态下进行,如每天清晨醒来或者静坐 15 分钟后,尤其是刚刚安装的起搏器或者是起搏器电池快用完时,自我监测脉搏非常重要。如果出现连续自我检测脉搏 1 周以上,发现每日的脉搏比以前都慢了 5 次以上,应及时到医院查找原因。

2. **保护电极的稳固** 起搏器能否正常工作,电极在心脏上固定是重要因素之一。手术之后 1 个月,建议患者以平卧位或者左侧卧位睡觉,尽量避免右侧卧位,以免电极脱位。埋入起搏器一侧的手臂特别在术后 1～2 周内要避免关节的大幅度活动,在进行功能锻炼是也要循序渐进,更不能提重物,所有这些注意事项都是为了让起搏器能够牢固一些。

3. **妥善保管起搏器卡** 起搏器卡就像我们的身份证一样,上面有患者姓名、植入起搏器时间、起搏器品牌型号、电极型号、植入医院、植入医生、联系电话等信息，要告知患者随身携带。一方面是外出发生意外情况时能及时提供诊治的信息；另一方面可以针对性地用程控仪检查，避免耽误时间。另一个携带的好处是外出旅游过安检时，识别卡是起搏器的"身份证"，可以帮助大家简化安检手续。

4. 日常生活与运动 安装心脏起搏器后，虽然心脏病患者转危为安了，但不少患者却也因此而生活得如履薄冰，不敢跳、不敢动，甚至连走路快点都提心吊胆。可有的患者却与此相反，无所顾忌，想做什么就做什么，结果导致起搏器功能失常，引发严重后果。起搏器植入术后 1~3 个月，建议患者活动循序渐进，日常生活中禁止做大幅度的运动，如举重、打网球、打篮球等，更不能做扩胸运动，防止电极导线被拉断或脱位。可以做慢跑、太极、游泳等低强度运动。另外，日常的家务可以在起搏器术后正常地进行。此外，很多患者因为生活在农村，可能会在颠簸的路面上骑车，这样有剧烈震动的行为要避免。运动过程中如果出现不适、心悸，要立即停止并自我监测脉搏。

五、系统的长期随访

很多患者认为只要起搏器装好了就万事大吉了，普遍存在"重安装、轻随访"的错误观念。殊不知，起搏器植入才是整个治疗的第一步，做好术后的随访也是最关键的。

（一）随访的目的

1. 近期随访 了解局部伤口的愈合情况；了解起搏器囊袋有无感染；了解导线固定情况；了解有无并发症的出现；体外程控，对起搏器进行参数测定，了解起搏器的工作状态。

2. 远期随访 评估患者的生活质量是否提高；症状和心功能是否改善；及时发现故障及起搏器电池耗竭。

（二）随访的频率

通常建议心脏起搏器植入术后第 4~12 周进行一次随访，这是因为早期起搏器阈值不稳定，3 个月时阈值会相对稳定。引起阈值升高的因素有很多，如睡眠不足、饱餐、药物等。3 个月后可以稍放松一下,只需要 6~12 个月随访一次即可,但是最长不能超过 1 年,这个时候如果是植入式心脏复律除颤器需要每 3~6 个月随访一次。随访中最关键的是当起搏器临近电池耗尽时,要告知患者改变随访的频率,由原来的每 6~12 个月一次改为每 3 个月一次,以免起搏器电池耗尽发生意外。

(三) 随访的检查

1. 常规心电图　随访心电图主要是监测起搏器的功能是正常还是异常,能发现有误起搏和感知,或者其他方面的故障。对于起搏器随访来说,心电图简单易行又极其重要。

2. 胸部 X 线片　一年随访一次即可,主要是观察心脏的大小、电极有无移位、断裂、心脏穿孔或脉冲发生器局部固定情况,特别是对观察电极导线的位置、导线断裂有帮助。

3. 体外程控　体外程控是起搏器患者随访不可缺少的部分,可以测定起搏器的众多参数,对起搏器的工作状态一目了然。务必告知患者保管好起搏器担保卡,这个卡对正确选择起搏器程控仪有重要的作用,如果是程控仪选择不对,可能对线路造成损害。

六、生活中常见设备对起搏器的影响

很多患者安装起搏器后,最大的顾虑可能是生活中一些电子设备会不会对起搏器造成干扰,那么医护人员只有自己掌握相关知识才能给患者做正确的宣教。

(一) 家用电器

大多数家用电器对于安装起搏器的患者来说可以正常使用,不会影响起搏器的工作。像电脑、电冰箱、洗衣机、电风扇、电动剃须刀等家用电器,只要没有漏电的现象,都可以正常使用。但是在使用手机时还是要注意尽量离起搏器远一些,距离保持在 15 cm 以上,因此,一般建议安装起搏器的患者最好将手机放在植入起搏器对侧的耳边接听。除了手机以外,电磁炉对起搏器也有影响,如家中使用电磁炉,就要尽量远离它。冬天,有很多患者喜欢使用电热毯,那么安装起搏器之后要注意使用的时间不能太长,最好睡觉前把插头拔掉。

（二）医疗设备

1. **X线、CT**　安装起搏器的患者可以正常接受X线检查，X线不会对起搏器产生影响。CT也不会对安装起搏器的患者造成影响，所以患者可以放心地进行CT检查。但是，一些治疗的高能量X线能产生强大的电磁辐射，进而损坏起搏器电路。所以，在进行一些特殊检查时，最好请患者问一下自己的经治医生，以免造成不必要的损失。

2. **磁共振（MRI）**　安装起搏器的患者一般不建议进行磁共振检查，它会影响起搏器的工作状态。如果是病情特别紧急，一定要采用磁共振治疗，那需要和家属及患者协商并交代相关的危险后才能检查，并且要做好心肺复苏的准备，并且由经治医生讲起搏器调至制定的模式才能接受磁共振检查（表2-7）。

表2-7　医学检查对起搏器的影响

没有影响	有影响，但可采取保护措施	有影响，应避免
超声检查	电针治疗仪	磁共振（MRI）
核医学检查	体外振荡碎石机	电除颤
肺灌注/通气	电休克治疗	电刀
扫描	超声洗牙机（去牙石）	电烙器
CT		短波/微波透热治疗
X线检查		高/低频治疗仪
心电图		放射治疗

（三）绝对禁止设备

一些强磁场和高电压的场所对于起搏器患者来说是绝对禁止的，如发电场、高压变电器、电视发射台、电台发射台、雷达等强磁场和强电场环境。某些公共场所的闭路电视也会发出较强的电磁波，对起搏器会产生影响；商场乘坐的自动扶梯所产生的电磁辐射也能干扰起搏器内的电子系统，所以要提醒患者引起注意和警惕。除此之外，我们在过机场安检门或者一些商店、图书馆的安全门时不能停留过久，更不能倚靠在这些安全系统上，如果靠近这些安全系统会产生不适，要立即离开现场。出门在外坐火车和飞机时，会有安检人员使用金属探测器在身上进行扫描,这时候要及时告知身上安装有起搏器,避免金属探测器对起搏器造成影响。

七、关于起搏器的寿命

很多人都说,电池用光,把电池换一换不就行了吗? 由于起搏器是由钛合金密闭铸制的,电池和电路板是在一起的,换电池就是换起搏器。电极可以不换,但是要把起搏器换了。起搏器的寿命取决于两个因素,一个是电池的大小,电池越大,寿命越长;另一个是患者自身的消耗。用得越多,寿命就短;反之,寿命就长。可能很多患者会有这样的疑问,起搏器电池没电会不会很危险? 其实不是这样的,起搏器电池的耗竭是一个过程,即使电力不足,起搏器也只会慢慢地停止工作,患者的心率逐渐减慢,不会出现由突然停电引起的心跳骤停。当接近起搏器电池使用寿命时,要提醒患者注意提高随访的频率,增加去医院检测的次数,以免因起搏器电池耗竭而发生危险。

从患者的角度来说,怎么样才能预测到电池是否有耗竭呢? 首先,对自身安装的起搏器型号和使用年限要铭记于心。一般,过了起搏器担保年限后的1~2年内,到医院随访的时间要由原来的半年到一年变为1~3个月一次。中华医学会心电生理和起搏分会关于起搏器担保年限的专家建议,分别为单腔起搏器8年,双腔起搏器6年,ICD、CRT及CRT-D的担保年限均为4年。其次,患者也可以根据最近出现的症状来判断是否出现了电池耗竭,如果患者近期突然出现头晕、胸闷、乏力、晕厥等症状或出现植入起搏器之前的症状,可能预示着起搏器电池即将耗竭。此外,应告知患者可以通过数脉搏的方法检查,如果感觉到自己脉搏比之前设定的起搏器频率慢,及时去医院检查。

(王　蓓　王家美　华　丽　陆苍苍

宋雅文　潘逗逗　文　凤)

参考文献

[1] 葛均波,徐永健.内科学[M].8版.北京:人民卫生出版社,2015.

［2］国家卫生和计划生育委员会合理用药专家委员会,中国药师协会.冠心病合理用药指南［J］.中国医学前沿杂志（电子版）,2016,8(6)：19‐108.

［3］张钰淼.不同危险度人群与发生心血管事件危险性的相关分析［D］.中国医科大学,2011.

［4］张妍,林治湖.冠心病的药物治疗［J］.家庭医学,2006(11)：4‐5.

［5］苗立夫,唐大晅.三色食谱防心梗［J］.中外女性健康月刊,2012(12)：18.

［6］李佩雯,任洁.心衰易损期患者院外管理的价值［J］.中西医结合心血管病杂志（电子版）,2018,4(6)：7‐10.

［7］2018东北心血管病论坛（NCF）.2018中国心力衰竭诊断和诊治指南（电子版）［J/OL］.2018.

［8］薛载耀,祁小真,司全金.我国老年心衰的诊治现状分析［J］.首都食品与医药,2017(10)：23‐25.

［9］孙婧.静脉滴注硝酸甘油治疗慢性心力衰竭临床疗效观察［J］.中国实用医药,2015(4)：112‐113.

［10］任虹莉.临床药师干预用药依从性在心肌梗死二级预防中的作用分析［J］.中西医结合心血管病杂志（电子版）,2018.

［11］冯颖青,莫与京.2014日本高血压指南解读［J］.中国医学前沿杂志（电子版）,2014,6(5)：171‐176.

［12］中华医学会心血管病学分会高血压学组.限盐管理控制高血压中国专家指导意见［J］.中华高血压杂志,2015,23(11)：1028‐1034.

［13］张宇清,李清霖.评2017年加拿大高血压指南［J］.中国循环杂志,2017,32：98‐100.

［14］中国营养学会.中国居民膳食指南（2007）［M］.拉萨：西藏人民出版社,2008.

［15］陈春明,国际生命科学学会中国办事处中国肥胖问题工作组联合数据汇总分析协作组.中国成人体重指数分类的推荐意见简介［J］.中华预防医学杂志,2001,35(5)：349‐350.

［16］苗海军,洪玉,邹婷,等.新疆维吾尔自治区维吾尔族和汉族老年人群心房颤动的流行病学调查［J］.中华流行病学杂志,2015,36(10)：1065‐1068.

［17］汪芳.汪芳说：血管清爽活百岁［M］.南京：江苏科学技术出版社,2016：138‐167.

［18］陈春明.健康教育在安置起搏器患者中的应用［J］.护理实践与研究,

2014,11(2)：34 - 35.

[19] 陈莹. 老年永久性起搏器置入患者出院前健康教育[J]. 中国康复，2003,18(5)：316.

[20] 吴立群,潘文麒,凌天佑,等.临床器与临床心电生理 200 问[M].北京：北京大学医学出版社,2015：8 - 17.

第三章 消化系统疾病

第一节 吃出来的胰腺炎

每逢春节假日应酬饭局增多,觥筹交错,热闹非凡,但同时也是胃肠道疾病的高发期。不少人因为大吃大喝而摊上大事,患上急性胰腺炎。

胰腺,一个很多人可能根本不怎么认识的独特器官,它像一条鱼躺在人体左上腹的最深面,前面是胃,后面是错综复杂的血管和神经组织。整个胰体狭长,分为头、颈、体、尾四部分,胰管穿过胰头,在十二指肠乳头与胆总管共同开放。然而,胰腺的特殊不止这些,它还是内外兼顾的双面手,兼任着消化和代谢两大功能,是个让人得罪不起的狠角色(图3-1)。

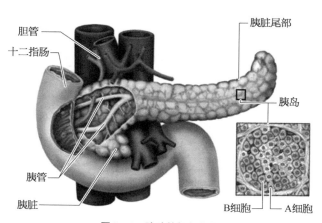

图3-1 胰腺的解剖位置

一、这条出了问题的"小鱼"

（一）胰腺和胰腺炎

胰腺的代谢功能主要是内分泌胰岛素。最早科学家发现胰腺有散在分布的"小岛"样结构，不清楚它是什么，起了个"胰岛"名称，后来知道胰岛实际是胰岛细胞组成的簇团，胰岛中有两个重要的细胞，即A细胞和B细胞。A细胞分泌胰高血糖素，可以使血糖升高。B细胞分泌胰岛素，作用是降低血糖。如果胰岛减少，胰岛素分泌不足，血糖浓度升高，就会发生糖尿病。

胰腺的另一大功能是消化。胰腺是人体第二大消化器官（仅次于肝脏），外分泌的胰液中含有大量的酶，主要是淀粉酶、脂肪酶和胰蛋白酶，它们分别水解淀粉、脂肪和蛋白，在食物的消化过程中担任"主角"。有活性的胰酶就和硫酸一样，肉可以完全被溶解，当胰液分泌受阻时，食物不能被完全消化，因此吸收会受到影响。如果胰管被堵塞，胰腺外溢，所到之处均被破坏，人体组织也会被当作食物消化，这就是让人恐惧的"急性胰腺炎"。

（二）急性胰腺炎的病因——胰腺炎大多数是"吃喝"出来的

引起胰腺炎的病因很多，简单地说，任何能够引起胰液异常分泌且在胰腺内被激活的因素都可以导致胰腺炎。在我国以胆道疾病多见，但由于现在"吃货"遍天下，不良的饮食习惯就变成了急性胰腺炎的首要诱因。

1. 暴饮暴食　一些年轻人仗着身体健康，饮食不注意节制，在聚餐时狂吃含高蛋白质和高脂肪的食物，如鸡肉、鸭肉、鱼肉、海鲜等，刺激胰腺，使它分泌大量的胰液消化这些油腻的食物，使得十二指肠压力增加，乳头水肿，胰液倒流入胰腺组织引起急性胰腺炎。

2. 大量饮酒　大量饮酒能刺激胃酸分泌，使十二指肠呈酸性环境，刺激迷走神经，使胰液分泌增加。同时酒精刺激胰腺形成的蛋白栓子会堵塞胰管，导致胰腺水肿和胰液聚集。而喝多酒后的呕吐，也会导致十二指肠内压骤增，Oddi括约肌痉挛，十二指肠液逆流入胰管引起急性胰腺炎。

3. 胆道疾病　胆道系统的疾病也可能会引起胰腺炎，尤其是胆结石,这是因为胰管和胆总管开口在十二指肠乳头,胆汁和胰液汇合并进入十二指肠。如果掉下的胆结石,将这道通往十二指肠的门堵住,胰液分泌不畅,同时,胆管内由于胆汁集聚过多而压力升高,致使胆汁反流入胰管,激活胰液中的消化酶,诱发急性胰腺炎。除了结石,胆道畸形、肝胆肿瘤压迫等因素也可因为升高胆管内的压力而使胆汁擅自闯入胰管内,酿成大祸。

4. 高脂血症　随着人们生活水平的提高,高脂血症患者越来越多。我们都知道高脂血症的最大危险是会引起动脉粥样硬化,造成心脑血管损伤。殊不知高脂血症还可能引发急性胰腺炎,这又是为什么呢?当血液中三酰甘油过高,胰脂肪酶水解过多,引起胰腺细胞和毛细血管损伤。严重的高脂血症患者,抽出的血液颜色就像猪油一样,呈乳白色或混浊状,称为乳糜血。当血液黏度增高,易形成血栓和乳糜微栓,血管闭塞导致胰腺缺血坏死,发生急性胰腺炎。

5. 其他因素　如高钙血症,甲状旁腺功能亢进,某些药物如皮质类固醇、二氢氯噻嗪、雌激素,遗传因素,心理因素或手术,胰腺外伤等因素,使胰腺自身消化防御功能减弱,胰腺消化酶被激活,可诱发或并发急性胰腺炎。

(三) 急性胰腺炎的临床分型及严重度分级——生死"胰腺"牵

根据病理改变,急性胰腺炎可分为间质水肿型和坏死型。间质性水肿胰腺炎,主要是炎性水肿引起胰腺肿大、充血。坏死型胰腺炎则以胰腺和其他周围组织坏死为特点。水肿型胰腺炎症状相对较轻,而坏死型胰腺炎起病急、病情重,常伴有休克等其他并发症,若不能马上采取措施,轻者三五日内,最多不超过一周就会丢掉性命,重者甚至在24小时内猝死(图3-2)。

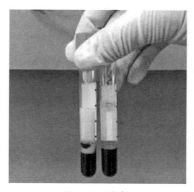

图 3-2　乳糜血

急性胰腺炎按严重程度可分为轻、中、重度三级,临床轻症较为常见,通常在 1～2 周内恢复,病死率很低,中、重度急性胰腺炎则被称为"三要",要命、要钱、要时间。要命是形容重症急性胰腺炎发病凶险,短期内威胁生命;要钱是指即使拯救了生命,整个治疗费用也十分高昂;要时间是说即使花费巨大、维持了生命,整个住院治疗的时间也比较长,一旦出现严重并发症时耗时必将更长。

（四）急性胰腺炎的检查和诊断——火眼金睛断分明

急性胰腺炎重在一个急字,那么如何才能早期明确诊断急性胰腺炎? 需要做哪些检查呢?

1. 抽血

（1）血常规:多有白细胞增多,以中性粒细胞增高为主,代表体内有感染。

（2）血清淀粉酶测定:血清淀粉酶主要由唾液腺和胰腺分泌。血清淀粉酶的增高与胰腺炎发病时间有着一定的关系。血清淀粉酶在起病后 6～12 小时开始升高,24 小时达到最高峰,48 小时开始下降,持续 3～5 日,指标超过正常值的 3 倍有诊断价值。但值得一提的是,血清淀粉酶的增高程度与炎症的轻重不一定成正比,如水肿型胰腺炎时,淀粉酶可以达到较高程度,而在某些坏死型胰腺炎,由于胰腺组织的大量破坏,淀粉酶反而不增高。而且其他疾病如急性腹膜炎、胆石症、胆囊炎、肠梗阻都有可能引起血清淀粉酶的升高,因此不能以淀粉酶增高作为诊断急性胰腺炎的唯一标准。

（3）血清脂肪酶测定:血清脂肪酶主要也来源于胰腺,常在起病后 24～72 小时开始上升,持续 7～10 日,对病后就诊较晚的急性胰腺炎患者有诊断价值,且特异性也较高。

（4）生化检查:一般有血糖升高,主要与胰岛素释放减少,胰高血糖素增加有关。严重的低血钙,如低于 1.75 mmol/L 则提示病情较重,乃预后不良之征兆。

（5）C-反应蛋白:C-反应蛋白的监测有助于评估急性胰腺炎的严重程度和预后,当 C-反应蛋白大于 250 mg/L,提示广泛的胰腺坏死。

2. 留尿　胰腺炎时淀粉酶溢出胰腺外,迅速被吸收入血,所以血清淀粉酶在发病后升高较快,而尿淀粉酶是在发病后 12～24 小时才开始升高,但下降缓慢,能维持 5～7 日。

3. 摄片

(1) X 线腹部平片:可排除其他急腹症,如内脏穿孔等。当急性胰腺炎时胰腺充血、水肿压迫小肠使得肠内的气体充盈,在 X 线片上看起来像是在前面成一排队列的哨兵,称为哨兵袢。当中段小肠和右半横结肠积气,而左半横结肠无充气时,片中结肠显影像是被刀切分成两段似的,叫结肠切割征。"哨兵袢"和"结肠切割征"都是诊断急性胰腺炎的间接指征,如果存在腹腔积液,会出现弥漫性模糊影,腰大肌边缘不清要警惕发生肠麻痹或麻痹性肠梗阻。

(2) CT 显像:是诊断胰腺炎的金标准,对评估急性胰腺炎的严重程度,判断附近器官是否受累,提供较大帮助。轻症可见胰腺有增大、增厚,边缘不规则。重症可见胰腺周围区消失周围组织密度增加,胸腹膜腔出现积液。

4. B 超　应作为常规初筛检查,急性胰腺炎 B 超可见胰腺肿大,胰内及胰周围回声异常,同时 B 超亦可了解胆囊和胆道情况,对后期是否出现脓肿及假性囊肿有诊断意义。

二、急性胰腺炎的临床表现——饱餐海饮,腹痛需留意

1. 腹痛　腹痛是急性胰腺炎的主要症状。大多数患者在饱餐或饮酒后突然发作。疼痛持续并有阵发性加重,呈钝痛、刀割痛或绞痛。疼痛常位于上腹部或左上腹部,并放射至腰部和背部。此时,许多人喜欢用弯腰环抱膝盖来减轻疼痛。这是因为这样的体位可以减轻胰腺的急性水肿和炎症对周围神经的不断刺激和牵拉部位,还可减少胰液刺激腹膜和腹膜后组织,大大减轻疼痛。当胰腺和周围组织有大片坏死或并发脓肿时,腹部还可以摸到肿块,按压腹部时感到疼痛,并且手指按压在疼痛部位稍停片刻,然后迅速将手抬起,患者会感觉腹痛骤然加重,称为反跳痛。少数患者还会在胸肋部皮肤出现灰紫斑,或肚脐周围的皮肤青紫,这是因为胰酶和坏死组织液渗

出，穿过了筋膜和肌层甚至到了腹壁皮下，在皮肤表面留下淤血斑呈灰紫或青紫色。

2. 恶心、呕吐和腹胀　常在起病后发生，有时相当频繁，可呕吐食物和胆汁，且呕吐后腹痛不易缓解。大多数患者同时伴有腹胀，甚至出现停止排便排气等麻痹性肠梗阻的表现。

3. 发热　大多数患者有中度发热，少数有高热，一般持续 3～5 天。但如果出现腹腔继发感染或合并胰腺脓肿时，体温常在 39℃以上，且波动幅度大，24 小时内波动范围超过 2℃，称为弛张热。

4. 水电解质及酸碱平衡紊乱　急性胰腺炎患者都有不同程度的脱水，如果呕吐比较严重，还会伴有代谢性碱中毒以及血电解质中的血钾和血钙的降低。如果出现手足抽搐等低血钙症典型表现时，常常预示着病情危重或预后不良。

5. 低血压及休克　坏死型多见，在起病初期突然出现，患者表现为烦躁不安，因为血容量的不足，导致皮肤湿冷苍白，脉搏细速，血压下降，出现这种情况常提示胰腺有大片坏死，需要紧急抢救。

6. 多器官功能衰竭　包括急性呼吸衰竭、肾功能衰竭和循环功能衰竭。

7. 胰性脑病　发生率较低，常发生在治疗不及时、病情反复、经久不愈的患者。表现为神志模糊、反应迟钝、定向力障碍、意识障碍等。

三、急性腹痛的鉴别诊断

如果出现了腹痛，并不代表一定是患上了急性胰腺炎。急性腹痛的原因种类繁多，有些腹痛可以自行处理，有些腹痛必须赶紧去医院治疗，有些腹痛则应该叫救护车，在医生的监护下去医院，如果诊断不及时或处理不当将产生严重后果。除了急性胰腺炎之外，常见的腹痛还有哪些？它们各有什么特征？

1. 急性胆囊炎　常见于中老年妇女，尤其是肥胖者。常有胆囊结石病史，腹痛多在进食脂肪餐后发作，呈右上腹持续性疼痛，并向右肩部放射，多伴有发热、恶心、呕吐等症状，但一般无黄疸。只有结石嵌顿或排入胆总管后可见黄疸。

2. 胃、十二指肠溃疡　多见于中青年,疼痛部位以中上腹部为主。疼痛具有节律性,胃溃疡的疼痛常在餐后 1 小时出现,称为"餐后痛";而十二指肠溃疡多在空腹时发作,称为"空腹痛",进食后或服用抗酸剂可以缓解。当发生溃疡急性穿孔时,会突发上腹部刀割样剧烈疼痛,并在短期内迅速扩散至全腹,可有恶心、呕吐、发热。伴有出血时可有呕血或黑便。腹部 X 线平片可发现膈下游离气体,腹腔穿刺有助于诊断。

3. 急性阑尾炎　急性阑尾炎也是急性腹痛的常见原因之一。它的疼痛典型特征为转移性右下腹疼痛,即一开始在上腹部或肚脐周围有疼痛,随后疼痛范围逐渐转移至右下腹,可伴有恶心、呕吐、发热等症状。

4. 心肌梗死　典型发作的急性心肌梗死容易引起人们的注意,但有部分急性心肌梗死的发病为非胸骨后或心前区疼痛,而以急性腹痛为主要表现,该类症状不易引起人们重视,导致病情贻误,发生危险。有患者因右下腹压痛、反跳痛而被诊断为急性阑尾炎,在治疗中却出现呼吸困难、发绀、心律不齐等症状,最后心电图证实为急性心肌梗死。故中老年人如有急性腹痛,并伴有其他症状时,应及时做心电图检查。

5. 泌尿系统结石　除了上述的胃肠道疾病以外,泌尿系统结石也是导致急性腹痛的常见原因,尤其是输尿管结石。表现为结石的同侧有腹痛、腰痛,疼痛可向下腹部、会阴部及大腿内侧放射,伴有血尿、恶心、呕吐。

6. 异位妊娠(宫外孕)　对于已婚、有停经史的女性,如果有突发下腹部撕裂样疼痛,伴有头晕、面色苍白、冷汗淋漓、血压下降等情况,要警惕异位妊娠导致的输卵管破裂出血。

四、急性胰腺炎的治疗——得了胰腺炎莫慌张,及时就医保性命

胰腺炎急性发作时,应该立即到医院就医诊治。轻型急性胰腺炎,通常采取保守治疗,可自行恢复,而中重症和重症胰腺炎需要马

上住院治疗。

（一）非手术治疗

1. **镇痛解痉**　疼痛会刺激胰腺分泌增加，剧烈的疼痛还会引起休克，因此，明确诊断后，迅速有效地止痛十分必要。可以使用抗胆碱能药物，如阿托品，抑制胃肠分泌，减少胰腺分泌，解痉镇痛。但禁用吗啡，这是因为吗啡可以造成 Oddi 括约肌痉挛，从而加重症状。

2. **抑制胰腺分泌**　禁食禁饮、胃肠减压。首先要让受伤的胰腺好好休息，必须禁食、禁饮，因为水和食物会刺激胰腺分泌，加重病情。让胰腺"停工"还有其他方法，如插胃管并进行胃肠减压，除了可以减少食物和胃酸对胰腺的刺激之外，还能改善胃肠过度胀气，有效减轻腹胀。

3. **生长抑素**　生长抑素对抑制胰腺分泌，改善胰腺微循环，抑制炎症有显著效果。常用的药物有奥曲肽，可 0.1 mg 皮下注射，间隔 4～6 小时一次，也可 0.3～0.5 mg 持续静脉滴注。疗程一般是7～14 日。

4. **抑制胰酶活性**　加贝酯是目前临床应用比较广泛的一种合成胰酶抑制剂，常用剂量是 100～300 mg 静脉滴注，每日 2 次。

5. **抗生素**　急性胰腺炎发生后可迅速发生感染，临床上一般会常规使用抗生素预防感染，如喹诺酮类、头孢菌素、甲硝唑等。

6. **维持水电解质平衡，抗休克**　由于全身炎症反应，血液成分大量渗出，造成血容量丢失与血液浓缩，容易引起微循环障碍，要尽快补足丢失的液体。

7. **营养支持**　因胰腺炎需较长时间的禁食和胃肠减压，为了提供足够的卡路里、氨基酸以及减少体内蛋白质消耗，营养支持显得尤为重要。肠功能恢复前，可适当使用静脉营养液，一旦肠功能恢复，要尽早采用鼻空肠管或鼻胃管输注进行肠内营养。在肠内营养的过程中，要遵循肠内营养"四度"法。

（1）速度：目前临床上多实施营养泵连续 12～24 小时匀速输注肠内营养液，刚开始时不宜太快，以 20 mL/h 为宜，之后根据患者耐受情况逐步增量。在肠内营养输注过程中，如果发生并发症，应及时减缓输液速度或暂停输液。如果使用注射器进行肠内营养，建议缓慢推注，且单次推注总量控制在 200 mL 以内。在肠内营养刚刚开始的 3 天内，采用低浓度、低剂量、低速度的喂养方式，而后根据患者的耐受情况，无明显并发症则逐渐增加剂量。如果在 3～5 日内可以达到维持剂量，则说明胃肠道已完全耐受。

（2）温度：输注肠内营养液的温度应保持在 37℃ 左右，过凉的肠内营养液可能引起患者腹泻。

（3）浓度：肠内营养初期应采用低浓度的肠内营养制剂，而后根据患者的耐受情况，选择合适浓度的配方。

（4）角度：肠内营养时，应注意保持坐位、半坐位，防止发生营养液反流造成误吸。

（二）手术治疗

当诊断未明确，怀疑有腹腔脏器穿孔或肠坏死者；黄疸加深需要解除胆道梗阻者；经内科积极治疗后仍有持续高热、感染未控制及腹部有压痛反跳痛等腹膜刺激征进行性加重者；急性胰腺炎并发胰腺脓肿或假性囊肿者；出现肠麻痹且症状有进行性加重伴有呼吸困难者均需立即手术治疗。

（三）中药治疗

中西医结合治疗急性胰腺炎也有显著的临床效果，尤其是对水肿型胰腺炎，应该给予早期使用，通里攻下，对恢复肠蠕动，保护肠黏膜屏障功能，促进胃肠功能恢复和胰腺炎症的吸收有较好的效果。如服用大黄和芒硝外敷，大黄还有减轻胰腺出血与坏死的作用。

（四）内镜下治疗

目前在急性胰腺炎早期可以利用 ERCP（内镜下逆行胰胆管造影术）明确诊断，了解胰管扩张或狭窄情况，是否有胰胆管结石的存在。另外，也可以通过十二指肠镜下于胰管内放置支架或行胰管内取石术，及时解除胰管梗阻，迅速缓解腹痛症状，提供一种替代外科手术的治疗方法。

五、可怕的并发症

（一）局部并发症

1. 胰腺脓肿　通常发生在发病后的2～3周，此时患者会出现高热和其他中毒症状，腹痛加重，白细胞计数明显增加，胰腺能穿刺出脓性液体。

2. 胰腺假性囊肿　胰腺周围的液体积聚未被吸收，纤维组织包裹，形成假性囊肿，主要发生于发病后3～4周。

（二）全身性并发症

1. 器官衰竭　一个或多个器官可能发生不同程度的功能衰竭，包括循环衰竭、心律失常和心力衰竭、急性呼吸衰竭或急性呼吸窘迫综合征、急性肾功能衰竭等，病死率极高。

2. 糖尿病　部分胰腺炎患者，由于胰岛细胞大量被破坏，胰岛素分泌减少，可并发糖尿病。

3. 胰腺炎　少数可演变为慢性胰腺炎。

（三）并发症的处理

出现腹膜炎后，可以采用腹膜透析治疗清除腹腔内的毒素。对于出现急性呼吸衰竭或急性呼吸窘迫综合征的，要尽早做人工气道给予呼吸机辅助呼吸。胰性脑病者早期给予20%甘露醇降低颅内压。出现糖尿病高血糖时，可用胰岛素治疗。假性囊肿如有压迫胃和十二指肠，则需要处理，如果不是很大可以不做处理，会自己慢慢吸收。

六、劫后余生，急性胰腺炎恢复期该如何吃？

一旦确诊为胰腺炎，合理的禁食是必要的。约90%的临床患者可通过常规治疗，如禁食禁饮、胃肠减压、使用胰酶抑制剂来缓解。只有10%的患者可能发展为重症急性胰腺炎。但也不可盲目禁食、禁饮，一旦患者腹痛消失，血淀粉酶正常，肠功能恢复后，就应该恢复进食，可从流质、半流质、软饭逐渐过渡到正常饮食。那对于胰腺炎患者来说，哪些不恰当的饮食会诱发胰腺炎呢？

（一）高蛋白质低脂饮食

胰腺炎患者应严格控制脂肪摄入量。应限制在每天20 g以下,随着病情的改善,脂肪摄入量逐渐增加至 40～50 g/d。避免进食富含脂肪的肉类、干果、油类、坚果、大豆、油炸食品和糕点等。蛋白质摄入量应大于 70 g/d,应选择含脂肪少的优质蛋白质,如蛋清、鸡肉、虾、鱼、豆腐、瘦肉等。糖尿病患者可以适当控制碳水化合物摄入。

(二) 富含维生素饮食

多吃蔬菜和水果。蔬菜可以吃菠菜、花椰菜、萝卜等,但必须煮熟食用,以防止过量的纤维摄入引起腹泻。水果则应选择无酸味,如桃子、苹果、香蕉等。尽量少吃产气食物,如各种豆类、红薯等。

(三) 饮食习惯

少量多餐、定时定量,尽量采取蒸、煮、炖等烹调方法。

(四) 饮食限制

避免食用辛辣刺激的食物,以减少胃酸和胰液的分泌。有些饮食还会使胰腺炎急性发作或加重病情,一定要避免。

1. 暴饮冰镇啤酒或碳酸饮料　冰镇饮品可刺激胃酸分泌及十二指肠乳头水肿,使胰液排出受阻,从而诱发急性胰腺炎。

2. 生食肉类和海鲜　炎热的季节,人们喜欢生食一些食物来解暑,这很可能为胰腺炎开了绿灯,尤其是生食肉类及海产品,这些食物脂肪含量较高,加之未经烹饪,加重了胰腺的负担,胰液大量分泌,同时因生的肉类难以消化,在胃肠道内滞留,刺激肠道水肿发生,也可诱发胰腺炎的发生。

3. 大量进食烧烤　烧烤这样的季节是很流行的美食,可是由于烧烤含有大量的脂肪、焦油等,又被涂上了厚厚的辣椒、孜然等调料,可以说口腹之欲被满足,胃肠道却十分痛苦,胃肠蠕动异常,机会性反流增加,胰液排出管道可能因此发生堵塞,引发胰腺炎。

4. 大量进食不易消化食物　我们饮食结构是多样的,但进食大量的肥肉、油炸食品会增加肝脏分泌胆汁、胆囊收缩及胰腺分泌的负担,导致胆管与胰管汇合部的肌肉功能失调,诱发胰腺炎。

5. 小零食　很多女性朋友或孩子喜欢吃各种各样的零食,但这些食品很多都是油炸食品,如薯片、虾条、方便面等,可是胰腺炎不一定是一次饮食诱发,很多时候是长期饮食习惯累积的,长期胰液分泌异常,胰腺功能受损,胰管压力异常,胰腺炎可能呈现的并不是急性发作,也可能一直是慢性胰腺炎,可是慢性胰腺炎要比急性胰腺炎承受更大的痛苦。

6. 产后妇女饮食　由于产后抵抗力下降、体内各种腺体的分泌及代谢发生改变,胰腺分泌也不例外,可是传统习惯认为月子妈妈要好好补一补,于是,家人便会为其准备一些高脂肪、高糖、高蛋白质食物,这些食物都会迫使胆液、胰腺分泌量增加,从而增加了月子妈妈胰腺炎发病的概率。

7. 盐　盐会增加胰腺的充血和水肿,应减少食用。

七、急性胰腺炎的防治

想要预防急性胰腺炎的发生,必须牢牢记住以下几点。

(一) 积极治疗原发病

避免或消除胆道疾病。例如,预防肠道蛔虫,及时治疗胆道结石以及避免引起胆道疾病急性发作。对于有高脂血症的人群,要尽量低脂饮食,坚持服用降脂药,控制血脂在正常范围内,在一定程度上可预防急性胰腺炎。

(二) 切忌暴饮暴食

预防胰腺炎的关键是要管住嘴,注意合理饮食,荤素搭配,避免暴饮暴食,尽量选择蒸、煮、炖等比较健康的烹饪方式。尤其是胆道疾病患者,更应重视清淡饮食,避免再次诱发急性胰腺炎。

(三) 戒酒

要想远离胰腺炎的伤害,最好也是最重要的方法就是不喝酒。一次性大量酗酒者,可诱发急性胰腺炎,长期饮酒者,则更容易发生慢性胰腺炎,在饭桌上千万不要为了感情而伤了身体。

预防胰腺炎,从健康生活习惯开始,多蔬果,少油腻,注意食物分量。小酌怡情,多饮伤身。当美食美酒在眼前,千万别忘记身体里还有一个饭量小、酒量小的消化器官,饕餮盛宴有可能是胰腺消受不了的"灭顶之灾"!

小贴士：长期反复上腹痛应考虑慢性胰腺炎和胰腺癌

慢性胰腺炎是由各种因素引起的胰腺组织和功能的持续性损害。胰腺可能有不同程度的腺泡萎缩或胰管畸形，部分或广泛的胰腺纤维化或钙化，以及不同程度的胰腺外分泌或内分泌功能障碍。主要有慢性复发性胰腺炎和慢性持续性胰腺炎两种类型，临床表现为腹痛复发、消瘦或腹泻。老年人比年轻人更常见，男性比女性更常见。慢性胰腺炎是由急性胰腺炎引起的。而胰腺癌在早、中期，通常无症状，或仅表现为上腹胀痛不适、背部不适、食欲减退、消瘦、乏力等，容易被忽略，或误认为慢性胃炎。胰头癌压迫胆总管可发生黄疸，黄疸出现虽然相对早一点，但也比较晚了；而胰体、胰尾癌，症状较不典型或缺乏，易误诊为"胃病"。因此要保持高度警惕！

当胃镜检查诊断为慢性胃炎，治疗后上腹部不适、疼痛反复不好时，应及时进行上腹部胰腺的增强 CT 和磁共振成像。如有胰腺缩小、钙化、胰管扩张等可诊断慢性胰腺炎。如发现胰腺肿大、囊肿或肿块，检查血肿瘤标志物 CA199 升高等，必要时可行超声内镜或 CT 引导下穿刺病理检查，以确诊胰腺癌。

有下列特征的慢性上腹痛应重点排除慢性胰腺疾病（慢性胰腺炎、胰腺癌）：① 45～55 岁以上中老年人；② 长期饮酒、吸烟、肥胖者；③ 反复中上腹不适、疼痛，治疗后无改善；④ 上腹痛或背痛，可在坐立或俯卧后疼痛减轻；⑤ 短时间内体重明显下降；⑥ 油腻食物后上腹不适加重、腹泻；⑦ 无痛性眼白发黄、尿黄；⑧ 新发血糖升高、糖尿病；⑨ 新发不明原因难治性或严重腹泻；⑩ 无明显诱因的急性胰腺炎；⑪ 有胰腺肿瘤家族史。

第二节　脂肪肝——不容轻视的胖子

脂肪肝（fatty liver）是一种作用于肝脏的常见病理改变，指由遗传、环境等多种因素导致的肝细胞内脂肪堆积过多的病变，并非单

一、独立的疾病。我国脂肪肝的患病率逐年上升,且发病年龄日趋年轻化,现已成为一种常见的多发性慢性疾病。从发病率方面来看,脂肪肝已稳坐全球肝病之首,并且有成为发达国家肝移植的首位病因的趋势。许多患者对脂肪肝的认知存有多种误区,没有深刻认识到其危害,未接受系统治疗,从而影响预后情况。可见,正确的疾病认识在诊疗、管理及康复过程中意义重大(图3-3)。

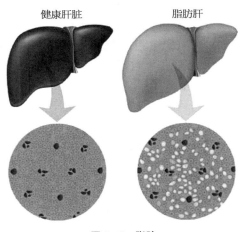

图3-3　脂肪

一、走进脂肪肝——胖子的世界很精彩

(一)了解脂肪肝——你真的懂"胖子"吗?

三酰甘油、磷脂、糖脂和胆固醇等,居住在正常人肝组织中,其重量为肝重量的3%～5%,当肝内脂类含量超过肝重量的10%～15%,或40%～50%的肝脏实质脂肪化称为脂肪肝。如果正常肝脏是个体型很匀称的人,那脂肪肝就是个胖子,胖子可以和正常人一样生活,但是人一胖就容易生病,身体功能便会不正常,或者胖到了一定程度,影响到了自身活动,这就成了重症,病情凶猛。其实脂肪肝并不可怕,大多数情况下它的病情可以逆转,早期诊断、及时治疗常可恢复正常。

（二）患病原因——"胖子"不是一口吃成的

作为一个近年来日益壮大的疾病,脂肪肝的破坏能力不容小觑,如不及时治疗,将发展为肝纤维化,甚至发展为肝硬化和肝癌。患者一旦形成肝硬化,病情将很难逆转,因此,了解脂肪肝的"饭桌",可以帮助大家在日常生活中做好脂肪肝的预防工作,从而避免"胖子"的养成。脂肪肝最常见的病因有很多,基本上可以归类为化学因素、营养因素、生物性致病因素、遗传因素、内分泌代谢因素等。

1. 化学因素　磷、苯、砷、铅等对人体有毒的化学毒物可诱发脂肪肝,一些药物如糖皮质激素、甲氨蝶呤、四环素等,也会增加发病风险,且在欧美国家中,嗜酒是导致脂肪肝和肝硬化最常见的原因。

2. 营养因素　近年来,引起脂肪肝的众多原因中,肥胖居于首位。但鲜为人知的是,蛋白质及热量缺乏同样会导致脂肪肝。而有些内分泌代谢性疾病如甲状腺功能亢进、皮质醇增多症、高脂蛋白血症、糖尿病高脂血症和高尿酸血症等均可引起肝细胞脂肪变性,这类脂肪肝均是由营养不良引起的。其中最突出的是非胰岛素依赖型糖尿病。

3. 生物因素　主要有病毒、细菌等病原微生物及寄生虫等,这些致病因素通过引起肝细胞的变性坏死及炎性浸润而诱发脂肪肝。研究表明,某些丙型、丁型肝炎病毒可分别引起大泡性和小泡性肝细胞脂肪变性,各型肝炎均可在不同时期诱发肥胖性脂肪肝。

4. 遗传因素　遗传物质基因的突变或染色体的畸变可直接导致脂肪肝。主要为先天性代谢性肝病,其中糖原累积病、半乳糖血症、果糖耐受不良等遗传性疾病易引起大泡性脂肪肝,引起小泡性的病因主要为线粒体脂肪酸氧化遗传缺陷、尿素循环酶先天性缺陷等。

5. 妊娠急性脂肪肝　国外的妊娠后期合并急性脂肪肝的发病率为1/13,也就是每13个妊娠妇女中就有一个发病。本病病死率甚高,主要由于妊娠后期,妊娠妇女体内肾素、儿茶酚胺、血管紧张素等活性物质增多,这些活性物质激活了脂肪酶,脂肪分解加快,导致血液、肝细胞内游离脂肪酸含量增多。且妊娠期激素的变化,含有解毒功能的酶系统功能受到影响,导致肝细胞内蓄积大量游离脂肪酸。

虽然脂肪肝的病因有很多,但有些脂肪肝的病因却是藏得很隐蔽,这就是20%的原因不明的脂肪肝,这类爱捉迷藏的脂肪肝通常与氧应激、脂质及脂蛋白代谢异常、免疫反应等有关。因此,在脂肪肝规范化治疗的过程中,掌握其临床类型及其相应表现对采取科学的、合理的方法进行治疗有很大优势。

二、脂肪肝的分型及症状——人有百态,"胖"有百种

脂肪肝的病因、病理类型及其伴随疾病状态造成了其不同的临床表现。在不影响肝功能时(不是超重情况下)无明显体征,一旦影响到肝脏组织,会产生多种临床表现,且都具有乏力、腹痛、消化系统反应等特征。

(一)"胖子"的性格不同

1. 急性小泡性脂肪肝　常有急性或亚急性重症病毒性肝炎临床特征,伴有乏力、纳差、呕吐和黄疸,重者出现意识障碍和癫痫。严重者病情进展迅速,可在短期内发生腹水、肝性脑病、肾衰竭以及弥散性血管内凝血,脑水肿和脑疝是其常见的死亡原因。当然,并不是所有的急性小泡性脂肪肝都发病严重,也有部分临床表现轻微,仅有一过性呕吐及肝功能损害的表现。

2. 慢性大泡性脂肪肝　慢性大泡性脂肪肝即通常说的脂肪肝,中老年人多发,男性较女性发病率高。症状轻微且无特异性,一般多呈良性结果。有时即使已形成脂肪肝和肝硬化,肝病症状仍有可能不甚明显,因此多在健康体检或评估其他疾病时偶然发现。

(二)"胖子"的口味不同

1. 肥胖性脂肪肝　肝内脂肪堆积的严重程度与体重是成正比的。约一半的肥胖者患有脂肪肝,重度肥胖者脂肪肝病变率更是过半,高达61%～94%。但肥胖者控制体重后,其脂肪浸润情况亦会得到大大改善。

2. 酒精性脂肪肝　酒精可以说是病因中的"龙头老大",长期嗜酒者的肝穿刺报告中显示,有脂肪浸润的占75%～95%,每日的饮酒量应控制在80～160 g,否则酒精性脂肪肝的发生率将增长5～

25倍。

3. 快速减肥性脂肪肝　过分节食甚至禁食会引起短期内脂肪的大量分解，导致肝细胞的损伤，从而引起脂肪肝。

4. 营养不良性脂肪肝　瘦者同样会得脂肪肝，这是由于引起脂肪肝的重要原因之一是营养不良，蛋白质缺乏，多见于食物摄入不足或消化障碍，使得三酰甘油在肝内积存，形成脂肪肝。

5. 糖尿病脂肪肝　糖尿病患者中约50%可发生脂肪肝，其中以成年患者为多。这是由于成年后患糖尿病者多为肥胖者，具备脂肪肝变的两个相关因素：肥胖程度和进食脂肪或糖过多。

6. 药物性脂肪肝　四环素、嘌呤霉素、环己胺、肾上腺皮质激素，以及砷、铅、银、汞等药物或化学毒物易致脂肪肝。此外，一些降脂药也可能通过对蛋白代谢的干扰导致脂肪肝。

7. 妊娠脂肪肝　第一胎妊娠34～40周时发病率较高，发病者预后不佳，母婴死亡率分别高达80%与70%。

8. 其他疾病合并脂肪肝　结核、细菌性肺炎及败血症等感染，接受皮质激素治疗，病毒性肝炎患者的过分限制活动，都易引起脂肪肝，控制感染后或去除病因后可迅速改善肝脏情况。此外，还有中毒性脂肪肝、遗传性疾病引起的脂肪肝、胃肠外高营养性脂肪肝等。

（三）“肥胖”程度不同

脂肪肝的最常见体征就是肝脏肿大，多为轻至中度的肝脏肿大，表面光滑、边缘圆钝、触诊可觉质地正常或稍硬，压痛不明显（图3-4）。依据脂肪肝病变程度，可以分为以下几类。

1. 轻度脂肪肝　临床症状不明显甚至无症状，这种情况在饮食过量或高脂饮食的老年人中尤其多见，称为“隐性脂肪肝”。

2. 中度或重度脂肪肝　病程越长，症状越明显。乏力、纳差、右季肋痛、腹胀等肝功能障碍症状多常见。亦可见腹痛，右上腹痛居多，偶

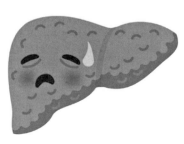

图3-4　脂肪肝——疲劳的肝脏

见中上腹痛,伴压痛。少见的有类似急腹症的表现,主要为反跳痛、发热、白细胞计数增高,这种情况需及时处理。肝包膜受伸张、肝韧带被牵拉、脂肪囊肿破裂和发炎等导致患者疼痛。门静脉高压症和消化道出血多与重度脂肪肝合并出现,同时还可伴有贫血、外周神经炎、神经系统症状,常有下肢水肿和腹水,内分泌方面有蜘蛛痣,男性乳房发育、睾丸萎缩、阳痿,女子闭经、不孕等表现。

三、脂肪肝的鉴别诊断——兄弟众多,不要弄错

由于肝脏疾病临床表现的重叠性,应与其他常见肝病如病毒性肝炎、肝硬化和肝癌、肝血管瘤等占位性病变相鉴别。

1. 病毒性肝炎　病毒性肝炎患者除具有一般的和脂肪肝相类似的表现外,病原学、流行病学检查有助于确诊。

2. 肝脓肿、肝囊肿、肝癌、肝血管瘤　局限性脂肪肝改变需与它们相鉴别。通常情况下,小细胞肝癌超声显示常有包膜影和门静脉侵犯,转移性肝癌超声常见多结节,无门脉系统侵犯,CT可以显示肝癌多呈边界较清楚的密度减低区。肝动脉造影可以很大程度上排除肝脓肿、肝囊肿等,B超引导下肝穿刺活检可以有效确诊各种肝内占位性病变。

四、脂肪肝的辅助检查——多重"照妖",原形毕露

(一) 实验室检查

1. 血清酶学检查

(1) ALT、AST:一般升高幅度不大,达正常上限的2~3倍。酒精性脂肪肝的AST升高明显,非酒精性脂肪肝时,则ALT/AST>1。ALT>130 U,表明肝小叶脂肪浸润明显。

(2) γ-GT、ALP:γ-GT升高常见于酒精性脂肪肝,且ALP可达正常上限的2倍;非酒精性脂肪肝患者γ-GT也有一定的升高。

(3) GST:较ALT更敏感,多反映应激性肝损伤。

(4) 鸟氨酸氨甲酰转移酶(DCT)、谷氨酸脱氢酶(GDH):DCT为尿素合成酶,GDH为线粒体酶,脂肪肝时,两酶都升高。尤其是酒

精性脂肪肝,其 GDH/OCT>0.6。

（5）卵磷脂胆固醇酰基转移酶（LCAT）、胆碱酯酶（CHE）：80%脂肪肝血清 LCAH 和 CHE 会有所升高,但低营养状态的酒精性脂肪肝升高并不明显。鉴别肥胖性脂肪肝一般看 CHE。

2. 血浆蛋白变化

（1）β 球蛋白,α_1、α_2、β 脂蛋白多升高。

（2）白蛋白多正常。

（3）肥胖性脂肪肝时,LDL－C 升高,HDL－C 显著降低,Apo B,Apo E,Apo CⅡ和Ⅲ升高。

3. 血浆脂类   TG、磷脂、胆固醇常升高,胆固醇升高最显著,常大于 13 mmol/L。

4. 色素排泄试验   肥胖性和酒精性脂肪肝中,因为脂肪堆积多在色素处理部位。肝细胞排泄色素的功能受到了肝脏脂肪堆积的影响,导致色素排泄减少,其程度与肝脏脂肪浸润程度有关。

5. 胆红素   轻中度脂肪肝胆红素多为正常,严重脂肪肝时血胆红素可有升高。

6. 凝血酶原时间（PT）   部分酒精性脂肪肝可延长。

7. 血胰岛素水平   可呈高反应延迟型,糖耐量曲线有所改变,高峰上升,下降延迟。

8. 血尿酸、尿素氮   少见升高。

（二）其他辅助检查

1. B 超检查   回声波衰减为弥漫性脂肪肝的超声波图像主要表现,脂肪肝可根据其衰减的程度分为以下 3 种。

（1）轻度脂肪肝：超声显示肝内管状结构仍可见,近场回声增强,远场回声衰减不明显。

（2）中度脂肪肝：超声显示管状结构模糊,前场回声增强,后场回声衰减。

（3）重度脂肪肝：管状结构不清,无法辨认,近场回声显著增强,远场回声明显衰减。95%的重度脂肪肝可由超声检出。

2. CT 检查   CT 诊断的准确性优于 B 超,增强后 CT 扫描,脂肪肝的肝内血管影可显示其形态、走向均无异常,有时可见血管变细、变窄,但无推移、包绕现象,有助于与肝癌和脂肪肝内的灶性非累及区(正常"肝岛")相鉴别。

3. MRI 检查 一般认为其价值较 US 和 CT 为小。脂肪肝的 MRI 表现为全肝、一叶或灶性脂肪浸润,自旋回波(SE)序列和反转恢复(IR)脉动序列的 T1 加权信号正常。近年有人用 MRI 测定肝组织脂肪含量。

4. 肝活检 是确诊脂肪肝尤其是局限性脂肪肝的重要方法。当今社会的发展,在 B 超引导下抽吸肝组织活检消除了过去盲目肝穿刺法的弊端,更准确、安全。活检对于确定肝内是否存在脂肪浸润有重大意义,并可判断肝脏有无纤维化,并排除非创伤性检查中难以鉴别的占位性病变,对于治疗方案的选择有指导价值。

脂肪肝活体组织检查的适应证:① 难以与恶性肿瘤区别的局灶性脂肪肝或弥漫性脂肪肝伴正常肝岛,可在 B 超引导下实施肝活检。② 可以有效探明某些少见的脂肪肝病变的原因,如糖原贮积病、胆固醇酯贮积病、Wilson 病等。③ 肝活检是唯一确诊症状可疑的非酒精性脂肪性肝炎的手段。④ 酒精性肝病有不能解释的临床或生化异常表现者可以实行肝活检进行进一步检查,肝活检也是酒精性肝炎在考虑皮质类固醇治疗前排除活动性感染的重要手段。⑤ 肥胖性脂肪肝患者在积极控制体重后肝功能酶学仍持续异常者,可用肝活检寻找其他病因。⑥ 怀疑脂肪肝导致重症肝炎者,肝活检对其了解病因有重大意义。⑦ 肝活组织学改变是评估某些血清学指标,以及 B 超、CT 等影像学检查诊断脂肪性肝、纤维化的可靠的金标准,并且可以在某一治疗方案中对脂肪性肝纤维化治疗的确切效果上用以最客观的评价。⑧ 怀疑多种病因引起的脂肪肝或肝功能损害者,或怀疑不是单纯性肝细胞脂肪变,可通过肝活检明确其具体病因或找出主要病因。

五、脂肪肝的疾病谱——"小胖子",也会吃成"大怪兽"

1. 导致肝硬化、肝功能衰竭、肝癌 各种肝病往往都会走向肝硬化,脂肪肝不是特例,若不注意呵护,肝脏硬化后,继发肝细胞癌的概率较高。肝硬化在临床上分为代偿期和失代偿期,一旦肝硬化发展到了失代偿期,患者极易发生肝腹水、肝昏迷、消化道出血、肝功能衰竭、肝肾综合征等,那就离生命的终结不远了。

2. 脑病脂肪肝综合征　现今对其发病机制尚未作有效解释,但可知线粒体损伤和酶活性丧失是其病理基础。弥漫性脑水肿和重度的肝脂肪变性是其主要的病理改变,肝脏肿大,质地坚实。通常脑症状显著,如抽搐、进行性意识障碍、昏迷等,该病死亡率高,可达70%～80%。

3. 促进动脉粥样硬化的形成　高脂血症如同好朋友般常伴脂肪肝患者左右,血液黏稠度增加,而作为其中的重要分子——低密度脂蛋白(LDL),因其分子量极小,极易在血管壁沉淀,久而久之,动脉弹性降低,柔韧性减弱,管径变窄,血液循环深受影响,最终导致血管破裂,危及患者生命。

4. 形成肝纤维化、肝硬化(图3-5)　肝脏脂代谢失调产生脂肪肝,而脂肪肝又会加重肝脏损伤,这是一种互为因果、恶性循环的发展。由于脂滴在肝细胞中的增多,肝细胞脂肪逐渐变性、肿大,过多的压力挤向细胞核,导致其偏离中心。线粒体主脂肪代谢,光面内质网像个搬运工,负责脂肪向细胞外的运输工作,脂肪在肝细胞内的逐步堆积,加重了线粒体和内质网的负担,从而影响其他营养素、激素、

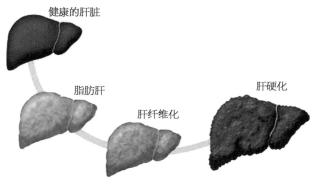

图3-5　脂肪肝病变

维生素的代谢。若这种肝细胞的变性情况长期进行下去,会导致肝细胞的再生障碍和坏死,肝纤维化、肝硬化则指日可待。

5. 诱发和加重冠心病、高血压　动脉硬化、冠心病、高血压是三个老伙伴,关系十分密切,而酒精性脂肪肝也想加入他们,研究表明,酒精性脂肪肝患者合并高血压、冠心病的概率很高,容易导致心肌梗死而猝死。

脂肪肝现位居肝病前排,其严重性可想而知,虽然它是可逆性疾病,但也是病,如果不重视的话,它也会发怒,会对身体造成难以预估的影响。因此,早预防、早发现、早治疗尤为重要。

六、规范治疗——科学"健身",告别肥胖

减缓脂肪肝进行性病变不是治疗的最终目的,还原健康肝脏才是目标。脂肪肝是一个可逆性疾病,也是全身性疾病给我们的一个预警,是全身性疾病在肝脏上的一种病理表现,早期发现,积极寻因,及时治疗,在进一步演变为肝硬化之前是可以对肝内病变实施逆转的。

(一)去除病因和诱发因素,积极控制原发病

脂肪肝并不是一种单一疾病,而是由多病因引起的获得性疾病,对其防治至关重要的一步就是寻找与去除病因和积极控制原发病。轻至中度脂肪肝在对症治疗,控制原发病后,肝脏功能即可好转,甚至完全恢复正常,药物性脂肪肝中的大多数在停药后的2～3个月内也可完全恢复正常。

戒酒对单纯性酒精性脂肪肝绝对有效,大量临床数据表明,因酒精代谢在肝内沉积的脂肪一般在戒酒数周或数月内即可完全消退,因此,长期酗酒、酒精中毒所致的酒精性脂肪肝患者应戒酒。

营养不良性脂肪肝者应均衡饮食,合理加强营养;因小肠改道手术所致的脂肪肝,应重新手术吻合,保持肠管的术前状态,并补充必需氨基酸,增进其吸收;对于肥胖和糖尿病脂肪肝患者来说,有效控制体重和血糖是关键;胃肠外营养所致脂肪肝则应避免过高热量及过多脂肪乳剂的输注,以防摄入脂肪过多,并尽可能及早提供胃肠内

营养,开放经口或经管饲饮食;慢性肝炎患者不论病情是否需要,都应尽可能避免长期过高热量的摄入和过分休息,因为这些因素可因体重增加而诱发脂肪肝;妊娠呕吐引起的脂肪肝在补充营养后肝脏可恢复正常,而妊娠急性脂肪肝在终止妊娠和控制并发症后,肝内沉积的脂肪可完全消退。

(二) 调整饮食方案,纠正营养失衡

对于脂肪肝,饮食治疗很重要。热量摄取要适宜,三大营养要素分配合理并保证其质量,维生素、矿物质及膳食纤维要适当补充,戒酒和改变不良饮食习惯也会对脂肪肝的治疗起决定性作用。对于大多数慢性脂肪肝来说,调整饮食是基本治疗方法,亦是预防和控制脂肪肝发展进度的重要措施。根据患者符合身体状况的目标体重,调整每天热量摄入,科学分配各种营养要素。蛋清、瘦肉、鱼类及新鲜蔬菜这些膳食,富含亲脂性物质,对促进肝内脂肪消退有帮助,食用高纤维类的食物容易有饱腹感,可减少碳水化合物的摄入,从而控制血糖和血脂,这对营养过剩型脂肪肝尤为重要。

值得注意的是,虽然肝内脂肪增多,但脂肪肝患者日常仍需摄入适量的脂肪,并注重控制糖类的摄入。因为人体健康所必需的能量中包含脂肪,即使为了减掉脂肪肝不摄入含脂肪的食物,糖类及氨基酸前身物质仍可被机体转化成脂肪。另一方面,摄入过多糖类,特别是甜品,会促使胰岛素分泌增加,将糖转化为脂肪。

而酒精性肝病、恶性营养不良和蛋白质-热量营养不良引起的脂肪肝及脂肪肝性肝硬化,补充足够优质蛋白质及热量的营养支持疗法对其尤为适用。蛋白质摄入不足会加剧肝内脂肪沉积,而富含高蛋白质的饮食会增加"载脂蛋白"这一搬运工,齐心协力将脂质顺利运出肝脏,减轻脂肪肝,对肝细胞功能的恢复和再生起促进作用。因此,脂肪肝患者每天应摄入不低于 60 g 的蛋白质,素食者则应摄入不低于 80 g 的植物蛋白,但糖尿病脂肪肝兼有肾病的患者由于肾病原因,蛋白质不易摄入过多。

总之,不能一张方子用到底,应根据不同的病因和病情,确定不同的食疗方案,并在发生病情变化时及时调整。

(三) 坚持必要锻炼,维持理想体重

对于由肥胖、糖尿病、高血脂引起的脂肪肝患者,可在医护人员的指导下完成中等量的运动,即机体所能承受的最大运动强度的50%左右,使心率达到一定数值标准(20～30 岁,130 次/分;40～50 岁,120 次/分;60～70 岁,110 次/分),每次持续 10～30 分钟,每周 3 次以上。尤其对于肥胖者来说,相比单纯节食减肥,运动疗法更重要,因为运动减肥主要去除腹部的内脏脂肪,经常运动会降低三酰甘油、低密度脂蛋白(LDL),升高高密度脂蛋白(HDL),改善葡萄糖耐量,降低血压。每天中等量的锻炼可以消耗 1 260 kJ 热能,4 个月体重可减轻 4.5 kg。

(四) 药物维持相对正常的血脂、血糖水平

药物治疗对于肝内脂肪及其伴随炎症的消退起积极作用,可以阻止其向肝纤维化、肝硬化发展。虽有药物治疗方案,但至今尚无防治脂肪性肝炎的有效药物。只是在必要时适当应用降脂、保肝、抗肝纤维化类的药物,可以加速排泄肝内脂质,起到疏通保护作用,从而防止肝细胞炎症、坏死及纤维化。且现有药物主要是辅助治疗伴有肝功能损害、症状明显的非酒精性脂肪性肝炎和酒精性肝病。常用的有胆碱、蛋氨酸和部分 B 族维生素。

1. 胆碱　胆碱在促进磷脂合成中具有重要作用,并能加速载脂蛋白生成,促进肝内脂肪转运。人类几乎完全缺乏胆碱氧化酶,因此,虽然它不间断地参与体内甲基转换和脂代谢过程,但它在体内很少会被代谢转化。国内常用的胆碱制剂为氧化胆碱,用法为口服每日 3 次,每次 0.3～1.0 mg;针剂有复方胆碱,每次 2 mL 肌内注射。这些药物适于蛋白质-热量不足或恶性营养不良、长期接受胃肠外静脉高能营养治疗者,可谓是量身专属,不应用于其他类型的脂肪肝。

2. 蛋氨酸　蛋氨酸是一种必需氨基酸,甲基合成胆碱便是由它提供,具有促进肝内脂肪代谢及保肝、解毒等功效。大鼠研究实验表明,进食缺乏胆碱和蛋氨酸饮食,或给予蛋氨酸拮抗物——乙硫氨酸的大鼠,均会有不同程度的脂肪性肝炎和纤维化,及时补充蛋氨酸可迅速逆转病变肝脏,但过多地补充蛋氨酸易使患肝性脑病的风险增

大。现认为蛋氨酸的作用机理可能与胆碱一样,仅对蛋白质-热量不足所致的脂肪肝有效,用法同样口服每日 3 次,不同的是因其效用仅为胆碱的 10%~20%,故应用相对较大的剂量,每次 1~3 g,且肝功能不全和肝性脑病患者禁用。

3. 维生素　肝脏的脂肪代谢需要 B 族维生素、维生素 C、维生素 E 的参与,它们可以保护肝细胞。各种原因的脂肪肝中,特别是酒精性脂肪肝患者,由于饮食中缺乏维生素,机体又因脂肪组织堆积,肝脏对维生素摄取障碍增大,消耗增多,导致肝脏内缺乏维生素。因此,额外补充 B 族维生素、维生素 E、β 胡萝卜素等抗氧化剂对防治酒精性以及非酒精性脂肪性肝炎起积极作用。尤其是泛酸素,它在组织内可以转化成辅酶 A,体内许多反应需辅酶 A 参与,如氧化及合成脂肪酸。

七、健康教育——肝脏也"瘦身",体态完美才美好

(一)脂肪肝的相关疑问——"胖"在江湖,必有传说

1. 是否肥胖容易导致脂肪肝?　肥胖者体内脂肪组织增加,就增加了体内脂肪酸、游离脂肪酸的释放量,成为机体的主要供能物质,使得机体对葡萄糖的利用降低。虽然葡萄糖的利用率变低导致了血糖升高,而血中葡萄糖含量升高可以刺激胰岛素分泌,抑制游离脂肪酸释放,但另一方面,当面对体内增加的大量脂肪时,胰岛素的抑制作用远远不能抵挡它的来势汹汹,怎么能让小步兵对抗千军万马呢?其游离脂肪酸释放的绝对量还是增加,余下过多的脂肪酸攻破胰岛素的防线,大量冲入大本营——肝脏,合成三酰甘油,逐渐定居,形成脂肪肝。这就是肥胖者容易发生脂肪肝的基本原理。

除此之外,形成脂肪肝还有一重要因素——高热量饮食。患者肥胖通常是由于摄入过多热量,而过多的热量容易转化为脂肪,并且,肥胖患者的脂肪肝是体内总的脂肪的一部分,这就是为什么肥胖患者控制体重后,其脂肪肝的程度减轻,反之,脂肪肝的程度加重。

2. 脂肪肝都是过度饮酒或高脂饮食造成的吗?　在脂肪肝整体学科里,发生条件为诱因,导致脂肪肝的原因为致病因素。诱因和

致病因素不是确切的某一项或某几项,而是多方面共同作用。在脂肪肝的发生发展过程中,营养因素、遗传因素、机体免疫状态、生活方式以及年龄和性别等均可成为脂肪肝发病的条件因素,每个条件都起着重要的作用。

(二)脂肪肝患者的自我管理

1. 饮食管理

(1)脂肪肝饮食要定量:现如今肥胖成为爱美女性的公敌,它更是大多数脂肪肝患者的宿敌,对于两者来说,饮食控制都是首要的治疗原则。正常体重者,轻体力劳动时,每千克体重 30 kcal 为每日的热量摄入标准,超重者的标准则为每千克体重 20～25 kcal。

(2)脂肪肝饮食要有讲究:控制饮食是前提,饮食讲究是关键。有人认为,身上脂肪多那就不吃脂肪,改吃全素。其实,低脂饮食才是脂肪肝患者的合理膳食。高蛋白质,适当热量和低糖,既能使肥胖者保证机体蛋白质及各种营养素的基本需要,又能造成热能的消耗,即消脂,使机体达成一种负平衡状态。而营养不良性脂肪肝则与此不同,应以高蛋白质、足量糖类和脂肪的饮食为原则。

低脂饮食提倡饮食清淡,但并不是长期只吃素食。日常应限制高脂肪、高胆固醇类食物的摄入,如猪、牛、羊肉等,蛋黄、蟹黄、动物脑髓、鸡鸭皮、内脏、黄油等,都要减少食用量。限制脂肪摄入量在每日 30～50 g。健康人每日摄入胆固醇的量应低于 300 mg,高血脂、冠心病患者每日摄入量应再低一点,不足 200 mg。橄榄油、茶油等富含不饱和脂肪酸的植物性脂肪适合食用,限制饱和脂肪酸的食用量(如动物油、奶油等)。

蛋白质摄入应以白肉为主,如禽类、鱼肉等,每餐不要吃过少或过饱,进食量以下一餐就餐前半小时有饥饿感为度。

尤其要限制糖类食品,多吃蔬菜和水果。且脂肪肝等肝脏疾病患者要绝对远离酒精,就算喝得不多也会加重病情。

(3)脂肪肝饮食要合理搭配:过分精细的饮食反而对健康不利,粗细杂粮多样搭配的主食是首选,蔬菜、水果和菌藻类的食用可以帮机体补充足够的膳食纤维,如糙米、粗麦粉、豆类、菌菇类、海带、鸭梨等,均富含丰富的膳食纤维。维生素可以防止毒素损害肝细胞,对肝细胞起保护作用,因此脂肪肝患者以多进食富含各种维生素的食物为宜。

　　2. 合理运动　　运动疗法是脂肪肝的治疗法则之一。其中有氧运动是最好的运动类型,如游泳、快走、打乒乓球等,人体在有氧运动时以有氧分解代谢为主,血浆中胰岛素减少,三酰甘油的合成受到抑制,脂肪分解加快。而无氧运动如短跑、篮球和足球运动,会使机体能量消耗增加,进一步使糖酵解增加,难以消耗游离脂肪酸,效果不如有氧运动。但运动也有要求,对于因节食减肥或服用药物导致的脂肪肝患者,肝脏的代谢会受到不适宜运动的干扰,不利于疾病的康复。总之,科学运动,劳逸结合,才是促进康复的良方。

八、脂肪肝的预防——保持"身材",远离"肥胖"

　　对于脂肪肝的预防,饮食调养是基本防治措施,限酒是宣教重点,特别是酒精依赖症患者更要彻底戒酒。对于自身的一些原发病要积极治疗,如高血脂、2 型糖尿病等;遵医嘱慎用药物,不滥用、擅用药物。

　　合理运动很重要,中老年人因生理功能减退,肝功能退化,代谢能力下降,若日常活动减少,容易导致肝脏堆积脂肪,诱发脂肪肝。保持良好心境同样很重要,心境舒畅与积极锻炼是相辅相成的,身心的自我放松,相当于两剂良药。总之,脂肪肝患者在治疗上,讲究"定制型",适宜的诊疗方案是根据患者自身情况量身定做的,讲科学,不盲从,重饮食,勤锻炼,是对预防和预后真正有益的秘诀。

第三节　肝硬化——冰冻三尺,非一日之寒

　　肝硬化,可能是百姓眼中较为熟悉的一种慢性肝病,提起肝硬化,多数人会想到"大腹便便""面色晦暗",随之"谈肝色变"。但如若能正确认识、有效管理,肝硬化绝非洪水猛兽般不可抵御。下面就让

我们一起深入了解抵御之法吧!

一、肝硬化的基础知识

(一) 初识肝硬化

多种原因引发肝脏细胞病变或坏死,均可导致肝硬化的发生。肝硬化病程长,病情复杂,易反复。诱发肝硬化的原因有很多,如病毒性肝炎、非酒精性脂肪肝、血吸虫病、慢性酒精中毒、长期药物及毒物刺激、胆汁淤积、自身免疫性疾病或某些反复引起肝脏损伤的遗传性疾病等。除此之外,营养不良也可间接导致肝硬化。有时也存在病因难寻的情况,称为隐源性肝硬化。在我国,病毒性肝炎是引起肝硬化的主要病因。随着人们生活方式的改变,长期酗酒和非酒精性脂肪肝也在肝硬化的病因排行中不断攀升。当然,也不是所有的病毒性肝炎都会发展为肝硬化,以乙肝、丙肝发生的概率最高,而甲肝、戊肝则不会发展为肝硬化。从病毒性肝炎发展到肝硬化时间长短不等,短则数月,长则数十年(图3-6)。

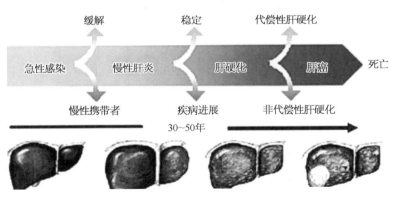

图3-6　肝硬化的演变过程

(二) 判别肝硬化

通常情况下,多数人只会在身体出现症状,影响正常生活才会到医院就医。那么,什么样的情况才是机体发出的肝硬化报警信号呢?

1. 疲乏无力　是最早出现的症状。早期不爱活动,重者卧床不起,连洗脸、吃饭都不爱做。尽管经过充分休息,但疲劳感仍不能消除,严重者可能会有四肢与身体分离的感觉。

2. 食欲减退、恶心厌油　是最常见的症状。这是大多数肝病患者都会有的症状。患肝病时,肝脏分泌胆汁功能下降,胃肠道充血、水肿、蠕动减弱,从而影响食物的消化与吸收,进而导致厌油、食欲减退。

3. 黄疸　是最易发现的症状。肝硬化时,胆红素的代谢能力下降,使得皮肤和黏膜呈现黄色,最先出现也是最明显的是眼白变黄,有时在灯光下不明显,而在户外阳光下极易辨认。当黄疸进一步加重,表现为肉眼可见的皮肤发黄,甚至小便颜色加深,严重时会出现酱油色尿。

4. 其他表现　以上是肝硬化早期可能出现的症状,当肝脏功能进一步减退,患者症状就会加重,人体会出现两大类主要表现。一是肝功能损害,如消瘦乏力、营养不良、面色灰暗黝黑、厌食、恶心、呕吐、腹胀、腹泻、黄疸、出血倾向、贫血、内分泌失调、肝掌、蜘蛛痣等。二是脾大、腹水等。此外,失代偿期肝硬化患者同时可有全身各系统症状,甚至多种并发症也会随之出现。

(三) 肝硬化的并发症

当肝硬化发展至晚期,出现的症状对患者的躯体与心理都会带来不小的负担。晚期肝硬化可出现的主要并发症包括以下几类。

1. 上消化道出血　肝硬化最常见的并发症,多为食管胃底静脉曲张破裂所致,患者常常会出现呕血、黑便。如出血过多,可造成失血性休克,进一步可能会加重肝功能损害并诱发肝性脑病。

2. 肝性脑病　肝硬化后期,由于肝功能严重受损,大量有毒物质无法通过肝脏解毒,进而影响脑内神经所致。患者起初会有睡眠昼夜颠倒,胡言乱语,性格行为的改变、躁动等表现,后期可出现昏睡、昏迷。

3. 自发性细菌性腹膜炎及其他部位感染　由于患者身体抵抗力降低,易并发各种感染。而当患者有腹水时,由于腹水适合细菌等微生物的生长繁殖,极易引起自发性细菌性腹膜炎。表现为腹胀加重、腹痛、腹围明显增大,部分患者有发热。

4. 肝肾综合征　肝硬化时,体内化学物质灭活减少和血容量不足,可能会导致功能性肾衰竭,通常表现为尿量减少,甚至无尿。

5. 原发性肝癌　绝大多数肝癌有肝硬化基础,可以说肝硬化是肝癌的重要癌前状态,因此应当高度重视肝硬化的预防并积极治疗。

我们已经看到了,肝硬化的表现如此之多,如果出现了前面提到的一个或几个表现,是不是就得了肝硬化呢?我们提到的其中一些症状和体征未必就能说明患病所致,如乏力、恶心、食欲减退,可能每个人或多或少在某个时期都会出现,也有可能是其他疾病引起的。无论怎样,出现症状就应该引起重视,到正规医院就诊咨询,才能进一步明确。

(四) 肝硬化的检查

1. 超声检查　现在临床上所说的超声检查多为彩色超声检查,可以清晰地显示肝脏及周围器官的各种断面图像,而且可以看到血管中的血液流动方向。超声检查费用远比 CT 和 MRI 便宜,且对身体无害,是肝硬化患者首选的检查方式。但是超声检查易受消化道气体干扰,检查前 3 日最好禁食牛奶、豆制品、糖类等易于发酵产气食物,检查前一晚宜清淡饮食,当天需空腹禁食、禁水。患者如同时需行胃镜检查时,超声检查应先进行。

2. CT　相较于超声,CT 的成像更加清晰,图像分辨率较高,同时不容易受到腹腔气体的干扰。CT 不仅可以清楚反映肝硬化发生后肝脏形态学改变,并且可以评估门静脉高压和并发症情况,因此,CT 对于诊断肝硬化以及评判肝硬化并发症的发生都有十分重要的作用。

3. MRI　近年来,核磁共振在肝硬化中的应用逐渐得到重视。首先 MRI 不存在电子辐射,患者可重复进行检查。其次,MRI 具有多种序列,除常规肝硬化诊断外,有望为其早期诊断提供更多有价值的信息。

在临床中,每一种影像检查方式都有其自身的优点和缺点,在疾病不同时期合理地选用不同影像学检查手段将对肝硬化及其并发症的诊断提供帮助。但需指出的是,这些常规影像学检查方法对早期肝硬化诊断价值仍很有限。

二、肝硬化的治疗

目前我国对于肝硬化患者的治疗目标是轻症患者延缓肝硬化进展,而疾病进展期患者主要是防治并发症的发生,延长生存期和提高生存质量。治疗主要包括以下几个方面。

1. 控制病因　俗话说:"治标先治本。"所谓控制病因,就是治疗疾病之根本。如为病毒性肝炎所致的肝硬化,积极的抗病毒治疗不仅可延缓肝硬化的进程,而且可以有效减少肝癌的发生,因此,病毒性肝炎肝硬化的抗病毒治疗显得尤为重要。如为酒精性肝硬化或药物引起的肝硬化,应严格戒酒,避免再服用肝损伤药物。

2. 适当休息　轻症患者可参与较轻的工作,以不感到疲劳为宜。有重症化倾向者早期应卧床休息,症状减轻后可少量活动但要控制活动量,最好在饭后能安静休息1～2小时。而存在明显症状的患者,一定应多卧床休息,避免过多的消耗。已婚的患者要酌情控制性生活频度,育龄妇女不宜妊娠,以利肝脏的恢复。肝功能基本正常后,可适当增加活动。

3. 合理饮食　肝硬化患者多数存在营养不良,它不仅会加重肝脏损伤,还会降低患者自身抵抗力,诱发感染,进一步加重肝损伤,长此以往形成恶性循环。营养素方面,主要缺乏蛋白质和维生素等营养物质;对于蛋白质,以补充优质蛋白质为主,如豆制品、牛奶、鱼、蛋和瘦肉等,但每次量不要太多,尤其是有肝性脑病前兆时,患者应遵照医嘱,限制蛋白质的摄入。各类维生素也要保证供给,可补充富含维生素的新鲜水果、蔬菜等,但应避免食用坚硬、粗糙的坚果或油炸食品,而且不宜进食高脂、高糖食物,可能会增加肝脏负担。

4. 抗肝纤维化治疗　研究证实,活血化瘀类中药对肝纤维化治疗有一定作用。目前,我国研制的中成药,如扶正化瘀胶囊、复方鳖甲软肝片已被证实对治疗肝硬化有一定作用。

5. 保肝治疗　是最常用方法,有多种药物可选用,以选用 1～2 种为宜。治疗常用药物有水飞蓟宾葡甲胺、异甘草酸美注射液、双益健等,可以起到保护肝脏的作用。但患病期间,切不可盲目听信各类偏方,随意使用护肝药物或各类中药,以免加重肝脏的负担。遵照医嘱,避免使用对肝脏有损害作用的药物。

6. 并发症治疗　肝硬化晚期会出现多个并发症,针对不同的并发症有不同的治疗方案。对患者而言,最重要的是学会自我观察与管理。

7. 肝移植及干细胞移植　肝移植是终末期肝病唯一有效的手段。但由于肝源供不应求和费用等原因,并不是所有患者都适用。故一种新的等待治疗法——生物人工肝应运而生。这种方法可以有效延长患者等待肝移植时间,增加获得肝移植的可能。当然,随着医学领域新技术的研究与发展,干细胞移植也作为一种有效的治疗方式被逐步推广,有望为广大晚期肝硬化患者带来福音。

三、肝硬化的预后

于患者而言,对疾病本身最关注的除了治疗效果,还有后期的康复情况,即"预后"。

肝硬化病程发展较为缓慢,能否治愈取决于患者的营养状况、有无并发症等。如果能早期发现,轻症者积极配合治疗是可以控制的,5 年存活率高达 80% 以上。这样讲并不是重症的患者便无法控制!近年来,各国医学专家利用各类方法进行了大量的实验研究,试图从根本上改变肝硬化不可逆、是不治之症的传统观念,有些结果也很振奋人心,给肝硬化患者带来了福音。

对肝硬化的预后作出准确判断,不仅能针对性帮助选择合理的治疗方案与时机,且能减少医疗费用。所以,患者与家属都应当采取积极的态度来面对肝硬化。应早期发现症状,积极配合诊治,学会自我管理,而不能坐等并发症的到来。医生会进行详细的诊断,针对不同阶段、不同症状,采取不同的综合治疗措施。只要治疗及时、得当,患者也能很好地生活。

四、肝硬化患者的自我管理

对于肝硬化患者而言,最困惑的就是影响个体形象、生活的一系列症状,在患者出院后的日常生活中需要注意些什么呢?

(一) 腹水的管理

1. 测量腹围　腹围就是以肚脐为中心绕肚子一周的长度。当患者出现中度腹水时,监测腹围是观察腹水消涨情况较为准确的方法(图 3 - 7)。

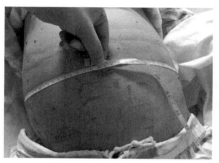

图 3 - 7　腹水的测量

2. 监测体重　当患者腹水无法用眼睛来判断时,可通过对体重的监测来观察其消涨情况,因此最好养成每日测量体重的习惯。测量体重时,尽量保持每日所穿衣物重量相等。当您遵照医嘱口服利尿药时应当注意,对于无外周水肿的患者,体重减轻每日应不超过 0.5 kg,如果出现了身体某个部位的水肿,且称量体重每日减轻在 1 kg 左右时,请及时联系医生或去医院就诊,以防止利尿剂使用不当诱发肾衰竭或低钠血症。

3. 监测尿量　在医护人员的指导下,养成记录尿量的习惯。一般情况下第一日早 8 时排出晨尿(弃去)后,开始收集,至第二日早 8 时收集到晨尿为止,此为 24 小时尿量。每日尿量的记录也为腹水消涨的准确判断提供依据。居家患者可通过便壶、量杯等带有刻度的工具准确记录。

腹水患者最关心的还是日常生活中的一些需要注意的问题,肝硬化患者产生腹水的其中一个原因就是水和钠潴留在体内。有时医生告诉隔壁床位的大爷要多卧床休息,而且每天要限制饭菜中的盐分和饮用水量。是不是我们每位腹水的患者都需要限制盐分和饮用水的摄入呢? 其实并非如此,我们也要走出一些日常注意事项的一些误区。

4. 充分休息 在患者身体状况许可的情况下,适当活动对腹水患者并没有任何影响。长时间卧床休息并不能促进康复。但当患者出现因大量腹水导致压迫症状,如呼吸困难、乏力时,患者应卧床休息,可采取半卧位,从而减轻腹水对患者的压迫症状。同时,应尽量避免剧烈咳嗽、打喷嚏、用力排便等动作。

5. 准确控盐 食盐的主要成分是钠,其他一些调味料中也含有或多或少的钠;但日常一天吃的食物中即使不加盐,含钠量也不少,换算下来约相当于 2.5 g 盐。轻度腹水不需要限制盐的摄入,日常生活照常;当患者出现中度以上腹水时应将食盐摄入量每日限制在 4.6~6.9 g,实际限盐量为每日 2~4 g。

6. 适当控水 人体 2/3 的重量都是水,由此可见水对人类的重要性。虽然对于肝硬化腹水的患者而言,饮水量的控制是治疗要则之一,但是也不能矫枉过正。研究表明,当血清钠离子浓度小于 125 mmol/L,患者每日进水量可限制在 1 000 mL。也就是说,对于轻度腹水患者,饮水量不必严格限制,每天喝水量控制在 1 000~1 500 mL 即可;但是对于腹水严重,且血钠小于 125 mmol/L 的患者,应适当减少喝水量,尽量在 1 000 mL 以下。

因此,我们建议初发的腹水患者还是应适当选择低盐的饮食。而其他患者是否需要限制盐和饮水量,则应根据患者腹水的分级、血清钠离子浓度来判断是否受限。所以,存在腹水的患者,一定要关注自己的血化验结果中钠离子的浓度。

(二) 营养支持

肝硬化患者多数存在营养不良,而医学研究发现,营养不良与腹水、肝性脑病、感染等并发症及死亡的发生均有关。有效的营养支持,可增加人体及肝脏的抵抗力,促进肝脏细胞再生,阻止其变性、坏死,改善肝脏血液循环,有利于肝功能恢复,减少并发症的发生,提高临床疗效。因此,有效的营养支持是对抗肝硬化的基石。那么如何才能保证营养支持是有效的呢?

1. 营养筛查 虽多数肝硬化患者存在营养不良,但并不是所有。因此,第一步先要进行营养筛查。若存在营养不良或营养不良风险的患者,才需要医护人员制订针对性的或预防性营养支持的方案。营养风险是指由营养原因导致患者的临床结局受到影响的风险。营养风险的存在,是影响患者身体恢复的重要因素,而有效的营养支持是患者累积"身体资本"的重点。

目前多数医院,对住院患者都进行营养风险筛查,通过护士进行营养风险初筛评估,主管医生根据结果结合患者的病情、治疗计划、营养状况及需求、饮食习惯、年龄、食物过敏史等因素,开出饮食医嘱。所以,遵守饮食医嘱,严格按照宣教内容安排日常饮食,是患者早日康复的基础。而存在营养风险的患者,早期给予有效的营养支持,可以为患者对抗疾病打下良好的基础,从而缩短住院时间,节省住院费用,也是促进康复的关键。

2. 饮食指导　风险筛查是基础,有效支持是关键。如何保证有效呢? 妥善的饮食是合理营养中举足轻重的事。因此,在日常饮食中需要注意以下几点。

(1) 脂肪不宜过多:患者日常尽量选择少油饮食,禁用动物油,可采用少量植物油。

(2) 食盐摄入要适量:对未出现腹水或轻度腹水的患者可不必预防性限盐,存在中度腹水时,食盐的每日摄入量以不超过 3 g 为宜。对于有严重腹水的患者或水肿者,每日食盐的摄入应控制在 1～1.5 g。因此,限制食盐摄入的患者应尽量避免进食咸肉、泡菜、酱油、午餐肉、罐头、含钠味精及方便食品、冷冻食品等含盐量较高的食品。

(3) 适量蛋白质饮食:肝硬化患者多伴有低蛋白血症,因此患者日常饮食中尽量食用优质蛋白质。病情稳定情况下,可多摄食瘦肉、鱼类、乳制品、蛋类及大豆制品,注意荤素搭配。如患者肝功能显著减退或出现肝性脑病先兆者,则应严格遵医嘱限制蛋白质的摄入,每日不超过 20 g 为宜。以减轻肝脏负担,以防肝性脑病症状的发生。

(4) 全面而丰富的维生素:患者在能够正常饮食的情况下,应多吃一些富含维生素的蔬菜、水果、粗粮、蛋黄、动物肝脏等,避免因疾病所致的维生素缺乏。

(5) 禁酒:酒精在体内主要是通过肝脏进行代谢并排出体外,饮酒会加重功能本已减退的肝脏的负担。因此应禁酒。

（6）饮食类型：食物宜软烂不宜坚硬、粗糙。应避免使用带刺、带骨头的肉类、坚果类，以及芹菜、韭菜、老白菜、黄豆芽等含粗纤维的食物，以防刺伤或划伤食管胃底曲张的静脉，导致出血。伴有食管静脉曲张的患者尽量选择菜泥、烂糊面、粥等食物。吃任何食物都应细嚼慢咽，不吃煎炸类多油食物；不食用洋葱、韭菜、黄豆等易胀气食物；不吃花生、核桃等坚果类食品及葱、蒜、胡椒、芥末、辣椒等刺激性调味品；不喝浓茶、咖啡等刺激性饮料，这样可降低发生消化道出血的概率，尽量减少出血的风险。

（三）其他注意事项

俗话说："病来如山倒，病去如抽丝！"对于已确诊为肝硬化的患者，出院后的康复是一个较为漫长的过程。效果虽不是立竿见影，但只需掌握要领，从以下几个方面注重自我防护，必然能达到控制症状、提高生活质量的目的。

1. **充足的休息与节律活动**　首先，生活要有规律，起居要有节律。保证充足的休息与睡眠，有效的精力储备是对抗疾病的基础。肝硬化早期患者可据病情适当调节活动量，参加一些轻体力劳动，但要注意劳逸结合，尽量避免中、重度体力活动或剧烈运动。失代偿期患者应多卧床休息，保证体力，减少伴随或并发症状对身体能量的消耗。

2. **饮食得当**　按照肝硬化患者饮食原则要求做即可。避免进食粗糙、刺激性食物，戒烟酒。不同时期，存在症状不同，注意调节好水、盐、蛋白质的摄入。

3. **症状的自我管理**　于患者而言，大多数的生活时间和空间仍然是居住的家，症状的伴随可能会影响到自己的运动、出行、饮食习惯的调整、形象（黄疸、腹水）等。因此，学会症状的自我管理，不仅能达到早发现、早诊断、早治疗、早康复的目的，更主要的是能提高自己生存、生活的质量。故而，存在症状的患者务必需要关注自己症状有无加重，尤其是最常见的并发症的自我观察，如出血、腹水及肝性脑病。

4. **遵医嘱合理用药**　患者日常服用的治疗药物，应当谨遵医嘱,不可随意停药、增加或减少。多数患者在西药或目前治疗效果欠佳的情况下,可能会选择中医辅助治疗,但切勿"病急乱投医",随意地服药"偏方"或其他保健品,以免加重对肝脏损害。

5. 定期随访　建议患者尽量选择同一家医院,在医生的指导下定期行门诊或住院检查。如病情需要,请在医生的指导下重新选择,以免病情、治疗缺乏延续性,给后续治疗带来不便。

6. 心理调适与疏导　肝硬化病程漫长,久治不愈,症状多变。尤其进入失代偿期时,治疗的不良反应、沉重的经济负担、反复住院常常会使患者情绪消极悲观,甚至恐惧、紧张、急躁、焦虑,这些负面情绪不仅会导致患者不配合治疗,而且会影响治疗效果,形成恶性循环,极大地影响疾病的预后。有效的心理调适与疏导,对疾病的治疗与康复有着意想不到的效果。

患者家属作为患者的主要照顾者,其行为、态度和情绪直接影响患者的心理和情绪。作为家属,应当给予患者充分的支持和精心的照顾。尽力调动一切社会及家庭支持力量,帮助患者减轻心理压力,避免患者出现负性情绪而加重病情。于家属而言,也应当对疾病的相关知识进一步了解,只有了解该疾病相关知识,才能对患者更好地、有效地照顾。同时鼓励患者多与家属、朋友及其他患者沟通,保持愉快的心境,树立乐观积极的心态,顽强地与疾病作斗争。与此同时,家属可以在给予精神上的安慰和支持时配合使用舒缓、轻柔的音乐,使其保持心境平和,安心休养。优雅的环境与轻松背景的配合是增加心理疏导效果的重要因素。家属还应当鼓励患者倾诉且耐心倾听,对于患者的疑问,也可通过医护人员的宣教进一步了解,一定要树立战胜病魔的信心。

有效的心理疏导与调适,不但能改变患者的错误认识和不良生活习惯,而且能缓解患者的心理压力,提高遵医行为,从而增强患者治疗的信心和效果。

五、肝硬化的防控

在我国,大多数人缺乏对疾病的防范意识,肝硬化的早期也许并不可怕,可怕的是病情持续发展。为有效地预防疾病恶性发展,我们需要重视以下几方面。

1. 重视原发病　肝硬化常常是肝脏疾病引起肝脏实质细胞持续损害而逐渐发展的一个后果。治标先治本,要重视肝脏各种原发病的治疗,如病毒性肝炎、血吸虫病、胃肠道感染等。并积极预防,如避免接触和应用对肝脏有毒的物质,才可减少罹患肝硬化的风险。在我国,病毒性肝炎是肝硬化的主要病因,因此病毒性肝炎的"防"和"治"是预防炎症反复发作、进展,也是预防肝硬化的关键。同时,日常生活中也要注意饮食、饮水卫生,安全献血,并及时预防接种。

2. 环境　据世界卫生组织报道,全球有将近1/4的疾病是由环境暴露引起的,由此可见,环境对人类的健康影响有多大! 环境因素的改变也可能增加肝硬化的发病并加快肝硬化的恶性发展。例如,食用被黄曲霉菌、寄生曲霉菌污染的花生、大豆、玉米等容易诱发肝癌;而一些细菌或是有毒的重金属等也会导致空气或是水源污染,如果长期生活在空气污染的环境或是饮用污染的水就会出现中毒性肝损害,进而导致肝硬化。

3. 情绪　肝脏与精神、情绪的关系也非常密切。情绪不佳、精神抑郁、暴怒激动均可影响肝脏功能,加速病情的发展,这和中医里一直强调的"怒伤肝"异曲同工。保持心情开朗,心胸豁达,会有益于病情改善。

4. 休息与运动　罹患肝病后会造成肝脏代偿功能减退,并发严重腹水或感染时,患者应保持绝对卧床休息。在前期症状较轻、病情稳定期可做些轻松工作或适当活动,也可进行有益的体育锻炼,如散步、做保健操、太极拳、气功等,活动量以不感觉疲劳为宜。

5. 用药　肝脏是人体最大的代谢器官。而任何疾病治疗中所用的药物都是通过肝脏代谢的,在肝病的治疗中也不例外,但是并不是为避免疾病就减少用药,治疗中必需的药物还是不可或缺。但临床上不乏见到一些患者因自行服用减肥药物或中药造成了慢性肝损伤,因此告诫大家,切不可滥用药物。对肝脏有害的药物如异烟肼、巴比妥类应慎用或忌用。

6. 戒烟酒　酒能助火动血,长期饮酒,尤其是烈性酒,可导致酒精性肝病,而该病持续发展就可导致肝硬化。因此,饮酒可使肝硬化患者病情加重,并容易引起出血。此外,有医学研究显示,长期吸烟人群肝硬化发病率明显升高。长期吸烟不利于肝病的稳定和康复,还可加快肝硬化的进程,有促发肝癌的危险。所以,请一定要重视减少"一、二手烟"的吸入!

六、紧急情况下的院前自我救助

对于症状持续发展的肝硬化患者与家属而言,居家期间病情的突然变化会让人手足无措、惊恐万分,下面就几种突发急症的自我观察,以及就医前的自救措施,给予要点解析。

(一) 消化道出血

消化道出血是肝硬化最常见的并发症,也是消化系统疾病中最常见的急症之一,多数由食管胃底静脉曲张破裂所致。通常情况下来势汹汹,一旦发生,往往症状很难控制,死亡率高,让诸多患者深感恐惧。那么,当肝硬化患者在家中突然出现了消化道出血,家属该如何判断并在"120"到达前进行紧急自救呢?

1. 出血量的判断　当患者出现黑便时,提示出血量大于 50～70 mL;出现呕血时,提示出血量达 250～300 mL(约一次性水杯 1 杯);当出血量超过 400～500 mL(1 瓶矿泉水的量)时,患者便会出现一系列全身症状,如手脚发冷、面色发白、突然站起会发生晕厥等;当以上症状加重,并且出现烦躁不安、神志不清、呼吸困难、口唇发紫等症状时,患者的出血量则大于 1 000 mL(2 瓶矿泉水的量),此时患者已有失血性休克。

2. 院前自救　根据出血量的不同,患者会有多种表现,如呕血、黑便。当患者大口大口吐出鲜红色血液时,着实令人恐慌,但请家属谨记:除了迅速拨打"120"之外,准确的判断与冷静的院前救治,才是抢救患者生命的关键。当患者出血量较多,出现手脚发冷、面色发白、脉搏细速时,请务必按照以下初期自救原则进行处理:立即帮患者去掉枕头平躺,头偏向一侧,清除口中的血液及各种呕吐物,保持呼吸畅通,防止呕吐物堵塞气道引起窒息,与此同时快速拨打"120",分秒必争,至医院急救。等待时,请时刻关注患者呕吐物的颜色及量,便于到达医院后为医生的诊断提供有用依据,并注意加盖被帮患者保暖,大出血时务必禁食禁水。

当然,最有用的治疗还是止血,这是需要医生在医院内紧急处理的部分。所以,对于患者和家属而言,最有用的自救方法还是通过出血量判断的方法,准确判断出现相应症状时患者的出血量大概有多少。便于到医院就诊时,能提供给医生参考。

消化道大出血院前自救口诀:去枕平卧头要偏,清理口腔是重点;保持通畅防窒息,禁食、禁水是关键;冷静等待"120",此时注意要保暖。

同时也建议所有的肝硬化患者在第一次确诊肝硬化时就应该进行胃镜检查,以判断有无食管胃底静脉曲张、静脉曲张的程度以及有无合并其他胃病;不仅有助于肝硬化疾病的评估,而且发生出血时能帮助判断到底是静脉曲张引起的出血还是其他原因的出血,因为治疗方案有所区别。

(二)肝性脑病

肝性脑病又称肝昏迷,是严重肝病引起的以代谢紊乱为基础的脑部神经系统功能失调的综合征。发病时,多数会出现意识障碍、行为举止异常,伤人伤己,病情凶险,进展迅速,病死率高,预后极差。因此,患者及家属居家期间学会对重点对象进行有效观察与判断是不无裨益的。

1. 高危患者 目前研究发现,肝硬化活动期、肝硬化晚期及慢性重症肝炎患者、大量腹水应用利尿剂的患者、有消化道出血倾向者较其他患者发生肝性脑病概率高,因此,将上述人群视为重点观察对象。

2. 先兆症状的观察与判断 前期患者可无性格、行为、意识的改变,患者家属不容易观察与判断,当患者出现以下几个方面改变时,谨记及时入院就医。多数肝硬化患者出现肝性脑病的前兆是脾气性格的改变、情绪反常,如暴躁不安、表情淡漠、抑郁少言、兴奋与抑郁交替出现;行为异常,如随地大小便、不穿衣裤、昼夜颠倒,讲话时吐字不清、多语、重复语言等表现。当患者存在前兆症状时,家属也可以通过测试患者的计算力、记忆力的方式来确定患者是否发生了肝性脑病。一般采用最简单的提问方式,如10以内的加减法,患者自己的年龄或家中的人数等比较简单的问题。

3. 安全防护措施　当确定患者此时发生肝性脑病,在未到达医院之前,请家属一定要先做好安全防范措施,防止患者在意识不清的状态下伤己伤人。首先,将患者转移到离开窗边的且较为安全的地方,以防患者爬窗发生意外事故;其次,去除居室内一切不安全因素,如剪刀、水果刀、玻璃杯、暖瓶、腰带等物品,防止患者伤人和自伤。当患者情况较为严重,必要时可使用保护性约束,但约束带一定要松紧适度(尽量用棉垫包裹),以可插进1指为宜。同时应有专人守护,切不可粗心大意。

4. 肝性脑病的防控　与其等待发生,不如早期预防。肝性脑病发病最主要的因素,就是一个叫作"氨"的毒素在作怪。当"氨"在肠道内聚集时,就会诱发肝性脑病。产生"氨"的原因有二:一是产生过多,二是肠道不通畅。通常情况下,消化道出血,或者便秘就是导致这些原因的"元凶"。血液的循环作用,可以提供给人体各个脏器氧的供给。当消化道出血时,就会导致体内的循环血量减少,那么,供给各个脏器的氧就会减少,作为较大的一个脏器的肝脏,同样也会缺氧、受损,同时肠道内的积血产氨增多。当患者便秘时,肠道就会不通畅,就可能导致"氨"的聚集,肠道对其吸收就会越来越多,也会导致肝性脑病的发生。因此,居家休养时一定要谨记:保持大便通畅,避免因"氨"在肠道内聚集。如果有长期便秘的患者,出院时可以遵照医嘱口服乳果糖10～20 mL口服,每日2～3次。

（三）自发性细菌性腹膜炎

除了出血和肝性脑病这两个突发状况外,还需要关注的就是自发性细菌性腹膜炎。为什么要提醒大家警惕这个症状呢? 因为,如不及时诊治,它会迅速发展为感染性休克、肝肾衰竭,甚至死亡。

当出现以下情况时,应高度怀疑自发性细菌性腹膜炎的可能。

（1）不明原因的低热、腹痛、腹胀。

（2）腹泻、肠鸣音减弱。

（3）腹水不消退或迅速增多。

（4）黄疸升高，此时患者可能出现皮肤黄、眼黄、尿黄，或者颜色加深。

（5）低血压（不是消化道出血引起的）。当出现这些信号时，请及时至医院就诊，如病情较重延误治疗，可使肝功能恶化，危及生命。

因此，针对以上可能症状，肝硬化的患者须注意：务必要戒酒，并且要加强营养。同时，针对不明原因的低热、顽固性腹胀、腹水增多或使用利尿剂无效、上消化道出血、肝性脑病应警惕自发性细菌性腹膜炎的发生。目前，国外对于高风险患者使用利福昔明（一种肠道不吸收的抗生素）经临床研究证实，其预防自发性细菌性腹膜炎的发生具有良好效果。

第四节　乙型肝炎——我们身边的"大小三阳"

乙肝，就是我们通常说的"大三阳""小三阳"，是一种遍布全球的流行性、进展性传染病，全球范围内，1/3 人口为乙肝病毒感染者，约3.6 亿人为无症状乙肝病毒携带者，每年因感染乙肝死亡的人数为50 万～120 万。我国是世界上乙肝患者最多的国家，慢性乙肝患者约 3 000 万，未发病的乙肝病毒携带者高达 1.2 亿，也就是说我国每10 个人中就有 1 个人携带乙肝病毒。与乙型肝炎相关的肝硬化和肝癌死亡率逐年增加，慢性乙肝已经成为严重影响人类健康的主要原因之一，防治结合，在攻克乙肝中具有战略性意义。

一、揭开乙型肝炎的面纱——隐匿的"嗜肝者"

（一）是谁让肝脏发出危险信号

乙肝通在大众口中有另一个通俗代号——"大小三阳"，是乙型肝炎病毒(HBV)引起的一种主要损害肝脏的传染病,人感染 HBV 后可表现为急性或慢性乙型肝炎,临床上多表现为食欲减退、上腹部不适、腹泻或便秘、肝区痛、乏力,部分患者可能会有黄疸、发热和肝大,伴有肝功能损害、肝掌、蜘蛛痣等。如果把人体比作一个安静祥和的村庄,肝脏就是这个村庄里的一片肥沃土壤。各类细菌、病毒、微生物都在为这个村庄做出贡献,而嗜肝者"乙肝病毒"就是突然闯进来的异类,因为他们的攻击对肝脏上的"居住者"尤为有效,所以它们尤其偏爱"肝脏"这一土壤,居住在了那里,并以肝脏为根据地,慢慢地影响着其他"土地"。而且它们防守极强,很难把它们赶出去。由于它们扎根之深,如果不建立强有力的防线,阻止它们发展壮大,肝脏会慢慢硬化,甚至形成肝癌。

（二）患病病因——"嗜肝者"的助攻

作为一个严重的世界卫生问题,从发病年龄上看,0～4 岁发病率最低,0～19 岁乙肝的发病率较低,20～30 岁发病率最高,这些概率与地区的经济水平、生活环境、生活习惯、人口流动等密切相关,同时,疫苗接种等防控措施也起重大作用。乙肝是一个慢性传染性疾病,会对患者造成长时间的身心煎熬,甚至会发生癌变,重者危及生命。更多人谈肝色变,这造成了患者的自卑心理,严重影响到家庭生活和日常社交。因此,了解乙肝的助攻者,可以帮助大家在日常生活中做好乙肝的预防工作,从而避免与乙肝病毒身心相随。乙型肝炎病毒是导致乙肝的根本病因,传染源主要是急、慢性乙型肝炎感染者,但根据传播途径及生活习惯的不同,总结下来主要有以下几点。

1. **母婴传播**　主要是在分娩时婴儿通过接触病毒阳性的母亲的血液和体液被感染,被感染婴儿常发展为慢性感染,但随着近年来围生期的阻断疗法,母婴传播已大大减少。

2. **血液感染**　接受输血、修足、纹身、打耳洞、长期暴露血液等过程中会增加感染风险,或通过使用被感染血液污染的剃须刀等物品亦会发生感染。

3. **注射吸毒**　随着吸毒者的增多,由于注射吸毒者重复使用一次性物品,因注射毒品感染 HBV 所占比例逐渐增长。

4. 医源性感染　侵入式诊疗、不安全注射增加了感染风险,且使用未经严格消毒的医疗器械和等均会导致 HBV 经破损的皮肤或黏膜传播,此外,医务人员被感染血液污染的针刺伤也是感染乙肝原因之一。

5. 性传播感染　特别是未经过疫苗接种的男性同性性行为者和有多个性伴侣者更易感染。

6. 其他因素　免疫力低下、既往有其他肝病史者更易发生感染。

二、分型及临床表现——"嗜肝者"的不同性格

乙肝是由乙肝病毒引起的,虽说这些"嗜肝者"有着统一的名号,但是脾气却大不相同。乙型肝炎的临床有多样化表现,主要为恶心、乏力、食欲不振、腹部不适。

(一)"嗜肝者"的活跃度不同

从乙肝病毒感染者的血液中可以检测到乙肝病毒的标志物,俗称"两对半",根据指标的不同可分为"大、小三阳"。

1. "大三阳"　是指表面抗原(HBsAg)、e 抗原(HBeAg)及核心抗体(抗 HBC)阳性,提示该段时期体内病毒复制活跃。

2. "小三阳"　是指表面抗原(HBsAg)、e 抗体(抗 HBe)及核心抗体(抗 HBC)阳性,提示患者感染了乙肝或该段时期体内乙肝病毒复制较慢(表 3-1)。

表 3-1　乙肝两对半

	表面抗原 (HBsAg)	表面抗体 (抗-HBs)	e 抗原 (HBeAg)	e 抗体 (抗 HBe)	核心抗体 (抗 HBC)
大三阳	+		+		+
小三阳	+			+	+

(二)"嗜肝者"的性格不同

1. 急性肝炎　起病急,多为肝脏的急性损伤,且病程不超过半年。急性乙型肝炎在成年人中 90% 可自愈,多表现为消化道症状,如

厌油、恶心等,部分患者会出现黄疸的症状。

　　2. 亚急性肝炎　病程介于 2 周与 6 个月之间。

　　3. 慢性肝炎　多由急性肝炎感染后发展而成,与急性肝炎不同,慢性乙型肝炎表现不一,包括慢性乙肝携带者、慢性活动性乙型肝炎、乙肝肝硬化等,部分患者症状不明显,通常会有轻度的烦躁、乏力等,严重的慢性乙型肝炎患者可能会出现肝掌、蜘蛛痣、颜面灰暗。

三、科学治疗——控制"嗜肝者",保护"肥沃土"

　　由于 HBV－DNA 难以清除,目前尚无根治慢性乙型肝炎的特效方法,提高患者的生活质量、延缓患者病情发展是当今的首要任务。首选药物治疗,且通常需要终身治疗,随着科学的发展,80% 的患者病毒得以控制。

(一)保肝药物治疗

　　目前常用的有苦黄、谷胱甘肽、前列地尔、丁二磺酸腺苷蛋氨酸、复方甘草酸苷注射液、多烯磷脂酰胆碱、促肝细胞生长素等进行保肝、降酶、促进肝细胞生长。

(二)抗病毒治疗

　　1. 干扰素类　临床常用普通干扰素、聚乙二醇干扰素 α－2b 注射剂、聚乙二醇干扰素 α－2a 注射液等针剂。干扰素治疗疗程短,且在血液、精神、肾功能方面有明显的不良反应,正在接受 α－干扰素治疗的患者,应当遵医嘱定期复查血常规、甲状腺功能、肾功能等各项指标,且家属应常与患者沟通,关怀患者日常心理状况。

　　2. 核苷(NAs)类　常用的口服抗病毒药物有恩替卡韦、替比夫定、阿德福韦酯、拉米夫定、富马酸替诺福韦酯等,可以有效抑制病毒复制,改善肝脏功能,减少传染性,提高生活质量,减少或延缓肝硬化和肝细胞癌的发生。

四、健康教育——任何一块"土壤"都无可替代

(一)相信科学,远离误区

　　生活中最不缺的就是"土方法",一方面网络信息的诱导;另一方

面传统方法的根深蒂固,使得越来越多求医心切的患者用上了传说中的药方,这给患者带病之躯和心理防线造成了不可预估的影响。日常生活中,关于乙肝的误区有以下几个。

1. 误区一:年龄越大,肝衰竭恢复状况越差　年龄并不影响肝衰竭患者的预后,但一般年龄大于 50 岁或低于 14 岁者预后差。且年龄越小,形成慢性肝炎的概率越大,很有可能终生携带病毒。由于成人的免疫机制逐渐健全,肝细胞的修复、再生能力强,20 岁以上的感染者恢复较快。关于性别因素,研究表明男性比女性预后好。相比年龄、性别这些因素,乙肝患者能否获得及时、有效的治疗是影响乙肝预后的主要因素。越早治疗,治愈率越高,反之,死亡率越高。乙肝患者若能早期接受治疗,病死率仅为 4.08%;对于中期已合并有肝性脑病和出血倾向的患者,病死率达 48%;而晚期乙肝患者,多有难治性并发症,死亡率近 80%。

2. 误区二:抗病毒药物可以随用随停　乙肝抗病毒治疗需要专业医生的指导,除了最佳时机,选择合适的治疗方法同样是进行有效治疗的关键,在治疗期间,口服或注射抗病毒药物的使用剂量要严格按照医嘱,不能根据自我感觉自行更改剂量、种类或者停药,影响治疗效果不说,严重者更会危及生命,对后期的治疗带来一定的困扰。

3. 误区三:吃饭会被传染乙肝　乙肝病毒患者的配偶、子女及密切接触的家庭成员均属于乙肝病毒感染的高危人群,这主要是因为乙肝病毒主要通过血液、性接触,以及在生活中经常有可能接触到乙肝患者的血液和体液的缘故。因此对家中有乙肝患者的人群,在做好平时预防措施,如不共用注射器和针头、不共用剃须刀和牙刷等;当性伴侣为乙肝表面抗原阳性或乙肝病毒感染情况不明时,要做好防护措施,如应用安全套。还要注意及时注射乙肝疫苗。要提到的是,乙肝病毒不通过饮食传播,因此乙肝患者在家中并不需要单独使用洗涤餐具。

4. 误区四:"大三阳"比"小三阳"严重　大多数人认为"大三阳"比"小三阳"严重,因此,当乙肝"大三阳"的患者经过治疗转成"小三阳"都非常高兴。其实不管是"大"还是"小",都有一个共同点,那就是体内有乙肝病毒。一般情况下，"大三阳"中乙肝病毒复制活跃度比"小三阳"强，自然传染性也较强，但这不是指出病情轻重的唯一指标。病情的发展程度需做一系列的检查去验证。如果在 25～30 岁以前完成了乙肝"大三阳"向"小三阳"的转变，是机体经历了一场"病毒清除"，肝脏所受损害较轻。但是，如果两者不断转化，或持续"大三阳"，却仍持续进行病毒清除，那么对大多数乙肝"大三阳"患者来说，到了 40 岁左右，即使转成"小三阳"，也都会产生不同程度的肝硬化或肝纤维化。因此，不能盲目地从"大""小"来判断病情，"大"变成"小"，并不一定就是好事。

5. 误区五：得了乙肝不能妊娠　乙型肝炎不具遗传性，但携带乙肝病毒的母亲，在妊娠和分娩过程中，可通过血液和体液将乙肝病毒传染给胎儿及新生儿，称为乙肝的母婴传播，这曾是最常见的传播途径之一。如果新生儿在出生后立即采取隔离措施，24 小时内尽早（最好在出生后 12 小时内）注射乙肝免疫球蛋白，同时在不同部位按照规定，接种乙型肝炎疫苗（0、1、6 个月分别接种），可显著提高阻断母婴传播的效果。所以，妇女罹患乙肝不影响妊娠。

6. 误区六：得了"小三阳"不需要治疗　要依据具体情况决定是否进行治疗。对于已经表现出肝脏纤维化甚至肝硬化的患者，要积极、及时地进行抗病毒治疗和保肝治疗，否则容易造成无法挽回的后果。

如果患者病毒复制水平高（PCR 检测＞10^5）且伴有肝功能不正常，则称为"e 抗原阴性的慢性乙肝"。主要特征为病毒复制活跃，传染性强，而且乙肝病毒极有可能变异，易转化为肝硬化甚至肝癌，需及时进行抗病毒治疗。

如果病毒 DNA 低或呈阴性，各项指标如肝功能、B 超等显示正常，说明是乙肝病毒传播的静止期，无病毒复制，无传染性，无须隔离与治疗。但这类型的患者要重视定期复查，如肝功能、B 超每季度一次，肝癌筛查半年一次，有条件的患者可以加测病毒变异分型检测，以防"假转阴"的假象贻误治疗。

总之，治疗与否需要专业医生的诊断，不能凭自我感觉。

7. 误区七：可以找一些民间的"偏方"自行治疗　一味地追寻偏方其实是对未知的恐惧，但治疗的关键在于科学、规范，而不能依靠偏方。有些人针对患者"病急乱投医"的心理，号称有短期内治好乙肝的偏方、秘方，但事实上，那些所谓的偏方，并没有经过国家的正规批示，更没经过临床的系统验证。巧合情况下，一些药方可能暂时会起一些作用，而这些偏方中往往为求效果会加大药物用量或滥用药物，而不考虑患者的实际病情，对本就受伤的肝脏造成沉重负担，临床上这样的病例屡见不鲜。由于受到乙肝病毒的侵害，肝脏本来就很脆弱，此时再运用未经科学考证的偏方，只会加重肝脏的损坏，让肝功能一落千丈。

8. 误区八：慢性乙肝患者要少吃，或者要吃得多，来补充营养　肝病患者消化功能弱，吃太饱消化不良，也增加肝脏负担。因此饮食量要恰当，忌暴饮暴食，八成饱最好。饮食结构要合理，要适当提高碳水化合物的摄入，维生素供给要丰富。足够的维生素和纤维素，也有助于促进消化功能，蔬菜、水果是最佳选择。

很多慢性肝炎患者会合并脂肪肝，是由于肝脏功能减退时常常影响脂肪代谢。因此，饮食要低脂肪、低糖、高蛋白质，日常饮食中蛋白质的食用量一般应高于健康人，常见的高蛋白质饮食有豆制品、牛肉、鸡肉、鱼肉等。脂肪的摄入量与健康人相当，宜用植物油。

（二）乙肝患者的自我管理

1. 自我观察，定期复查　指导患者自查不适症状，如果持续未缓解需及时就医。此外，接受抗病毒治疗的乙肝患者，需要根据医生指导定期复查，一般 3～6 个月一次，可动态监测治疗效果、是否发生耐药、是否有其他并发症的出现。当发现未到检查期却有生理功能紊乱、有黄疸的症状、面色晦暗、消化道功能紊乱、疲倦乏力、腹水与出血时，要及时就医。

2. 合理膳食，均衡营养　每日能量控制在 2 000～2 500 kcal。适量的能量可以促进肝细胞的再生与修复，但能量过高会导致脂肪肝。一般来说，一位体重中等水平的成人，全日应摄糖类 240～300 g，摄入蛋白质 75 g，脂肪 60 g，热量 1 800～2 000 kcal，即主食 200～250 g，水果 250 g,牛奶 50 g,鸡蛋 1 个,瘦肉或禽、鱼、虾 150 g,青菜 500～750 g,豆腐或豆制品 50～100 g,烹调用油 25 g 以下。

3. 适量运动,劳逸结合　注意休息,保持良好的生活习惯,为患者提供舒适的睡眠起居环境,保证晚间 8 小时、午间 1 小时的睡眠,乙肝患者应多卧床休息,帮助血液回流,使肝脏维持丰富的血容量。同时,可以做些比较轻松缓和的运动,如打太极拳、散步、养花等。

4. 调试心态,家庭支持　慢性病病程长,花费大,易反复,会给患者造成很大的困扰,从而导致悲观、抑郁、恐惧或大怒,这些情绪均会导致患者应激能力变差,进而影响免疫力,对慢性乙肝患者的康复治疗极为不利,这就需要患者的自我放松和家人的理解配合,从而减轻负面情绪对患者的影响。

5. 谨遵医嘱,依从性好　抗病毒药需要遵医嘱,规律服用,漏服、自行增减药量、擅自停药均可能降低疗效,并诱发耐药性,甚至可造成肝衰竭。若想保障疗效,必须长期规范用药。

6. 不滥用药物　对于其他不适用的药物,不可自行用药,一定要谨遵医嘱。肝脏是人体最大的代谢器官,一旦用药不当,将对肝脏造成难以预计的损伤。服用其他药物时,需遵医嘱确定与抗病毒药的间隔时间。

7. 消毒隔离,预防感染　慢性乙肝患者和乙肝病毒携带者是主要的传染源,患者要保持良好的卫生习惯,剃须刀、毛巾、牙刷等日用品不和别人共用,饮食可使用公筷,阻断乙肝的传播。

五、乙肝的预防——罩好"金刚罩",抵你"万马千军"

乙肝病毒感染的预防,包括对传染源的管理、切断传播途径和保护易感人群三种途径。如不随便丢弃污染的物品,无价值的污染用物可直接焚烧,不接触血液,接触血液后及时洗手,不与他人共用生活用品,去正规医疗机构就诊等。慢性乙肝患者急性活动期要禁止性生活,稳定期也要节制,应用安全避孕套,防止把疾病传染给伴侣。在众多预防措施中,接种乙肝疫苗是最有效的,乙肝疫苗全程接种需要三针,就是"0－1－6"的程序,第一针以后的 1 个月、6 个月分别接种第二针、第三针,对乙肝表面抗原阳性母亲的新生儿,应该出生24小时之内接种乙肝疫苗,同时在不同的部位接种免疫球蛋白,并按免疫计划接种疫苗,可以有效预防乙肝。

第五节　便秘究竟是不是病?

说起便秘,是日常生活中几乎所有人都遇到过的情况,但很多人对于便秘的处理仅限于知道"开塞露"。那么便秘究竟是不是病? 形成便秘的原因又有哪些? 便秘用开塞露就能缓解吗? 如果不是,那又该怎么解决呢?

一、一探便秘究竟是不是病?

(一)便秘——难言的痛苦

首先我们来了解一下排便的整个过程,粪便下降到直肠,直肠壁上的神经感到压力膨胀,冲动传到初级排便中枢,同时上传到至大脑,引发大肠发生一系列的蠕动运动将大便从肛门排出(图3-8)。

便秘是一种常见的临床综合症状,它不是一种疾病,指的是排便次数减少(一般指每周少于3次),伴大便干结、排便困难、排便不尽感。也就是说,如果您超过三天才解大便,但是大便成形、松软、黄色或深黄色或浅褐色,且排便顺畅、无排便不尽感,那么也只是排便间隔时间长,还不能算是便秘。

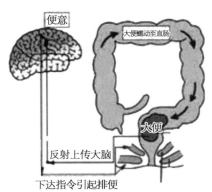

图3-8　排便的生理过程

(二)便秘形成的病因

1. **器质性便秘**　肛门、直肠病变、痔疮、直肠肿瘤等疾病可引起便秘,一般只要治愈器质性疾病,便秘也就好了(图3-9)。

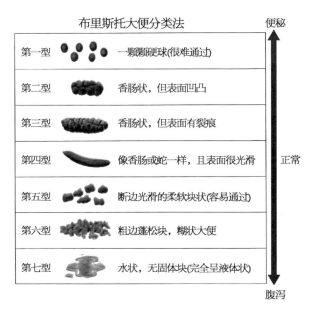

图 3 - 9　大便分类图

（第四型是最好的大便。一般便秘者排的多为第二、第一型）

2. 功能性便秘

（1）进食量少或食物缺乏纤维素或水分不足，对结肠运动的刺激减少。

（2）因工作紧张、生活节奏过快、工作性质和时间变化、精神因素等干扰了正常的排便习惯，如经常出差、换新环境、精神压力大等。

（3）结肠运动功能紊乱所致便秘，常见于肠易激综合征，是由结肠及乙状结肠痉挛引起，除便秘外，同时具有腹痛或腹胀，部分患者可表现为便秘与腹泻交替。

（4）腹肌及盆腔肌张力不足，排便推动力不足，难以将粪便排出体外。

（5）滥用泻药，形成药物依赖，造成便秘。

（6）老年体弱、活动过少、肠痉挛导致排便困难，或由结肠冗长所致便秘，是老年人便秘的主要原因。

（三）便秘的危害

排便相当于一个排毒的过程，未经治疗的长期便秘会导致真正的问题，不仅仅体现在皮肤暗黄、痤疮色斑、肛门周围肛裂，如果排便用力过猛，甚至可能会导致一部分肠子从肛门脱出，这种情况叫作直肠脱垂，有时需要手术。

便秘时，粪便长期积聚在肠内，不能及时排出，刺激肠壁黏膜发生病变，导致毒素大量吸收，严重地影响着人们的生活质量。主要表现在以下几个方面。

1. 消化系统　可导致厌食、腹胀、嗳气、口苦、肛门排气增多等表现。粪便滞留在肠道中较长时间，水被吸收较多，粪便干燥硬结，滞留产生毒素，且肠壁长期受粪便刺激，增加了其癌变的发生率。

2. 心血管系统　过分用力排便会诱发晕厥，并发心绞痛、心肌梗死、脑出血等。

3. 皮肤　由于毒素滞留在人体内排不出来，长期便秘可致皮肤色素沉着，面色灰暗，整个人看起来比较憔悴。

4. 心理障碍　便秘常表现为便意少、排便次数也少，排便艰难、费力、排便不畅、大便干结、硬便、排便不净感、便秘伴有腹痛或腹部不适，部分患者还伴有失眠、烦躁、多梦、抑郁、焦虑等精神心理障碍。

人的身体是一个整体，是由各个系统所组成，每个系统相辅相成，牵一发而动全身，经常便秘会引发诸多问题，对正常生活会造成很大困扰。

此外，中老年患者如果排便习惯发生改变，或有进行性便秘，应警惕结肠癌；急性便秘伴呕吐、腹胀、肠绞痛者，要考虑肠梗阻；便秘伴慢性腹痛，有铅接触史者，可能为慢性铅中毒。

二、便秘主要的临床表现

慢性便秘常无明显症状，但神经性过敏常会有食欲不振、口苦、腹胀、嗳气、阵发性腹痛、排气增多等胃肠道症状，这主要是与肠道蠕动功能减弱有关，但也可能与心理因素有关。因为大便滞留肠道，变得干硬，X线腹部平片可以看到有大量粪便堆积，部分患者感到腹部痉挛、下坠感等。

便秘与腹泻交替，并伴有腹痛，常见于腹腔内结核、结肠肿瘤、慢性溃疡性结肠炎。有此症状时，应及时去医院就诊。对于慢性便秘者，如果生活调节无效，也应及时就诊。

三、便秘的治疗及健康教育——便秘患者的日常调理

医学上的治疗多是循序渐进的，用药前首先从改变生活方式入手，便秘患者也不例外。

（一）便秘的药物治疗

不论是中成药、中药、西药的促排便药物，建议尽量少吃，否则不仅会导致药物依赖性便秘，还可能导致肠道黑变病。

1. 容积性泻药　主要含有高成分纤维素或纤维素衍生物，这种纤维素有较好的亲水性，以及吸水膨胀的特点，可以增加粪便的含水量及体积来缓解便秘。主要适用于老人、妊娠妇女及轻度便秘的患者。但在服药之后要注意多饮水，防止膨胀后反而堵塞肠腔发生梗阻。

2. 高渗性缓泻药　主要是一些不吸收糖类的电解质混合液，有乳果糖、山梨醇、聚乙二醇4000等，肠道形成高渗状态，保留水分，刺激肠道蠕动，易于排便。

3. 刺激性泻药　主要有酚酞、番泻叶、大黄碳酸氢钠片等，服用后刺激结肠蠕动，产生排便作用。但长时间使用会产生很多不良反应，引起腹痛、蛋白质的丢失，还会对直肠肌肉造成损伤，导致大便失禁，不宜长期使用。

4. 促进胃肠动力药物、微生态制剂　促进胃肠动力药物可以促进肠道平滑肌蠕动，改善神经功能，常用的有莫沙必利、普卡必利。微生态制剂能够补充有效菌群，调节肠道微生态环境，对缓解便秘和腹胀有一定作用。

5. 润滑剂　即日常说的开塞露，大多是甘油和水混合，通过肠腔软化粪便，但限于紧急处理，对慢性便秘的作用有限，治标不治本，不能经常使用。

　　笔者建议慢性便秘患者首选第一类容积性泻剂或聚乙二醇4000。目前部分文献报道,聚乙二醇 4000 治疗 18 周后,部分患者可以恢复正常的排便规律(当然首先做到生活调节、病因去除)。乳果糖、山梨醇产气较多,容易导致腹胀,并且临床应用上来看有耐药的问题。暂时性便秘者,笔者较推荐应用润滑性泻剂。除了药物的干预之外,若因长期滥用药物引起便秘,应前往医院就诊;若因压力过大、心理问题便秘,应前往心理科就诊;若是直肠肛门、盆底肌功能紊乱的便秘患者,需到有便秘专科的医院行生物反馈治疗。

（二）便秘的健康指导

1. 养成健康规律的生活方式

（1）定时休息,不熬夜,养成良好的作息时间。

（2）坚持运动,慢跑或快步走,每日超过 30～40 分钟,每周坚持5 天以上。多运动,有助于促进肠蠕动。

（3）养成定时排便习惯。在早晨起床后或者早餐后如厕。也可依据自己的情况选定合适的排便时间。有便意及时上厕所,千万不要拖。控制便意会使你的便秘更严重。无论有无便意,或者能不能达到满意的排便效果,到时都应坚持蹲厕所养成良好的排便习惯,留出一天中的固定时间。

（4）排便时应集中注意力。不要看报纸、玩手机、看小说等导致排便反射抑制。

（5）适量饮水。提倡清晨起床空腹饮温开水,试着每日至少喝8 杯水。每日饮水量大于 1 500 mL。在饮食方面,水对于预防便秘也很重要。每晚睡觉之前,喝一杯蜂蜜水,不要喝完就睡觉,那样会造成眼部浮肿,喝完蜂蜜水后半小时再睡觉,蜂蜜水的功效和香蕉差不多,且有排毒的功效。

（6）禁忌饮酒、喝浓茶、咖啡,忌吃辣椒等刺激性食物。

2. 合理饮食是预防便秘的良方

（1）指导患者采取合适的饮食习惯,平时注意荤素搭配,多吃富含纤维素的豆类和薯类、新鲜蔬菜和水果。如黄豆、绿豆、红豆、红薯、土豆、芹菜、韭菜、菠菜、白菜、萝卜等。新鲜水果如橘子、香蕉或干果,如葡萄干、杏和梅干等。主食宜以糙米、麦类为主,适当添加润肠通便作用的食品,如海带、银耳、蜂蜜、核桃等,而这些食品还有滋补、美容的作用,可谓是一举两得。粗纤维可刺激肠壁使肠蠕动加快,获得足够多的饮食粗纤维,促进肠蠕动,从而改变排便性状,更容易排便,能够有效缓解、预防便秘。好的粗纤维主要来源包括谷物、面包和糙米中的麸皮和其他全谷物。

(2) 炒菜时,适量加入烹调油以润滑肠道。

(3) 多食富含 B 族维生素的食物,如粗粮、酵母、豆类、洋葱、萝卜等。

(4) 多食各类干豆。依靠肠道内正常细菌的发酵作用,易于产气,气体刺激肠壁,从而加速肠蠕动。

(5) 多吃润肠通便的食物。如银耳、蜂蜜、香蕉等。

(6) 坚持每天喝些酸奶。不仅能促进有益乳酸杆菌的增殖,抑制有害菌于肠道内定殖。同时,乳酸菌还有提高免疫力的功效。不过酸奶中所含的乳酸菌,效果不持久。

(7) 便秘时,应限制高脂肪的食物,如奶酪和其他乳制品、加工食品和肉类。这些食物不但不会缓解便秘,反而会使便秘更加严重。

(8) 增加易产气食物:多食易产气食物,促进肠蠕动加快,有利于排便,如洋葱、萝卜、蒜苗等。

3. 多做运动

(1) 避免久坐,可快步行走和慢跑:可促进肠管蠕动,有助于解除便秘。指导患者每天坚持做适量的运动,如散步、慢跑、打太极拳等。

(2) 深长的腹式呼吸:呼吸时,膈肌活动的幅度较平时增加,能促进胃肠蠕动。

(3) 腹部自我按摩:仰卧在床上,屈曲双膝,两手搓热后,左手平放在肚脐上,右手放在左手背上,以肚脐为中心,腹部按摩行顺时针腹部环形按摩,促进肠蠕动,保持大便通畅。每日做 2～3 次,每次 5～10 分钟。

4. 养成规律的排便习惯

(1) 吃饭后或起床后是排便的好时机,因为大便贮积在乙状结肠及很结肠。而排便前需要有结肠集团运动。它是一种行进很快,推动很远的结肠运动,可以使结肠内压力明显增高,对粪便的快速前进、引起排便反射、维持结肠正常功能均有着重要意义。集团蠕动一般出现在早晨起床后和进餐以后。晨起后由于体位的改变而刺激胃肠道运动,进餐尤其是早餐后引起十二指肠-结肠反射,使结肠蠕动像波浪一样,一波接一波,掀起一个蠕动高潮,故名集团蠕动或运动。这也是很多人晨起后或进餐后要去排便的原因。有便意的时候,应立即去上厕所。

(2)长期长时间蹲厕所会导致排便反射缺乏。所以这也是排便时不能看书、看手机的原因。

(3)如果是坐厕的话,抬腿曲向腹部可以增强腹内压力,帮助排便。但是这个动作会导致部分排便前腹痛的朋友腹痛加重。

(4)养成一种排便前的形式、仪式。

5. 良好的心态是预防便秘的妙方 对于社会心理因素引起的便秘患者,可指导其做一些放松运动,如瑜伽等。不要对便秘过于在意、烦恼。焦虑的情绪会激活交感神经,导致排便更加困难。

总的来说,便秘并不可怕。只要喝足量的水,吃够粗粮、蔬菜和水果,早睡早起,运动充分,心情放松,养成一个良好的排便习惯即可。

(冯欣伟　皇惠丽　王晓航)

参考文献

[1] 顾同进,殷民德,郑松柏.现代内科疾病诊断与治疗[M].上海:上海科学技术文献出版社,2003:288-297.

[2] 中华医学会消化病学分会胰腺疾病学组,中华胰腺病杂志编辑委员会,中华消化杂志编辑委员会.中国急性胰腺炎诊治指南(2013年,上海)[J].中华消化杂志,2013,33:217-222.

[3] 阮继刚,孙金玲,臧媛.急性胰腺炎的病因及临床特征分析[J].宁夏医科大学学报,2016,38(7):791-794.

[4] 张宁宁,郭晓肿,赵佳钧.一项针对我国急性胰腺炎常见病因的 Meta 分析[J].中国医生进修杂志,2014,37(28):13-17.

[5] 高欢,汤亲青.重症急性胰腺炎早期应用肠内营养临床疗效分析[J].肝胆外科杂志,2017,25(1)：40－42.

[6] 王阳.护理干预联合早期肠内营养支持对急性重症胰腺炎患者疗效、心理状态、免疫功能的影响[J].国际护理学杂志,2017,36(1)：6－11.

[7] 蒋婉英.重症急性胰腺炎非手术治疗的临床监测与护理[J].护士进修杂志,2003,18(10)：916－917.

[8] 侯桂侠,张素娟,王铭,等.老年脂肪肝患病危险因素病例对照研究[J].职业与健康,2016,32(1)：88－90.

[9] 张世苹,严娟.脂肪肝与代谢综合征及肝功能相关指标关系的研究[J].南京医科大学学报(自然科学版),2015(11)：1602－1604.

[10] 中华医学会肝病学分会脂肪肝和酒精性肝病学组.非酒精性脂肪性肝病诊疗指南(2010年修订版)[J].中华肝脏病杂志,2010,18(3)：163－166.

[11] 胡梦琪,徐友青,张涛,等.非酒精性脂肪性肝炎的无创诊断方法[J].临床肝胆病杂志2017,33(12)：2288－2291.

[12] 赫娜,闫宇,肖坤,等.男性脂肪肝患病率及其危险因素分析[J].中国综合临床,2018,34(1)：26－29.

[13] 韦菊芳,黄志碧,王芃,等.代谢健康人群脂肪肝的发生情况及其影响因素[J].广西医学,2018,40(5)：549－551,562.

[14] 李秀芬,邓颖,张荣华.非酒精性脂肪性肝病患者知识、态度和行为的现况调查[J].中华现代护理杂志,2015,21(16)：1872－1875.

[15] 史子敏.脂肪肝发病率的调查与病因分析[J].山东医药,2009,49(44)：104.

[16] 郭桂勤.不同职业者脂肪肝的发病情况及病因分析[J].职业与健康,2002,18(1)：26－27.

[17] 李君曼,付淑花.脂肪肝的基础与临床研究进展脂肪肝的病因[J].山东医药,2000,40(13)：42－43.

[18] 董春燕,李冬静.自我效能感对脂肪肝患者治疗效果的影响[J].河北医药,2011,33(11)：1629－1630.

[19] 王蓓,王晓航.慢性肝病防治路上指南针[M].上海：上海科学技术出版社,2017：94－121.

[20] 李玉华,李秀丽,邢丽,等.建立乙肝病友俱乐部实施健康教育[J].中华护理杂志,2003,38(3)：227－229.

[21] 林雯雯,高永良.乙型病毒性肝炎抗病毒类治疗药物研究进展[J].中国药业,2010,19(1)：1－3.

［22］孔元梅.调节性 T 细胞在乙型肝炎中免疫作用的研究现状［J］.国际检验医学杂志,2011,32(5)：587－589.

［23］崔玉,詹林盛.乙型肝炎病毒动物模型研究进展［J］.生物技术通讯,2007,18(2)：307－309.

［24］沙花燕,杜丽,温亮,等.乙型肝炎流行动态及研究进展［J］.解放军预防医学杂志,2017,35(9)：1149－1153.

［25］娄鑫,郜玉峰,叶珺,等.聚乙二醇干扰素 α－2a 初治 HBeAg 阳性慢性乙型肝炎患者的效果及预测因素分析［J］.临床肝胆病杂志,2018,v.34(5)：995－1000.

［26］杨春琼,张玲.乙肝特殊人群治疗研究新进展［J］.中外医学研究,2018(9)：186－188.

［27］姚利群.乙型肝炎患者的自我管理［J］.检验医学与临床,2013,10(10)：1341－1342.

［28］李红霞.慢性乙型肝炎患者自我管理的现状及护理［J］,中国实用护理杂志,2008,25(24)：43－44.

［29］邱守中.乙型病毒性肝炎的流行特征及预防控制措施［J］.基层医学论坛,2017(26)：3599－3600.

［30］贾翠兰,张增梅,孙希平.替比夫定治疗慢性乙型肝炎、肝硬化患者的教育指导和随访［J］.中国医药指南,2012,10(6)：127－128.

［31］马海秀.50 例慢性乙型肝炎患者的心理反应与心理护理［J］.中国医药指南,2012,10(3)：267－268.

［32］尤黎明,吴瑛.内科护理学［M］.5 版.北京：人民卫生出版社,2012.

［33］中华医学会消化病学分会胃肠动力学组,中华医学会外科学分会结直肠肛门外科学组.中国慢性便秘诊治指南(2013 年,武汉)［J］.中华消化杂志,2013,33(5)：291－297.

［34］樊文娟,方秀才.老年人功能性便秘临床症状病理生理和治疗特殊性［J］.中华老年医学杂志,2016,35(4)：448－451.

［35］余英.老年性便秘与肠道菌群失调的相关性及药物干预性研究［J］.胃肠病学和肝病学杂志,2010,19(12)：1133－1135.

［36］胡薇,喻德洪.便秘心理因素的评估和治疗［J］.大肠肛门病外科杂志,2004,10(2)：150－153.

第四章　泌尿系统疾病

第一节　小心"肾"小球肾炎

肾脏对人体的重要性不言而喻,和心脏一样,从我们一出生,肾脏每时每刻都在从事着"最脏最累"的工作,哪怕我们睡觉的时候。因为工作量大、职责重要,肾脏就很容易受到各种有害因素的损伤。但由于肾脏属于"忍耐力"极强的脏器,发病的早期很难表现出症状,再加上公众对它的知晓率低,肾脏疾病就像一个"沉默的杀手"在危害着人类的健康。其实肾脏病并不可怕,早发现、早干预、早治疗能够延缓肾脏病发展,降低发展到尿毒症的概率,甚至是治愈。所谓"知己知彼,百战不殆",只有认识了解这个"任劳任怨的清洁工"早期出现的最常见故障——肾小球肾炎,便能及早给予有效治疗,以防出现更大的故障(尿毒症)。

一、肾小球肾炎——"清洁工"的最常见故障

(一)肾脏功能——"超自动化净化器"

1. **净化血液**　肾脏相当于"净化器",负责净化体内血液。肾脏将循环至其的血液经肾小球过滤,将废物、有害物质、多余水分形成尿液排出体外,有用的物质及人体所需水分再吸收回体内,以维持身体所需,保证正常生理活动(图 4-1)。

2. **分泌激素**　肾脏也相当于"生命工厂",能够分泌很多与代谢、内分泌有关的激素;分泌与调节血压有关的肾素、前列腺素;分泌促红细胞生成素,刺激骨髓造血;经由肾脏活化后分泌的活化维生素 D_3,促进肠道对钙质的吸收,维持骨骼对钙质的正常所需。

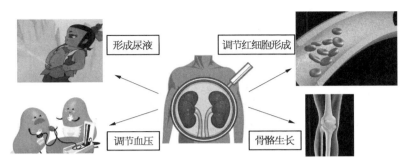

形成尿液

调节红细胞形成

调节血压

骨骼生长

图 4 - 1　肾脏功能

（二）肾脏常见故障——肾小球肾炎

肾小球肾炎,简称肾炎,是较常见的一种肾脏疾病,是指由各种不同原因,导致双侧肾脏肾小球反生变态反应性疾病。肾小球肾炎共同的表现（可不同时出现）为蛋白尿、管型尿、血尿、水肿、尿量减少或无尿、高血压、肾功能正常或下降。肾小球肾炎实际上是一组疾病,病因各有不同,部分病因目前还不清楚,一般来说,可能和感染、免疫、遗传、代谢、肿瘤等因素有关。

肾小球肾炎根据其最初发病病因可分为原发性肾小球肾炎和继发性肾小球肾炎。继发性肾小球肾炎是由自身出现的其他疾病（如高血压、糖尿病、系统性红斑狼疮、血管炎、过敏性紫癜等）引起的,是全身性疾病导致肾脏受累及。原发性肾小球肾炎是原发于肾脏自身的肾炎。按临床表现又可分为急性、慢性和急进性肾炎综合征、隐匿性肾炎（无症状血尿和/或蛋白尿）。

（三）哪些人易患肾小球肾炎?

（1）有全身慢性疾病者,如糖尿病、高血压、高尿酸血症或痛风、系统性红斑狼疮、血脂紊乱、风湿性关节炎、肿瘤等。

（2）有家族史,如肾脏病、高血压、糖尿病等。

（3）60 岁以上老年人。

（4）反复尿路感染和肾盂肾炎患者。

（5）患有肾结石、肾积水、输尿管结石和尿路梗阻者。

（6）长期服用某些有肾毒性药物（如抗生素、避孕药、化疗药）的患者。

（7）曾经患有急性肾小球肾炎、急性肾功能衰竭等肾脏疾病患者。

（8）长期从事化学工作者。

（9）先天性孤立肾或因疾病切除一侧肾脏者。

（10）出生时体重低于 2.5 kg 者。

二、从"蛛丝马迹"发现肾小球肾炎

所谓"蛛丝马迹"，其实就是早期疾病症状，这些症状没有特异性，如果不给予足够的重视就很容易被忽视。主要应关注以下几种表现。

1. 胃口有点差，腰背有点痛　食欲不振、口中有异味，或是恶心、呕吐，往往会被认为是单纯的胃肠道疾病，不会考虑到肾脏问题。其实肾功能异常，毒素潴留对胃肠道有刺激作用，也可引起以上症状。因此，有上述症状时，最好做个尿常规及肾功能的检查。

2. 小便有点沫，干活有点累　体内蛋白质随尿液丢失会使小便有泡沫，人容易疲乏，腰背酸软，但如果休息充分，营养好，则不容易出现上述症状，倘若出现，要给予足够重视。

3. 眼睑有点肿，皮肤有点痒　早晨起来总发现自己眼睑特别肿，但活动一下后就会慢慢消退，或出现皮肤瘙痒、脸色苍黄、指甲淡白或非高血压却头晕，以及牙龈出血、鼻腔出血等情况要考虑有无肾脏疾病。

4. 血压有点高，夜尿有点多　晚上起夜次数较前增多或尿量比白天多，需注意是否是肾脏病所致。无高血压家族史而年纪轻就血压偏高，需要考虑肾脏病的可能。

总之，肾小球肾炎起病都较隐匿，当出现明显不适时，说明已到晚期肾病了，所以早期根据这些非特异性"蛛丝马迹"来发现肾小球肾炎很重要。

三、诊断肾小球肾炎的检查有哪些？

（一）尿常规——反映肾功能的窗口

尿常规是临床上不可忽视的一项初步检查，早期肾小球肾炎往往没有明显征兆，但尿常规检查中如提示蛋白尿、血尿、白细胞升高却能传递出肾炎早期的重要信号。因此，肾炎最有效的早发现方法是尿常规检查，从而早发现、早干预、早治疗。其实，早期的肾小球肾炎 80%～90% 可以得到完全缓解，而晚期的则有可能出现肾衰竭。

（二）血检验——直接反映肾功能

血检验主要包括血尿素氮和血肌酐。血肌酐是目前直接评价肾功能应用最广泛的指标，但血肌酐受饮食影响很大，因此根据血肌酐水平，并结合年龄、性别、体重、身高等，将相应数值代入公式计算出肾小球滤过率，是评价肾功能更精准的方法。

（三）肾脏超声检查

肾脏 B 超可以了解肾脏的大小、形态，有助于判断肾脏疾病的进程。在经济条件允许的情况下，最好做肾脏彩超，还能了解肾脏血流情况，这是早期发现肾小球疾病的有力武器。

（四）肾穿刺活检

肾穿刺活检为有创检查，对肾小球肾病的诊治和预防判断有重大意义。

1. 什么是肾穿刺活检？　肾穿刺，即肾活检，也常称肾穿刺活检术，是在局部麻醉、B 超引导下应用穿刺针"叼取"少量肾组织进行病理检查，是诊断临床诊断肾脏疾病的金标准。

2. 为什么肾小球疾病常被建议做肾活检？　对于肾小球疾病的诊治，医生首先会根据患者的临床表现、血液和尿液等化验的结果进行综合分析并作出判断，并制订相应的治疗方案。然而，许多肾小球疾病临床表现十分类似，如均出现水肿、血尿、蛋白尿等，但其病理检查结果却不同，导致病程、对治疗的反应和最终转归都有所不同，因此行肾穿刺活检"叼取"极少量的肾组织，进行病理检查是十分必要的。由此，临床医生在给患者制订治疗方案时就更加有的放矢，对预防也有了了解。

3. 肾穿刺活检对身体有害吗？ 正常人体的单侧肾脏约有100万个肾单位,一次肾穿刺活检仅"叼取"5～30个肾单位,这就如同在头上拔去几根头发,对肾脏的功能影响几乎没有,而且肾穿刺活检是在B超引导下进行的,因此对人体损伤很小。

不过,作为一项有创检查,是有一定风险的。较常见的并发症主要有血尿、肾包膜下出血或血肿,可表现为腰部酸痛,但经积极治疗后,绝大多数患者都可自行痊愈;肾穿刺活检也可能会误伤其他周边脏器,如误穿肝脏、胆囊等,或者出现肾破裂大出血而危及生命,但此类情况非常罕见。

四、得了肾小球肾炎能治愈吗?

肾小球肾炎的治疗需要个体化,根据不同的原因,不同的轻重程度,选用不同的治疗方法。治疗过程比较漫长,需要患者及其家属的耐心和坚持。部分患者发现得早,病情也比较稳定,经过积极治疗后,尿蛋白可以长时间保持阴性,肾功能正常或缓慢下降。也有一部分患者发现疾病较晚或肾脏病变较重,可能会出现病情持续进展,最终发展到肾衰竭。所以一定要及早治疗,重视治疗,对症治疗。

1. 一般治疗 控制饮食,限制蛋白质摄入量。肾功能正常者给予优质蛋白质饮食,即每天摄入优质蛋白质 $0.8～1.0 \, g/kg$;肾功能不全者一般给予优质低蛋白质饮食,即每天摄入优质蛋白质 $0.6～0.8 \, g/kg$,同时要适当补充必需氨基酸或 α 酮酸。

2. 积极控制高血压 高血压是促进肾功能恶化、加速肾小球硬化的"元凶",因此积极控制血压是治疗肾小球肾炎的重要环节。首选能减少蛋白尿、保护肾脏、延缓肾功能恶化的降压药物,如血管紧张素Ⅱ受体拮抗剂(ARB)或血管紧张素转换酶抑制剂(ACEI)。

3. 对症处理 如患者血液出现高黏、高凝状态,应给予抗凝治疗,如皮下注射低分子肝素,或服用抗血小板聚集的药物,如潘生丁、泰嘉等。对于水肿患者,可予以利尿消肿治疗。注意休息,预防感染,避免服用有肾毒性的药物。

4. 糖皮质激素或免疫抑制剂治疗 肾小球肾炎患者最好通过

肾穿刺明确肾脏病理类型和病变程度,以确定用药方案,尤其是糖皮质激素或其他免疫抑制剂的使用要慎重。这类药物会有一定的不良反应,患者一定要根据医嘱服用,并定期随访复查,调整治疗剂量。

5. 中药治疗 中西医结合治疗可以提高肾小球肾炎的治疗效果。但"是药三分毒",有些中药反而会对肾脏造成损害,因此必须到正规医院在医生的指导下使用。千万不要到街头巷尾的小诊所或听信老中医的"偏方""神药",用药不恰当,反而会加重肾脏的负担,导致急性肾衰竭。

五、肾小球肾炎的健康教育

(一) 得了肾小球肾炎,还能生宝宝吗?

科学地讲,现实生活中,能正常妊娠至分娩的肾小球肾炎患者也不在少数,然而并不是所有的肾小球肾炎患者都可以妊娠的。那么,肾小球肾炎患者怎样才适宜妊娠呢?关键要看是得了哪种类型的肾小球肾炎,是否伴有蛋白尿、高血压,以及肾功能减退到什么程度了。

对于急性肾小球肾炎患者,在疾病活动期妊娠容易导致流产、早产、妊娠高血压综合征的出现,而且还不利于自身肾炎的治疗和恢复。一般认为,在急性肾小球肾炎治愈、尿常规正常至少一年后妊娠为宜。

狼疮性肾炎患者往往病情反复,很难完全治愈。妊娠后,可引起复发或病情加剧,也会增加流产、早产、死胎的发生率,因此过去并不建议妊娠。但最近几年,随着医疗技术的进步,一些狼疮性肾炎患者也能妊娠并成功产下健康的宝宝。因此,现在认为狼疮性肾炎患者狼疮静止时间超过 6～9 个月,而且肾功能正常,可以在医生的严格监控下妊娠,但妊娠期间必须密切随访,在医生的指导下用药。

慢性肾小球肾炎、糖尿病肾炎患者的病情轻重不一。妊娠期间,孕妇肾功能评估也与正常人不同,由于妊娠会导致肾脏工作负担加重,因而孕妇的血肌酐水平应适当低于正常人。研究表明,妊娠前尿蛋白和血压控制好,肾功能正常或轻度损伤者,妊娠成功率可达95%

以上,妊娠过程也较顺利,胎儿也能正常发育和正常分娩,产后孕妇的肾功能大多可以恢复至妊娠前的水平。而肾功能中度及重度损伤者预后则截然不同,虽然在医生的严格监护下,胎儿存活率可达90%,但胎儿容易出现发育迟缓,早产率也超过50%。此类孕妇有1/3以上者可能出现肾功能进行性恶化,并出现难以控制的高血压。

　　拥有一个健康的宝宝,做一名幸福的妈妈,是所有女人的愿望,但是,不适宜的妊娠,会引起肾功能进行性恶化,加重病情而导致不幸的后果。任何一种肾小球肾炎,若患者已出现肾功能减退或高血压,则不适宜妊娠,而允许妊娠的肾小球肾炎患者,妊娠后应当在肾内科专科医生与妇产科专科医生的共同指导下密切观察肾功能和血压变化。

(二)肾小球肾炎患者怎么吃才健康?

　　所谓"民以食为天",中国人是最讲究"吃"的。然而,对于肾小球肾炎患者及其家属来说,它却是一项令人发愁的、繁重的责任与负担。因为是否能够正确摄取食物将直接影响患者的病情进展。正常人所享受的"吃",在肾小球肾炎患者身上成为"艰难的选择",食欲不振,不知道能吃什么,不能吃什么,能吃多少,这些平常最容易不过的事情却"难于登天"。这就要求患者及家属掌握正确的营养知识,尽最大能力保护肾脏。

　　1. 控制蛋白质摄入　　肾小球肾炎患者因尿液中丢失了蛋白质,引起低蛋白血症,血浆胶体蛋白降低,从而导致水肿难消。许多肾小球肾炎患者试图通过进食大量含蛋白质的食物甚至保健品来补充丢失的蛋白质,这是非常错误的想法。实际上由于病情尚未缓解,高蛋白质饮食引起肾小球的高滤过,蛋白血症不能得到有效纠正,尿蛋白反而会增加,使肾功能进一步恶化,因此,在热能供给充足的情况下,适当减少蛋白质的摄入量的同时要注意选用高生物价蛋白质,即优质蛋白质。如瘦肉、鸡肉、鱼肉、鸡蛋、牛奶等。若患者肾功能正常,每日蛋白质摄入量不应超过 $1\,g/kg$;若患者有肾功能不全、氮质血症时,应限制蛋白质摄入,每日蛋白质摄入量以 $0.6\sim0.8\,g/kg$;若患者的肾功能严重受损,应进一步减少蛋白质的摄入(图4-2)。

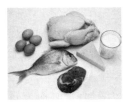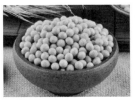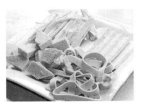

图 4-2 优质蛋白质

2. 限盐 食用盐每日每个人都会摄入,对于肾小球肾炎的水肿和钠盐的关系极大。有水肿及高血压症状的患者,应采用少盐或少钠饮食。每日食盐摄入量低于 3 g。需要注意的是,除了食用盐之外,各种调味品包括酱油、味精、辣酱等,各种零食如薯片、饼干、香肠等也含有钠,也需要限制食用。

3. 保证充足的热量摄入 肾小球肾炎患者虽然需要控制蛋白质的摄入量,但必须保证摄入的热量充足。如果长期热量摄入不足,身体就会动用蛋白质来满足生命活动所需要的热量,反而产生更多的蛋白质代谢废物,加重肾脏负荷,加快肾脏恶化速度。一般情况下,我们要求每日热量摄入量应达到每千克体重 125.4～146.3 kJ（30～35 kcal）。糖类是我们摄入热量的主要来源,如谷物、水果、根茎类蔬菜等。需要注意的是,平常食用的米、面等主食含有较多"低质量"的植物蛋白质,这些蛋白质无法被人体有效吸收,但会增加肾脏负担。因此,为了避免摄入过多蛋白质,推荐肾小球肾炎患者选用小麦淀粉、藕粉、粉丝、粉条等不含蛋白质或蛋白质含量较低的纯糖类食物来保证热量摄入。

4. 充足的维生素与矿物质 大量的蛋白尿使钙缺乏,容易导致骨质疏松,发生低钙血症,肾小球肾炎患者需注意补充含钙丰富的食物,如牛奶、瘦肉、虾皮等。由于肾脏疾病药物治疗中经常会使用利尿剂,易导致 B 族维生素和维生素 C 的大量流失,因此应多食用富含维生素 C 的水果和蔬菜,富含 B 族维生素的坚果、粗粮、乳类等,必要时口服 B 族维生素和维生素 C 制剂。同时也注意补充含铁丰富的动物血、木耳和干果等食物。

（三）肾小球肾炎患者还能运动、上班吗？

肾小球肾炎患者往往会从医生、家人或亲朋好友那里得到这样的劝告："千万不要累着，一定要多注意休息。"于是，有的患者就理所当然地休息起来，不上班也不敢做一点运动。这样做对吗？

确实，运动时血液向肌肉、心脏及肺脏的分配增加，肾脏血流量下降，导致肾小球滤过率下降，可致蛋白尿加重。但是，长期闲在家不工作，卧床休息，精神易压抑，患者心理会产生内疚感，觉得自己是家庭负担，长此以往，患者会放弃追求正常生活的积极性，不能够以正常人的心态和面貌面对生活，反而不利于疾病的治疗和康复。参与一定的工作和进行适当的低强度运动，不仅能增强身体机能，还有助于患者保持乐观的生活态度，增强对生活的信心，反而更有助于疾病的康复。

那么肾小球肾炎患者该怎样运动，选择什么运动呢？一般用于防病的运动都是"有氧运动"，其运动时间较长，运动强度在中等或中上的程度，可以增强机体心肺耐力，使机体能够耐受更高强度或更长时间的运动，不易感到劳累。推荐下面几种运动方式。

1. 步行　步行是人们最喜爱的健身和减重运动之一。只需备一双好鞋就可以了。肾小球肾炎患者要量力而行，把握好走路锻炼的时间和强度。体质差的可缓行，时间短些；体质强的可疾走，时间长些。或漫步于公园，或疾行于林间，等等。持之以恒，定能获益。

2. 慢跑　选择慢跑锻炼者或肥胖者，最好先从快步走开始，经过一段时间的锻炼再开始慢跑。慢跑特别适合耐力锻炼。因为没有乳酸聚集，运动时间可以比较长。

3. 骑车锻炼　骑车锻炼不是根据距离来订计划，而是要根据骑车过程中出现的心率来定。以达到最大心率的50%～60%作为标准来制订骑车锻炼计划。

另外注意，其他运动项目如篮球、足球、羽毛球都属于折返跑，心跳不能保持平稳，也难以掌握，对肾小球肾炎患者并不合适，瑜伽和太极则因运动量不足而难以达到锻炼心肺的目的。

六、如何预防肾小球肾炎

1. 每年做一次尿常规检查　健康人一般建议每年至少做一次尿常规检查,患有糖尿病、高血压者更要定期做尿常规检查。有条件的,最好每年做一次尿常规、肾功能、肾脏 B 超检查。

2. 保持健康的生活方式

(1) 戒烟限酒。

(2) 减肥,控制体重。

(3) 限制食盐摄入,不应忌盐。有高血压、水肿者的食盐摄入量应控制在 3~4 g/d。

(4) 控制蛋白质摄入。肾小球肾炎患者若血肌酐正常,每日蛋白质摄入量为 0.8~1 g/kg;血清肌酐升高者,每日蛋白质摄入量为 0.6~0.8 g/kg。

(5) 适量运动,劳逸结合;肾小球肾炎患者不宜劳累,但也要适当锻炼身体,增强身体抵抗力。

(6) 保持良好的心情。

3. 积极治疗原发疾病　患有高血压、糖尿病和高脂血症者,应积极治疗原发疾病,将血压、血糖和血脂控制在正常范围内。

4. 预防感冒　感冒属全身性疾病,能使免疫力下降,常继发感染,从而使肾病症状加重,故在日常生活中应十分重视预防感冒。

5. 慎用对肾脏有损害的药物　如果患病必须用药治疗,应在医生指导下用药,严格控制剂量、疗程,用药期间定期监测肝肾功能,不要自行服用抗生素、感冒药、"补肾""清火"的中药等,可用可不用的药尽量不用。

6. 及时到肾病专科就诊　如果已经患有肾脏疾病,不要去试用形形色色的"神药""偏方",而应及时到正规医院找肾脏病专科医生科学诊治。

肾小球肾炎是完全可以得到早期诊断和有效治疗的,关键是要认识、了解并给予足够的重视。我们的健康离不开健康的肾,这个"默默无闻的劳动楷模"需要我们更多的呵护与关爱。

第二节　肾病综合征——遗失的蛋白尿

　　肾病综合征常被称为"三高一低",是泌尿系统常见的疾病之一。目前,肾病综合征占原发性肾小球疾病的 40% 左右。在这个谈"肾"就"虚"、谈"毒"就"怕"的时代里,我们到底是不是真的了解慢性肾脏病呢? 肾脏就像沉默的守护者,每日每夜安静地工作着,过滤血液中的物质,回收有用的部分,排出没用的废物,周而复始,从不间断,保持着身体内的水、电解质与酸碱平衡。肾病综合征最重要的症状蛋白尿是肾脏损害的"警示"信号,对早发现肾脏病变有着非常重要的意义(图 4 - 3)。

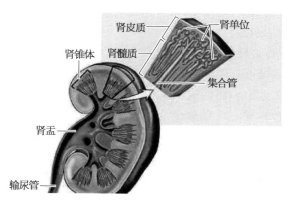

图 4 - 3　肾脏解剖图

一、教你识别肾病的"蛛丝马迹"

　　1. 关于"三高一低",你了解多少　肾病综合征(简称肾病)是由各种原因导致肾小球基底膜通透性增高,血浆内大量蛋白从尿液中丢失而引起的一种临床综合征。最典型临床表现常被称为"三高一低","三高"指高度水肿、大量蛋白尿和高脂血症,"一低"指低蛋白血症。

　　肾病综合征不是一个独立性疾病,不能被用作疾病的最后诊断,因为在肾病综合征中,约有75%是由原发性肾小球疾病引起的,其中还包括各种病理分型;约25%是因其他全身性疾病累及肾脏,如糖尿病肾病、狼疮肾炎、乙型肝炎病毒相关性肾炎等。

　　2. 发病原因　正常肾脏的肾小球滤过膜对血浆蛋白的滤过是有选择性的,能有效阻止绝大多数血浆蛋白从肾小球滤过,只有极其少量的血浆蛋白可滤过从尿液排出,故正常人24小时尿蛋白定量小于0.15 g。

　　那么,肾病综合征便是由于免疫机制及非免疫机制的攻击,肾小球基底膜通透性增高,滤过膜的屏障失去作用,导致人体的蛋白无处安放,大量血浆蛋白丢失,形成低蛋白血症,低蛋白血症导致血浆胶体渗透压下降,血管内水分趁机进入周围组织,形成水肿。

二、多维度看肾病综合征

(一) 会看泡沫尿

　　1. 何为泡沫尿?　引起泡沫尿的原因有很多,最常见的原因则为蛋白尿,指尿中蛋白含量超过正常范围(>150 mg/24 h)。蛋白尿有生理性和病理性,生理性蛋白尿一般是暂时性的,多为青年人在精神紧张、发热、剧烈运动、受寒时出现。通常所说的蛋白尿多指病理性蛋白尿,指肾脏病变所引起的蛋白尿。用筛子筛谷子时,如果地上出现许多谷子,那肯定是筛子漏孔太大导致谷子漏出来的,蛋白尿就是如此。肾脏像个"筛子",而蛋白质就如同谷子,正常情况下蛋白质不会漏到尿里的,一旦漏到尿里,就说明肾脏出故障了。大部分的肾脏疾病都会出现蛋白尿。

　　2. 如何早期发现泡沫尿?

　　(1) 注意观察小便是否有泡沫。小便中泡沫增多的常见原因是尿中出现蛋白,这种泡沫的特征性是小便表面漂浮着一层细小的泡沫,久久不消失。尿流急时或糖尿病患者形成的大泡沫与此不同,一般短时间内可自行消失。

　　(2) 定期做尿常规检查,必要时查24小时尿蛋白定量,每年一次尿常规检查是十分便宜的方法。

　　（3）对于有高危因素的人群，应该至少每年检查一次尿蛋白。这些高危人群包括患有高血压、糖尿病、心血管疾病、自身免疫病等全身性疾病人群；老年人或有肾脏疾病家族史的人群。

（二）会看化验单

　　血浆白蛋白低于 30 g/L 即为低蛋白血症，尿液中丢失大量血浆白蛋白，同时蛋白分解代谢增强，导致低蛋白血症。

（三）会看水肿

　　水肿是肾病综合征最突出的症状，它的出现与低蛋白血症所致血浆胶体渗透压下降有关。当组织间液的水容量增长大于 5 kg，即可出现肉眼可见的凹陷性水肿（图 4-4）。

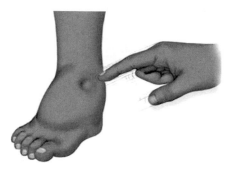

图 4-4　可凹性水肿

（四）会识高脂血症

　　说起高脂血症，不少人认为与肥胖有关，实则不然，肾病综合征患者即便喝水也会发生血脂高，其中以高胆固醇血症最为常见。

（五）确诊肾病综合征

　　肾穿刺，即肾活检，也称肾穿刺活检术，是在 B 超引导下使用穿刺针"叼取"少量肾组织进行病理检查。肾穿刺是一项成熟的操作技术，其创伤小、安全性高、恢复快，对于肾脏疾病诊断和治疗具有重大的意义。

三、肾病综合征的治疗

　　对于肾病综合征的治疗，要遵守正规、综合、长期和个体的原则。

（一）常规治疗

　　凡有低蛋白血症、严重水肿者需卧床休息。待水肿消失、病情好转后，可适当起床活动。

给予优质蛋白质饮食,以富含必需氨基酸的动物蛋白为主。保证充足热量,每日每千克体重不应少于 30～35 kcal。尽管肾病综合征患者丢失大量血浆蛋白,但由于高蛋白质饮食会引起肾小球高滤过,加重蛋白尿而促进肾功能恶化,故目前一般不主张应用。

水肿时应低盐(<3 g/d)饮食。为减轻高脂血症,肾病综合征患者应尽量少吃富含饱和脂肪酸(动物油脂)的食物,而多吃富含多聚不饱和脂肪酸(如鱼油、植物油)及富含可溶性纤维(如豆类)的食物。

(二)药物治疗

1. 利尿剂 不作为常规用药,如果水肿明显,可选用氢氯噻嗪(双氢克尿噻)、呋塞米(速尿)、螺内酯(安体舒通)等,最好间隙用药,必要时间断静脉滴入人血白蛋白。

2. 抗凝药 肾病综合征患者大多时间处于高凝状态,建议使用抗凝药物,如低分子肝素、华法林、尿激酶等,但在用药时注意有无出血倾向。

3. 调脂药 可选用贝特类或他汀类药物。选择何种则应根据患者血脂升高的类型来确定。

4. 降压药 高血压本身可导致肾脏损害,也可促进慢性肾脏病进展,还能引起心、脑及周围血管等靶器官的并发症,从总体上影响肾病综合征患者的预后。因此,高血压合并肾功能减退时,患者更应该重视血压的控制。肾病综合征患者的高血压控制目标比普通高血压人群更为严格,尿蛋白越多,血压控制要求越高。当 24 小时尿白蛋白≤30 mg 时,维持收缩压≤140 mmHg,舒张压≤90 mmHg;如 24 小时尿白蛋白超过这个数值,收缩压应≤130 mmHg,舒张压≤80 mmHg。除了注意血压达标之外,患者还应注意降压药物的选择和使用方法。

(1)首选血管紧张素 II 受体拮抗剂(ARB)或血管紧张素转换酶抑制剂(ACEI):这两类药物都是对肾脏有保护作用的降压药物,它可以降低肾小球内的压力,减少蛋白尿,减轻肾脏负担。在使用 ACEI 或 ARB 类药物时应注意,服药期间应密切监测肾功能及血清钾变化,有些患者在用药 2 个月中可能会出现肾功能的波动,尤其是血肌酐已显著升高的患者。高钾血症、双侧肾动脉狭窄或妊娠妇女禁用。

（2）联合用药：高血压的发病机制有很多，所以对于高血压的治疗常提倡"鸡尾酒疗法"，即把所有能引起高血压的途径都阻断，这样一来，每种降压药的使用剂量会减少，不良反应也会相对减轻，甚至会抵消，所以联合用药是一个重要的用药原则。

（3）24 小时长效平稳降压：血压波动范围大远比血压一直维持在高水平的坏处大，所以建议选择长效降压药。血压忽高忽低容易出现脑血管意外，尤其是老年人。机体血压是有规律的，所以高血压患者生活习惯也要有规律，包括吃药时间、睡眠时间，最好做到定时，这样有助于血压的长期稳定。

（4）用长效药物要持久：长效降压药的起效比较缓慢，持续时间长，一般我们以一星期为度，用了一种新降压药，在一周内服药时间要固定，每天测量血压的次数要适当增加，看血压在哪个时间点会高。在服药时间固定的前提下，如果血压临时升高，可加服短效降压药，在这一星期里先把血压稳定。血压规律找到后，下个星期就能根据这一星期的记录来调整剂量。如果更换太频繁，药物的反应没那么快，就容易搞乱血压规律，反而控制不好血压。所以要按血压波动规律来调整用药，不要操之过急。

5. 糖皮质激素及免疫抑制剂　许多原发性或继发性肾小球疾病主要由异常免疫反应所引起。因此，抑制身体内异常的免疫反应才能有效控制蛋白尿，这类能够抑制免疫反应的药物就是糖皮质激素和免疫抑制剂，常见的免疫抑制剂包括环磷酰胺、他克莫司、环孢素 A、吗替麦考酚酯、硫唑嘌呤、来氟米特等。医生会根据病理类型和病变严重程度，并结合患者性别、年龄、体重、生育要求、有无相关药物使用禁忌证等，个体化地制定治疗方案。一般开始以足量激素如泼尼松 1 mg/（kg·d）正规治疗 8 周，有疗效者维持使用，然后逐渐减量。如果患者对激素治疗不敏感，或肾活检病理报告提示对激素反应欠佳或是狼疮性肾炎者，可联用免疫抑制剂，如环孢素 A、环磷酰胺、他可莫司等，但一般也要数月才能产生疗效，所以治疗过程中要有足够的耐心,不要轻言放弃。另外要注意的是,这些药物都有特殊的使用剂量和疗程,用药时务必定期随访,按照医生的建议用药,既不能一成不变的用药不管不顾,更不能擅自见谅或停药。

6. 治疗原发病　这是治疗的重中之重,如高血压、糖尿病、乙肝或肿瘤的治疗。

7. 中医中药　应到正规的中医医院诊治,且要避免使用对肾脏有毒害的药物成分,切不可乱求江湖郎中,病急乱投医。

四、自我管理

(一) 少走弯路,避免误区

日常生活中流传着许多肾病防治方法,但是这些方法真的管用吗? 要怎样才能远离肾病危害? 现如今大数据时代,随意翻开一个手机网页或是一个微信公众号,都能浏览到扑面而来的知识,但是哪些是正确的,哪些是具有误导性质的呢? 针对此现象,关于肾病的常见误区具体汇总如下。

1. 误区一:肾脏有病就是因为"肾虚"　一旦发现肾脏疾病,一定要到正规医院在专科医生指导下进行科学规范的治疗。而在现实生活中,往往很多人认为得了肾脏就是因为"肾虚",所以很多患者及家属一听到得到肾病,就急忙自行购买一些补肾的保健品,有的人还相信吃什么补什么,就经常食用动物肾脏来补肾。

还有很多男士将"性功能减退"简单理解成"肾虚",盲目服用所谓的壮阳补肾特效药。

由于在认识上存在误区,加之一些不良广告的误导,导致"补肾强肾"中草药滥用,这不仅对肾脏病的防治没有益处,加重肾脏病患者的经济负担,还导致药物性肾损害的发病率上升。而盲目食用动物肾脏,不但于肾无补,反而容易引发肾结石和高尿酸血症。这些误区都需要引起大家的警惕和重视。

2. 误区二:原发性肾病综合征就是一种急性疾病　正好相反,原发性肾病综合征是一种慢性疾病。大多部分肾病综合征患者起病毫无诱因,有些人有过敏史如对花粉、牛奶过敏等,或者曾经有新近防疫接种史。有的发生于虫咬、蜂蜇等后。有些患者认为自己平时身体健康,这几天突然肿起来,得的一定是急性病,过几天就会好了。实则不然,一旦确诊原发性肾病综合征,就是慢性疾病,是由多种肾小球疾病引起的。

3. 误区三:水肿越明显,蛋白尿越多,病情就越重　肾病综合征的病情轻重和预后主要取决于肾脏病理类型。而肾脏病理类型只有通过肾穿刺活检才能明确。不能简单靠水肿和蛋白尿程度来确定,因为有些患者虽然水肿明显,但病理类型属轻微病变,对激素治疗也大多敏感,治疗效果显著。反之,有些患者虽然水肿不明显,病理类型却为重度局灶节段性肾小球硬化或系膜增生性肾炎,对激素治疗不敏感,预后就较差。因此,对成人肾病综合征患者不能盲目使用激素治疗,最好先做肾活检,明确病理类型和病变程度,再制定治疗方案。

4. 误区四:爱美心切,服用激素可以突然停药　激素用药原则是"始量要足,减量要缓,维持要长"。一般初始用药每日服用泼尼松剂量为 1 mg/kg,持续 8 周后开始缓慢减量,每 2 周减 1 片。减到每日大概 0.5 mg/kg,改为隔日晨顿服,以减轻激素的不良反应。激素剂量越小,则减量越慢。当减到隔日服 2 片时,持续维持 1 年以上。只有这样,才能减少复发。有些患者,尤其是女性患者,担心激素会造成"满月脸""水牛背"等影响体貌,一旦尿蛋白转阴,或听信他人有特效药,就突然停用激素,这很容易引起激素撤减综合征,可出现食欲不振、恶心等症状,反而加重病情,需要服用更大剂量的激素,造成不良后果。

5. 误区五:患者输白蛋白越多越好　实际上输白蛋白是一种浪费。静脉输入白蛋白,2 天内白蛋白就会从尿液中排出,只能维持短暂的疗效,静脉滴注白蛋白,仅仅适应于以下两种情况。

(1)有较严重的全身水肿,使用呋塞米等利尿剂,利尿消肿效果不显著。

(2)使用呋塞米等利尿剂后,患者出现血容量不足的情况。

实际上,对肾病综合征患者的研究表明,给予输入血浆蛋白的患者对激素治疗反应反而明显地慢于未用血浆制品的患者,而且输入血浆制品越多,则蛋白尿缓解越慢。加之白蛋白价格昂贵,特别是长期输入白蛋白,可谓"得不偿失"。

6. 误区六:"无蛋白质"饮食可以控制病情　临床上一般肾病患者采取低盐低脂优质低蛋白质饮食,但需要注意的是,肾病饮食结构中是低蛋白质,并不是无蛋白质,而有些肾病患者过于极端严谨,被确诊为肾病后就开始严格限制蛋白质,走向只吃素、不吃荤的误区,希望能凭借"无蛋白质饮食"来控制好病情,但是结果却往往相反,不但病情没有好转,反而引起营养不良、贫血、感染、免疫力低下等并发症的发生率也大大增加。所以,"无蛋白质饮食"只吃素、不吃荤的做法不科学也不提倡。

7. 误区七:高蛋白质饮食能补充体内丢失的白蛋白　有的肾病患者认为体内流失大量蛋白,就应靠饮食补回来,于是各种高蛋白质食物接踵而至,以求缓解低蛋白血症。结果蛋白摄入过多,不但没纠正低蛋白血症,反而加重了肾脏负担,促使肾功能恶化。所以对于肾病综合征患者而言,一般为了降低血尿素生成,减轻肾脏负担,还是主张用低蛋白质饮食。

8. 误区八:饮食营养不均衡,寄希望于保健品　肾病综合征患者虽需要控制蛋白质的摄入量,但在控制好蛋白质的基础上也要尽量做到饮食均衡,各类食物都要吃,不要只吃一样或某几样食物,也不要轻饮食而重保健品,大部分保健品的疗效没我们想象中的那么好,确实需要补充饮食外的营养,建议去正规医疗机构找专科医生或营养师进行咨询,不要轻信偏方、街头广告、传销等,不然结果往往是加重或延误了病情。营养还是以均衡饮食为主,其他保健品只能是辅助。

(二)肾病综合征患者的自我安全管理

1. 服药　目前肾病综合征患者治疗主要是采用糖皮质激素、免疫抑制剂、细胞毒药物等药物综合治疗,对疾病认识不足、药物不良反应影响、经济条件等原因常导致患者出现错误服药、延迟服药、提前自行停药、自行减少用药剂量等情况,使得肾病综合征患者病情反反复复、经常加重或复发。因此，加强患者用药的自我管理是重中之重。首先应反复向患者强调服药自我管理的重要性，告知患者及其家属正确服药的时间、剂量和方法，按医嘱按时按量服药。如果患者会经常忘记服药，可以告知患者把药物放在较显眼位置，或设置好闹钟以予提醒，也可让患者家属帮忙提醒服药。再者告知患者药物可能出现不良反应，正确对待药物的不良反应，不要因害怕不良反应而加重病情。

2. 饮食　营养疗法是慢性肾脏病治疗的一个重要组成部分，它能延缓慢性肾脏病进展。所谓"民以食为天"，中国人是最讲究"吃"的。然而，对于肾病综合征患者及其家属来说，它却是一项令人发愁的、繁重的责任与负担。因为是否能够正确摄取食物将直接影响患者的病情进展。这就要求患者及家属掌握正确的营养知识，尽最大能力保护肾脏。

（1）低盐饮食：有水肿者应选择低盐饮食，以免加重水肿，一般每日摄入食盐量不超过 3 g 为宜，避免食用腌制食品。待水肿消退后，血浆蛋白接近正常时，可恢复普通饮食。

（2）优质蛋白质摄入：肾病综合征患者体内蛋白大量随尿液排出，体内处于蛋白质营养不良状态，低蛋白血症引起血浆胶体渗透压下降，致使水肿难以消减，机体免疫力也随之下降，因此在肾功能正常时，可给予正常量优质蛋白质饮食[1 g/（kg·d）左右]，如鱼、奶、肉类等。这有助于缓解低蛋白血症。但过多蛋白质饮食可使肾小球滤过率增高，加重肾脏负担。因此，出现肾功能受损的肾病综合征患者应减少摄入蛋白质[0.8～1 g/（kg·d）]，若肾功能受损严重时，应进一步减少蛋白质摄入，为补充营养可同时配合复方 α 酮酸。

（3）谈"豆"色变：在选择优质蛋白质食物的时候，肾脏病患者往往有一个误区，认为黄豆及其豆制品是植物蛋白质，对肾脏有害，几乎达到谈"豆"色变。其实近年来的研究表明，黄豆及其豆制品虽是植物蛋白质，但属优质蛋白质，而且其含糖指数低，磷和胆固醇的含量也低于肉类和鱼类，并且含有丰富的不饱和脂肪酸和人体所需的氨基酸，对肾脏病患者营养供给十分有益。因此，在"适量"的前提下,大可不必把豆制品打入"冷宫"。

（4）脂肪摄入：肾病综合征患者几乎都会出现高脂血症,应限制动物内脏、肥肉、蛋黄、某些海产品等富含胆固醇及脂肪的食物摄入。

3. 自我监测　由于肾病综合征治疗需用糖皮质激素、免疫抑制剂、细胞毒药物等,患者机体抵抗力下降,再加上低蛋白血症、营养不良等原因,患者极易出现各种感染,因而加强患者的自我监测管理,及时发现并发症给予早期治疗显得十分重要。肾病综合征患者自我监测管理的内容有：指导患者学会正确测量血压和体温,每日 1～2 次,观察体温有无升高；准确测量并记录每日出入量,告知患者根据尿量来调整液体入量,以避免水肿出现,同时保障机体生理需要量；告知患者肾病综合征常见感染、血栓等并发症的症状及药物发生严重不良反应的表现,以便及时就诊。

4. 生活方面　肾病综合征患者应养成良好的生活习惯,注意劳逸结合。过度劳累会导致疾病的复发。有全身严重水肿者应尽量绝对卧床休息,卧床期间,为了防止肢体发生血栓,可适当做床上运动或床旁活动。待病情缓解,水肿消退后,可适当增加活动量,如散步、行走、骑车等有氧运动,但应注意避免过度,以运动后不感到疲劳为宜。学生可参加一般的体育活动,但应避免剧烈的体育活动。生活中,患者可根据自身的身体状况,参加一些力所能及的家务或工作,以增强对生活的信心。由于患者免疫力下降易感染,应避免到人流密集的公共场所,注意保暖,避免着凉感冒。

五、防肾病综合征复发走好三步

第一步,密切配合医生诊治,尽早明确诊断,根据肾穿刺病理结果制定具有针对性的治疗方案。

第二步,在治疗方案确定后,要做到严格遵医嘱服药。每日按时、按量服药,服用周期结束后及时门诊随访,遵照医生意见调整用药剂量,不可自行停药减量。复发后不要惊慌,赶紧就诊,医生根据病情重新调整用药方案后,往往能重新获得缓解。

第三步,积极慎重应对感染,适当加强自身保健,适当锻炼,增强体质,保持良好心态和良好的饮食习惯。

第三节　肾衰竭——被透支的肾

肾脏既是人体的"清洁工",又是人体的"平衡器",是一个真正默默无闻的劳动模范。然而人们要想与这个"劳动模范"相处好并不容易,这个"劳动模范"有他的脾气,并且发起火来,力量不可小觑。据统计,慢性肾脏病患病率在我国达 10.8%,换句话说,每 10 人中就有 1 人患有慢性肾脏病。据此估算,我国成年人中有高达 1.2 亿慢性肾脏病患者,尿毒症患者近 200 万。那么,肾脏病如此高发,应如何应对才能延缓肾功能的恶化呢?

一、认识肾衰竭——初识"劳动模范"
(一)"劳动模范"是如何工作的?

俗话说,肾脏是人体的"清洁工",通过生成尿液清除体内"垃圾",把人体不需要的废物排出体外,调节身体的内环境平衡。同时,肾脏还具有内分泌功能,可以分泌促红细胞生成素、肾素、前列腺素 E2、前列环素,参与维生素 D 的活化,以及调节血压、造血和骨髓生长等生理活动。

(二)肾衰竭——"劳动模范"罢工了

慢性肾衰竭(chronic renal failure,CRF)是指各种因素导致肾脏缓慢性、不可逆性损害,使其不能保持基本功能,临床以代谢产物和毒素潴留,水、电解质和酸碱平衡紊乱以及某些内分泌功能失常等表现为特征的一组综合征。一般来说,如果各种原发或继发的慢性肾脏病得不到良好的控制,都会影响肾功能,逐渐发展到慢性肾衰竭。近年来,美国肾脏病基金会 K/DOQI 专家组将慢性肾脏病分 5 期(表 4-1)。

表 4 - 1　慢性肾脏疾病的分期和诊疗计划

分期	描　述	肾小球滤过率 $[mL/(min \cdot 1.73 m^2)]$	治　疗　计　划
1	正常肾功能	≥90	慢性肾脏病病因的诊断和治疗 治疗合并疾病 延缓疾病进展
2	肾功能轻度下降	60～89	预计疾病会否发展的进展程度
3	肾功能轻度下降	30～59	评价和治疗并发症
4	肾功能轻度下降	15～29	准备肾脏替代治疗
5	肾衰竭	<15 或透析	肾脏替代治疗

(三) 病因

1. **原发性肾小球肾炎患者**　原发性肾小球肾炎表现多种多样，其中慢性肾小球肾炎导致慢性肾衰竭是最多见的一种类型。慢性肾小球肾炎(慢性肾炎)切实原因仍未弄清楚，起病隐匿，患病时间较长，临床表现可多面性，可呈现出泡沫尿、血尿、高血压、水肿等，并有不同阶段的肾功能减退，病情时轻时重，逐渐演变成慢性肾衰竭。

2. **糖尿病和肾病患者**　糖尿病肾病是糖尿病最常见的并发症之一，尤其是患病时间长的，其发病率尤为显著，表现为肾脏变大，肾小球滤过功能上升，由小便中少量蛋白增加至大量蛋白尿，血肌酐升高，肾功能衰退等，最终发展成终末期肾衰竭。很多患者在发现小便检查异常、水肿或血肌酐明显上升时才到肾科就诊，此时已错失黄金治疗时机，延误了治疗。

3. **高血压肾病患者**　同糖尿病一样，高血压患病率自 20 世纪 80 年代以来亦呈"井喷"趋势，并随着年龄的增长水涨船高，是老年人最常见的疾病之一。大家都知道高血压会导致心脏病、脑血管疾病等，其实容易忽略的是，血压的连续升高会超过肾脏的承受值，引发肾脏损害，早期会发生夜尿增多，随之发生蛋白尿，肾功能的持续性损害，血肌酐升高，最终宣判尿毒症。

肾脏是一个"忍耐力"极强的器官，受伤时鲜有疼痛或不适的症状。在欧美国家，糖尿病肾病、高血压肾小动脉硬化是 CRF 的主要因素；我国，慢性肾小球肾炎仍然是 CRF 的首位病因，随着人口老龄化和生活方式的革新，糖尿病等代谢性疾病所引起的终末期肾病有回暖的趋势。另有些慢性肾脏病患者发病无任何痕迹，直到慢性肾衰竭晚期才就诊，此时肾脏已萎缩，很难明确其发病原因。

二、早期慢性肾衰竭有哪些"蛛丝马迹"？

肾脏有巨大的代偿功能，且"轻伤不下火线"，通常没什么明显的症状。当发展至肾衰竭不可逆时才出现明显症状，导致呼吸、消化、内分泌等多个系统的功能紊乱。

（一）判别肾衰竭

1. 消化系统表现　食欲减退是最多见和最早期表现，还可表现为想吐、腹泻、胀气等。

2. 突然出现疲惫的感觉　临床上导致疲惫的原因有很多，所以最容易被忽视，大多会认为是过于劳累、学业或工作太忙等。

3. 呼吸急促　肾脏的功能紊乱，会形成酸性代谢产物，长久蓄积在体内。而肺部为了让人体更充分地呼吸，这样会排除更多的酸，进而引起呼吸急促。

4. 尿量改变　由于肾小球滤过率减低，部分患者随着后期小便量逐渐减至0，水肿加重。但是，肾功能损伤常会发生多尿，尤其是夜尿次数增多更应引起警戒，这有可能是由慢性肾衰竭引起。

5. 皮肤瘙痒　由于过多的磷出现在血液内，才会发生全身瘙痒的现象。日常生活中吃的很多食物都有磷的成分，尤其是一些添加剂或者是乳制品。正常的肾脏可以清除大部分的磷元素，但是，当肾功能衰退时，磷无法正常排出，导致出现皮肤瘙痒。

6. 身体出现部分水肿　当肾脏功能持续衰退，手、腿、眼睑都会出现不同程度的肿胀。

7. 心悸、心律不齐　当肾脏功能持续衰退时，小便排不出体外，随之钾也不能正常排出，高钾会引起心搏骤停，建议尿毒症患者少吃橘子、香蕉等富含钾的食物。

8. 口腔散发尿味和金属气味　当肾脏功能持续衰退时，小便排不出，患者口腔会有一股氨臭味和金属味道。

9. 背部、腿部出现疼痛　当肾脏功能持续衰退时,体内毒素无法正常排出,毒素停留在下肢,从而损伤神经,导致神经病变、周围神经功能紊乱等,故而出现腰背痛、腿痛症状。

（二）化验指标识别肾衰竭

根据慢性肾衰竭的临床表现,肾小球滤过率下降,血肌酐、血尿素氮升高,影像学检查示双肾缩小,即可作出诊断。

（三）慢性肾衰竭的并发症

1. 感染　是最多见也是最危险的并发症之一,多见于严重外伤、灼伤等引起的急性肾损伤。

2. 心血管系统　主要有心力衰竭、心包炎等。

3. 神经系统　表现为头痛、肌肉抽搐、昏迷、癫痫等。

4. 消化系统　最严重的并发症为消化道大出血,还有一些就是厌食、恶心、呕吐、腹胀、呕血或便血等。

5. 血液系统　肾脏分泌促红细胞生成素,由于肾功能急剧衰退,直接减少了促红细胞生成素的分泌,从而导致贫血。也有一些患者因为凝血因子减少,会有出血倾向。

6. 其他　慢性肾衰竭另一最危险的并发症是高钾血症、代谢性酸中毒。

三、治疗

对慢性肾脏病1～3期的患者要及时行针对性的治疗,尽最大努力延缓病程的发展,避免尿毒症的发生。

（一）坚持病因治疗

对高血压、糖尿病肾病、肾小球肾炎等,坚持长期合理治疗。

（二）避免或消除慢性肾衰竭急剧恶化的危险因素

主要危险因素有高血压、蛋白尿、高血糖控制不合理、低蛋白血症、吸烟等。

（三）阻断或抑制肾单位损害渐进性发展的各种途径,保护健存肾单位

患者的血压、血糖、尿蛋白定量、血肌酐、肾小球滤过率、营养状况等指标要三个月复查,都应当控制在"理想范围"。血管紧张素转化酶抑制剂(ACEI)和血管紧张素Ⅱ受体拮抗剂(ARB)具有良好的降压、降蛋白的作用,同时也有抗氧化、减轻肾小球基底膜损害等作用,是目前得到公认的慢性肾衰竭的降压药物。

(四)贫血的治疗

所谓"缺啥补啥",补充外源性的促红细胞生成素(EPO)是纠正肾性贫血的首要措施。目前,EPO只有针剂,通常皮下注射,也可以静脉注射。它能刺激红细胞增生,在使用过程中还应注意补充铁剂,监测血压。对于贫血特别严重时,可以输血补充红细胞。治疗的目标是要使血红蛋白保持在110~130 g/L,但也不能使血红蛋白过高,尤其是对伴有心血管疾病的患者,血红蛋白过高反而会出现一些心血管并发症。

(五)肾脏替代治疗

当慢性肾衰竭患者血肌酐>707 μmol/L时,就要考虑预防性透析了,而不是等各大系统出现症状时再开始透析。目前替代治疗的手段包括肾移植、血液透析、腹膜透析。

1. 肾移植　肾移植无疑是目前治疗终末期肾衰竭最理想的治疗手段。患者一般会先做一段透析,待身体符合条件后,即可考虑行肾移植。肾移植如果成功,患者可以完全恢复,但是需要长期服用免疫抑制剂,以防止排斥反应。据数据统计,移植肾的1年存活率约为85%,5年存活率约为60%。人类白细胞抗原(HLA)配型佳者,移植肾的存活时间较长。

2. 血液透析治疗　血液透析,通俗地说就是利用机器,将血液从患者体内引出,使其通过透析器(俗称"人工肾"),清除血液中过多的水分和代谢废物,补充人体所需的营养物质,再将净化的血液回输到体内。由于肾脏排泄功能已丧失,体内垃圾不断产生,因此必须规律血透,一般每周透析2~3次,每次透析4~5小时。血液透析应预先给患者做血管通路,常见的是动静脉内瘘(位置一般在前臂),内瘘成熟一般是4周,最好等候8~12周后再开始穿刺。

血液透析的优势在于快速清除体内的代谢废物和去除过多的水

分,具有高效、快速等优点。每周规律透析,大多数血透患者的生活质量显著提高,不少患者能存活15~20年以上(图4-5)。

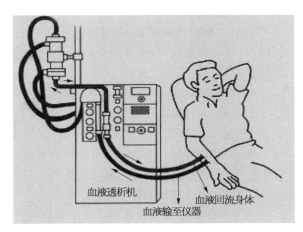

血液透析机
血液输至仪器
血液回流身体

图4-5　肾衰竭血液透析

3. 腹膜透析治疗　腹膜透析是利用腹膜作为透析膜,将透析液注入腹腔,使潴留体内的代谢废物及多余水分通过腹膜排泄到腹透液中得到清除,同时通过腹膜吸收需要的营养物质,以维持水电解质平衡而达到治疗目的。通常每隔4~6小时将腹腔内透析液经腹透管放出体外,并再注入新的透析液。一般透析过程是不间断的,2次换液之间患者可自由活动。

腹膜透析操作具有简便、安全、无痛等优点,且对残余肾功能具有良好的保护作用。腹膜透析具有稳定安全的特点,能使血液溶质成分和体内水分缓慢发生变化,故特别适合老年人、糖尿病患者、高血压及心功能极差的患者。

四、健康教育——肾脏是任劳任怨的,请精心呵护

(一) 拒绝"秘方",远离误区

已经患上了肾衰竭,许多患者会感到很绝望。其实,肾衰竭不是绝症,患者应该调整好自己的心态,积极接受治疗。人们所害怕的

是,肾功能衰竭到了终末期,往往由于尿毒症等造成多器官严重衰竭或者严重感染引发死亡。其实如果患者能依照医嘱服药,并能够及时通过肾脏替代治疗、肾透析和肾移植等方式进行治疗,患者依然能够享有正常人的生活。据统计数据显示,肾移植 5 年后患者存活率 90%以上,对年轻肾衰竭患者而言,可帮助他们恢复正常的生活。正因如此,患者才要擦亮眼睛,选择正确的治疗。

1. 误区一:西医治不好,我可以去看中医   很多患者在西医这里拿到了"判决书"后,总认为可以去中医中寻找救命良方,于是就出现了很多的中医偏方,大多数老年人常误认为,中药无任何毒副作用,相对比较安全。但专家有不同的意见,认为这是极其危险的,中药普遍含钾,如果患者自行乱吃,容易加重肾衰竭的进程。目前,中药还不能治疗肾衰竭等肾脏病,只能起到辅助调养的作用。

2. 误区二:血压控制后即可停服降压药   肾病和高血压是一个难兄难弟,慢性肾脏病常伴随高血压,而高血压反过来会加速肾功能进行性进展。控制血压可延缓肾病进展,所以降压治疗是一个长久之计,血压正常后仍需坚持服药。但是,有的患者认为血压恢复正常后可以停服降压药物,或者因为经济受限而不再进一步服药,这样很可能导致病情的逐渐加重,以至出现更严重的疾病,如卒中等。

3. 误区三:合并高血压者只满足于血压控制至正常范围   部分患者认为降压降到正常水平即可,这是错误的。对于慢性肾衰竭患者而言,其高血压的降压治疗即要控制血压,又要降低肾小球内的高压,从而起到保护肾功能的作用,应选择使用血管紧张素转化酶抑制剂(ACEI)或血管紧张素 II 受体拮抗剂(ARB)以及利尿降压药物等。

4. 误区四:多喝"骨头汤"能补钙强身   骨头汤含磷较多,食用后因肾脏排泄功能受损,磷无法排出,会导致高磷血症。实践证明,喝骨头汤不但不能补钙,反而会因为血磷的升高导致肾功能损害。而低磷饮食可延缓肾功能不全引起的继发性甲状腺功能亢进症、肾性骨痛等,因此慢性肾衰竭患者宜低磷饮食。

5. 误区五:饥饿疗法可以保护慢性肾衰竭患者的肾功能   临床发现,很多慢性肾衰竭患者在来院时都存在严重的营养不良,究其原因主要有两个方面：一方面是控制饮食，很多患者不知道怎么吃、吃多少，大部分患者每日主食控制在 250～300 g 以下，从而使大米、面粉等主食和动物蛋白质受到过分限制，造成患者营养不良；另一方面是部分患者认为不吃东西可以减轻肾脏负担，这又加重了营养不良，造成患者免疫力下降和低蛋白血症，很容易合并感染，加重病情，导致肾功能加速发展。

6. 误区六：尿毒症是像癌症一样，是不治之症　大多数慢性肾脏病患者病情发展到尿毒症期时，常常悲观绝望，认为尿毒症和癌症一样是不治之症。事实上，随着医学的不断发展，现有的透析治疗水平已经基本可以替代肾脏的排泄功能，只要保证充分的血液透析和合理的用药，尿毒症患者是可以维持生命的。据统计，目前已有透析超过 40 年的患者，国内也曾报道过透析 27 年余的存活患者。

7. 误区七：特殊治疗方式，尿毒症可以不必透析　某些不法药商或者某肾病医院的广告抓住患者的心理，大力宣传短时间内吃某种药可以治愈尿毒症，不必透析。很多患者因缺乏正规医学知识，加之求医心切，花了高价买所谓的"特效药"，结果不但没有一点起效，反而延误了病情，甚至危及生命。

实际上，根据现有的医疗水平，一旦肾功能受损，那就是不可逆的损伤，出现肾小球硬化、肾纤维化后，是无法治愈的。急性肾衰竭和少数慢性肾脏病早期患者药物治疗后好转，其原因正是因为发病急，存在可逆因素，而肾脏本身组织结构未被破坏，一旦可逆因素去除，肾脏便有可能恢复，但若病情迁延，肾脏损伤进展，则药物也无法治愈。

8. 误区八：像吸毒一样，透析治疗会上瘾　尿毒症患者必须规律进行透析，有些人听闻透析像吸毒一样会上瘾，不透析就会毒瘾发作。而实际情况是，尿毒症患者如何透析、何时透析，都是根据个体化的情况来定。很多患者开始透析后不能间断或停止，是因为其病情已发展为尿毒症期，此时肾脏功能已接近完全丧失，代谢产生的毒素和体内多余的水分无法通过肾脏排泄，日积月累，必须依靠机器来排出毒素和水分来维持生命，"吸毒之说"毫无根据。

9. 误区九：透析会加重病情，缩短寿命　有些尿毒症患者一开始拒绝甚至排斥血液透析治疗，他们的理由是做了透析治疗后会导致尿量减少或者无尿，而且透析会对身体造成伤害，导致寿命缩短。尿毒症期的患者，残存肾功能几乎已没有，此时即便有再多的小便，也不能充分排出体内的毒素，必须依靠规律的透析治疗，否则体内毒素累积，祸及各大系统，更严重者会危及生命。

充分合理的透析治疗，配合合理的用药，不但不会缩短患者寿命，相反可延长患者寿命，提高患者生活质量，避免和延缓并发症的发生发展。

（二）慢性肾衰竭患者的自我管理

根据目前医疗水平，对肾脏疾病的治疗方法仍是非常有限，走到尿毒症这一步时，生活质量已经大打折扣。今时今日，血液透析和肾移植治疗成本还是相当高的，血液透析也有禁忌证，健康的肾脏更是供不应求，有钱也"买不到"。所以，做好切实有效的预防，把肾脏疾病扼杀在摇篮里才是硬道理。

1. 合理用药，规避药物性肾损害　在选择药物时，避免使用肾毒性药物，尽量减少含造影剂的检查。如必须检查，则要考虑使用对肾脏影响小的造影剂（如等渗非离子型造影剂），使用前采取预防措施，如加以适当的水化治疗、使用最小剂量等。高血压是肾脏病程发展过程中的一个重要因素。血压过高会加剧肾单位的高灌注、高滤过状态，引起肾脏小动脉结构和功能改变，加重肾功能的损害。因此，不得随意停用或减量降压药，为了加强患者服药的自我管理，首先应反复向患者强调药物作用，告知患者及其家属正确服药的方法、时间、剂量，了解药物的不良反应，按医嘱按时按量服药。

2. 合理饮食，延缓肾病进展　慢性肾衰竭患者应限制蛋白质的摄入，而且要保证优质蛋白质，如鸡、鸭、鱼肉等。透析患者肾脏排泄功能受损，存在严重的体内氮质潴留，若摄食高蛋白质饮食既会因增加蛋白质的分解代谢而加重氮质潴留，而蛋白质的分解代谢又会进一步加重肾小球高血流、高灌注及高滤过的"三高"状态，造成肾脏损伤。透析治疗会引起丢失蛋白质,但也不能因此大鱼大肉、胡吃海喝,每天补充适量蛋白质,1.0～1.2 g/kg,以优质蛋白质为主,如乳类、蛋类、肉类和大豆蛋白等。血液透析患者应严格控制饮水量。少尿或无尿的患者如果多饮水,极易诱发急性左心衰竭,诱发尿毒症性心脏病。这就要求患者每日的体重增加应不得超过 1 kg,透析期间体重增加≤5%。

3. 预防高钾血症 高钾血症对人体的影响是会致命的,严重的高血钾可以抑制心脏收缩,使心脏不规则跳动,同时肌肉无力、酸痛甚至呼吸困难等。对于含钾高的食物要少吃或是不吃,若食物含钾高,可掌握去钾小技巧,对食物进行浸泡、煮沸、超低温冷藏等方法,如蔬菜可用热水浸泡或用开水浸烫去汤后再吃。

4. 动静脉内瘘——保护生命线 患者一旦开始进行血液透析,除了换肾以外,这就是一项终身的治疗方法,那么动静脉内瘘对于患者来说就是生命线,需要终身去保护,所以掌握动静脉内瘘的并发症显得尤为重要。

(1)血栓

1)表现:内瘘侧手臂听不清杂音或是震颤音,并且会出现内瘘侧栓塞处疼痛。

2)防治:避免过早使用瘘管;内瘘侧手臂尽量不提重物;防止低血压的发生;告知患者一旦自觉瘘侧手臂疼痛,则有可能是血栓形成,应立即来医院,在最佳时间内修复内瘘。

(2)出血

1)表现:瘘口处或是穿刺部位渗血,抑或是皮下血肿,严重者会影响肢体血液循环。

2)防治:内瘘成熟后方可使用,穿刺要保证一针见血,并应采用正确的止血方法;根据病情调节肝素用量;防止感染。

(3)感染

1)表现:患者主诉瘘侧手臂疼痛并自觉发烫,全身症状为发热、寒战、血培养阳性,重者可发生败血症。

2)防治:保持局部皮肤的清洁、干燥;合理使用抗生素。

（4）假性动脉瘤

1）表现：血管过度扩张，呈凸起状，爬行于瘘管表面。

2）防治：内瘘成熟后方可使用，尤其是老年人；用弹性绷带适当保护，防止继续扩张；必要时行手术切瘤治疗。

5. 定期复查　平常不易察觉的肾病往往是慢性的，而这些隐匿的肾病就是身边的小火苗，一个导火索便有可能引发大火，所以要定期进行一些必要的肾脏检查。其中最常见的检查是尿常规和肾功能。肾脏疾病一般与尿肌酐、尿蛋白、血尿、肾小球滤过率等指标和影像学检查等有关，医生可以通过不同时间段这些检查结果的改变来评价患者的病情。一旦发现有任何异常，也方便医生在肾脏疾病尚处萌芽阶段就能精准有效地治疗。

（陆云晖　叶节丽　张萍丽）

参考文献

［1］唐晓静,梅长林.肾脏病实用手册［M］.上海：上海文化出版社,2010：34－164.

［2］何立群.中西医防治肾脏病要略［M］.上海：上海科学技术出版社,2016：109－110.

［3］赵瑞清,刘颖.慢性肾炎/专家与您面对面［M］.北京：中国医药科技出版社,2016：4－150.

［4］刘迅.专家细说慢性肾病［M］.北京：北京出版社,2017：33－150.

［5］汤晓静,梅长林.肾脏病实用手册［M］.上海：上海文化出版社,2010：8－164.

［6］汤晓静,梅长林.肾好,幸福到老［M］.上海：上海科学普及出版社,2016：6－60.

［7］丁炎明,王兰,曹立云.肾脏内科护理工作指南［M］.北京：人民卫生出版社,2015：12－34,119－124.

［8］梅长林,余学清.内科学　肾脏内科分册［M］.北京：人民卫生出版社,2015：81－87,208－315.

［9］尤黎明,吴瑛.内科护理学［M］.6版.北京：人民卫生出版社,2016：397－405,412－430.

第五章 血液系统疾病

第一节 白血病——疯狂生长的白细胞

白血病,诸多的影视作品中都有它的出席,"血癌""传染性疾病"在民间有着太多对它的理解和称谓,这个带着神秘面纱的疾病总留给人们诸多的猜想,它到底是一种什么样的疾病?下面就让我们一起来揭开白血病的神秘面纱。

一、疾病概述

(一)正常的造血系统(图 5-1)

白血病一种血液系统疾病。想要了解,首先要掌握人体如何制造血液和血液的成分。制造血液的整个系统便是我们的造血系统,

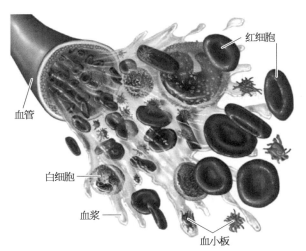

图 5-1 造血系统

它是由造血器官、造血细胞构成。骨髓、脾脏、肝脏、胸腺、淋巴结以及分散在全身的淋巴组织和单核-巨噬细胞系统都是属于造血器官和组织。在胚胎早期，肝脏、脾脏是我们的主要造血器官；在胚胎后期至婴儿出生后，骨髓成为人体最主要的造血器官，血细胞几乎全部在骨髓内形成。当机体需要时，停止造血的肝脏、脾脏也可恢复造血的功能，称为髓外造血。

造血干细胞是所有血细胞的萌芽，俗称"种子"，是造血系统细胞的祖先，经过不断的自我更新及多向分化，最终变成不同类型的血细胞。这就是正常人的血液。

人体的血液是由血浆和血细胞组成的。血浆是一种淡黄色晶莹剔透的液体，占血液容积的55%；血细胞占血液容积的45%，它们根据各自任务不同，有着诸多工种，各自都有自己的工作岗位及职责，如红细胞，负责运氧；白细胞，负责免疫；血小板，负责止血。

（二）白血病的定义

白血病，就是造血的过程出了问题，属于恶性克隆性疾病。白血病患者在造血过程中，血细胞本该好好成长、好好发育，却在成长的道路中增殖失控、分化障碍。分裂细胞因为还不成熟，没法按要求完成自己的工作职责，导致造血、运氧、免疫这些职责内的工作一样都不会。细胞在骨髓和其他造血组织中大量增殖累积，原本骨髓腔内空间资源有限，细胞太多占据了大量的空间，就抑制了正常细胞的造血功能。如果没有及时有效控制住，就会像其他癌症一样，迅速扩散到全身，发热、出血、感染等一些不同程度的症状全部出现，甚至有肝脏、脾脏或淋巴结肿大和骨骼疼痛。

（三）白血病的分类

1. 根据疾病病程和白血病肿瘤细胞的成熟度分类

（1）急性白血病：病情发展迅速，是在血细胞发育的早期出现问题。发病迅速，疾病进展快，病程较短，仅为数月。细胞分化停滞在比较早的阶段，骨髓涂片结果提示骨髓和外周血中以原始和早期幼稚细胞为主。

（2）慢性白血病：病程发展较慢，是在血细胞发育的后期出现问题。发病缓慢,疾病进展慢,病程较长,可达数年。骨髓涂片结果提示骨髓和外周血中可见较成熟的幼稚细胞和成熟细胞,分化停滞在较晚阶段。慢性粒细胞白血病、慢性淋巴细胞白血病为临床常见类型。

2. 根据白细胞计数分类　　白细胞计数大于 $10 \times 10^9/L$,成为白细胞增多性白血病;若大于 $100 \times 10^9/L$,俗称高白(高白细胞性白血病);部分患者白细胞值正常或减少,成为白细胞不增多性白血病。

（四）白血病的病因

听到"白血病"三个字,心中难免恐慌、害怕,诸多的恐惧来自对白血病病因的无知,但即使随着社会医疗手段的不断提升、科学家们的不断努力,白血病确切的病因仍然是一个谜,有待进一步的研究。

1. 误区一:白血病是血液疾病,会传染——生物因素　其实,所谓的引起白血病的生物因素主要包括病毒感染及自身免疫功能异常。此病毒不是所谓的类似"流感病毒",不可能通过打喷嚏、朋友聚餐、握手等方式传染,通常家人的亲密接触也不会感染。我们所说的特殊病毒,目前已经证实,是成人 T 淋巴细胞白血病病毒。某些自身免疫性疾病,因其免疫功能异常而至白血病的危险度增加。白血病并非传染性疾病。

2. 误区二:家里有人得白血病,我的孩子会遗传吗——遗传因素　在世界范围内,曾经有报道过同一家族发生多例白血病的案例,这些报道表明,白血病的发病因素中,遗传因素起着一定的作用。当有染色体畸变时,该类人群白血病的发病率高于正常人。尽管如此,临床上所见的和遗传相关的白血病并不多见。也就是说,白血病并不遗传,只是得病概率会比别人高一点。

3. 误区三:我们天天接触电子产品,会不会得白血病——放射因素　放射因素包含电离辐射和电磁辐射。日本广岛、长崎原子弹爆炸后,通过对爆炸后辐射暴露人员长期的观察发现,在爆炸后 3 年,当地人群的白血病发病率开始上升,到第 6 年达到了发病的最高峰。同时,大量的动物实验和临床观察证实,电离辐射确实可诱发恶性肿瘤和白血病。

日常所接触的电子产品、生活中所使用的电子设备等都是电磁辐射源。近年来,国内外对电磁辐射风险的相关报道数不胜数,其明确致病因素有待进一步研究。

4. 误区四:新装修的房子只是容易使孩子患白血病——化学因素　据资料调查显示,新装修的环境不仅仅是对儿童白血病有影响,根据研究,老年白血病患者中有 54.6% 的患者家中在半年内有过装修。甲醛已被 WHO 确定为一类致癌物质。

苯,早在 1928 年便首度报道了苯作业工人发生白血病的相关报道。1982 年,国际癌症研究机构(IARC)正式确认苯为白血病的致病因素。苯成为最早受到关注的白血病环境危险因素。当走过制鞋厂、皮包厂时,都会闻到刺鼻气味;当新买文具、家具,闻到油漆味时,此时有可能正在与苯发生亲密接触。此外,某些抗肿瘤的细胞毒性药品,以烷化剂为代表公认有致白血病的作用。其他药物较少,多为回顾性分析中提到的药物,如保泰松、氯霉素等诱发白血病的报告也可见到,但还缺乏统计资料。

二、白血病的症状及实验室检查——"盖头"下脸谱的多样化
(一) 急性白血病的症状

1. 贫血　早期即可出现,常伴有乏力、面色苍白、心悸、气短、下肢水肿等症状。各类白血病患者均可见贫血。

2. 出血　白血病的整个病程中,均有不同程度的出血,皮肤、牙龈、鼻腔出血最常见,也可遍及全身。血小板极度低下时,也会出现内脏出血,常见有颅内、消化道出血。女性月经过多也颇为常见,亦可是首发症状。明显的出血倾向也是导致患者就诊的主要原因之一。

3. 发热　是白血病最常见的症状之一,往往也是患者就诊的主要原因之一,表现为不同程度的发热和热型。50% 以上的患者以发热起病。多半发热是由继发感染导致,但白血病本身也能引起发热,即肿瘤热。

4. 器官和组织浸润的症状

（1）骨骼和关节：疼痛是白血病常见症状，常表现为骨和关节疼痛，胸骨压痛对白血病诊断有一定价值。

（2）肝脾和淋巴结：急性白血病常有轻、中度肝脾肿大，但并非广泛存在。急性淋巴细胞白血病约50%的患者在就诊时伴有淋巴结肿大。

（3）中枢神经系统白血病：急性白血病最严重的并发症就是中枢浸润，即中枢神经系统白血病，可出现在疾病的各个时期。颅内有血脑屏障，化疗药物难以通过该屏障，隐藏的白血病细胞不能被有效杀灭，便成为白血病髓外复发的根源。主要表现为头痛、头晕、重者可出现颅内高压症状，可有呕吐、视神经乳头水肿、视力模糊、颈项强直、抽搐、昏迷等。目前该类患者主要以药物鞘内注射治疗。

（4）口腔和皮肤：齿龈肿胀、溃疡；皮肤可出现斑丘疹（呈紫蓝色结节状）、结节肿块、红皮病、多形红斑等。

（二）慢性白血病的症状

1. 慢性期　起病较为缓慢，早期一般无自觉症状，随病情的加重可出现低热、多汗、乏力等。慢性白血病的症状中，脾脏肿大为最突出的体征。大部分患者有胸骨下压痛。慢性期可持续1～4年。

2. 加速期　长短不一，在慢性期的症状基础上进行性加重，逐渐出现贫血、出血，治疗效果均不佳。

3. 急变期　症状、体征进一步恶化，骨髓原始细胞比例≥20%；出现骨髓外浸润；骨髓活检出现原始细胞聚集，符合任意一项即可确诊急变期。临床表现与急性白血病相似，对治疗反应差、不易缓解、病死率高。

（三）实验室及其他检查

1. 血象　白细胞多有升高，少部分低于$4 \times 10^9 / L$或高于$100 \times 10^9 / L$，疾病预后与白细胞的高低存在密切联系。血涂片可见数量不等的原始和幼稚细胞，一般外周血很难找到原始细胞的称为白细胞不增多型。常有不同程度的正细胞性贫血。急性白血病约有一半患者血小板减少。慢性白血病则不同，早期血小板正常或增多；晚期出现贫血,血小板逐渐减少。

2. 骨髓象　骨髓穿刺术是白血病患者必查项目,也是白血病患者确诊的主要依据。在对白血病分型、治疗后疗效评估时均会进行骨髓穿刺术,为血液系统疾病患者常见检查项目。急性白血病骨髓增生多为明显或极度活跃。当原始细胞占骨髓有核细胞的百分比≥30%以上,便可以诊断为急性白血病。慢性粒细胞白血病根据疾病名称便可知主要以粒细胞为主,粒红比例明显增高。慢性粒细胞白血病患者急变期可出现髓外原始细胞浸润。此外,正常的巨核细胞和幼红细胞减少。

3. 细胞化学　常使用过氧化物酶染色、糖原染色的方法对急性淋巴细胞白血病、急性粒细胞白血病进行诊断与鉴别诊断。

4. 免疫学检查　急性淋巴细胞白血病与急性非淋巴细胞白血病的区分主要是采取针对白血病细胞表达的特异性抗原的检测,分析细胞所属系列、分化程度和功能状态。绝大多数慢性淋巴细胞的淋巴细胞源于 B 淋巴细胞,就有单克隆性及相应的免疫表型;20%的患者抗人球蛋白试验阳性,晚期 T 细胞功能障碍。

5. 染色体和基因检查　急性白血病常伴有特异的染色体和基因异常改变,并与疾病的发生、发展、诊断、治疗与预后关系密切。

6. 其他　如患者并发弥散性血管内凝血时可出现凝血异常。化疗期间,大量细胞被破坏,血清尿酸浓度增高,甚至可形成尿酸结晶而影响肾功能。血清和尿溶菌酶活性增高是 M_4 和 M_5 的特殊表现之一。中枢神经系统白血病患者脑脊液压力升高,脑脊液检查可见白细胞计数增加,蛋白质增多,涂片可以找到白血病细胞。

三、疾病治疗——轻轻地捧起你的脸,送上我的"温柔刀"

(一) 对症治疗

1. 高白血症的紧急处理　高白血症是指白细胞值>100×10^9/L,高白血症可以增加患者的早期死亡率,同时也增加了髓外白血病的发病率和复发率。当循环血液中白细胞极度增高>200×10^9/L 时,还可发生白细胞瘀滞症,需要严密观察患者有无呼吸窘迫、低氧血症、头晕、言语不清、反应迟钝、中枢神经系统出血等临床表现。一旦发现,应立即使用血细胞分离机单采清除过高的白细胞,并给予碱化尿液,及时给予化疗,给予充足水化,谨防高尿酸血症等并发症。

2. 预防出血　血小板低下者给予皮下注射升血小板针剂,如重组人血小板生成素注射液,或及时给予输注单采血小板。并发弥散性血管内凝血时,给予对应处理。

3. 改善贫血　定期监测血常规,血红蛋白<60 g/L 时,给予输注红细胞悬液。严重贫血是给予氧气吸入。当出现白细胞瘀滞症时,不能立即输注红细胞悬液,以防进一步加重血液黏稠度。严重贫血时,输注红细胞悬液滴数应缓慢,严防贫血性心脏病的发生。

4. 预防感染　急性白血病患者能够及时有效地进行化疗、行造血干细胞移植的基础便是积极预防感染,感染是白血病患者死亡的常见原因之一。一旦发现感染征兆,应及时寻找感染灶及查明病原菌,针对性给予抗生素治疗。若白细胞低下者,给予升白细胞治疗。

5. 尿酸性肾病的预防　行化疗时,白血病细胞短时间内被大量破坏,可以使血清中及尿液中尿酸水平明显升高,最终容易导致急性肾功能衰竭。因此,在化疗时应嘱患者多饮水,给予大量水化,保证足够尿量,每日保证尿量 2 000 mL 以上,同时给予碱化,口服别嘌醇片。

(二) 化学药物治疗

目前治疗白血病最主要的方法便是化疗,同时及时有效的化疗也是造血干细胞移植的基础。

1. 化疗阶段性划分　急性白血病化疗分为两个阶段,即诱导缓解、缓解后治疗。

(1) 诱导缓解:是急性白血病治疗的开始阶段。常采取联合化疗,尽早、尽可能地杀灭白血病细胞,使患者肌体能尽快恢复造血功能,尽快获得完全缓解。急性白血病治疗成败的关键在于完全缓解。

(2) 缓解后治疗:即为完全缓解后的巩固治疗。即使经评估达到完全缓解,肌体内尚有残留的白血病细胞,且在髓外某些部位仍可以有白血病细胞的浸润,是疾病复发的根源。缓解并不等于治愈,恶性程度较高的肿瘤细胞成为顽固分子,长期通过化疗药物"袭击",已经自我研发了生存伎俩,产生了耐药性。务必要通过进一步的巩固和强化治疗,防止病情复发,延长患者无病生存期。

2. 化疗药物及治疗方案　随着联合化疗方案的制定和使用,大大提高了疗效及充分延长抗药性的发生。常用化疗药物及急性白血病常见联合化疗方案分别见表 5-1,表 5-2。

表 5-1　白血病常用化疗药物

种　类	药　　名	缩写	主要不良反应
抗代谢类	甲氨蝶呤	MTX	口腔、胃肠道黏膜溃疡,肝损害,骨髓抑制
	氟达拉滨	FLU	骨髓抑制,神经毒性,胃肠反应,自身免疫现象
	阿糖胞苷	Ara-C	口腔溃疡,胃肠反应,脱发,骨髓抑制
	羟基脲	HU	消化道反应,骨髓抑制
烷化剂	环磷酰胺	CTX	骨髓移植,胃肠反应,脱发,出血性膀胱炎
	白消安	BUS	皮肤色素沉着,停经,肺纤维化
生物碱类	长春新碱	VCR	末梢神经炎,腹痛,脱发,骨髓抑制
	依托泊苷	VP-16	骨髓移植,脱发,胃肠反应
抗生素类	柔红霉素	NDR	骨髓移植,心脏毒性,胃肠反应
	去甲氧柔红霉素	IDR	骨髓移植,胃肠反应
酶类	左旋门冬酰胺酶	L-ASP	肝损害,高尿酸血症,过敏反应,高血糖,胰腺炎
激素类	泼尼松	P	类库欣综合征,易感染,高血压,糖尿病
肿瘤细胞诱导分化剂	维A酸(全反式维甲酸)	ATRA	皮肤黏膜干燥,胃肠反应,口角破裂,头晕,关节痛,肝功能损害

表 5 - 2 急性白血病常用联合化疗方案

急性淋巴细胞白血病诱导缓解治疗	DVLP 方案：DNR + VCT + L - ASP + P
急性淋巴细胞白血病缓解后治疗	HD Ara - C 或 HD MTX
急性非淋巴细胞白血病诱导缓解治疗	DA("标准"方案)：DNR + Ara - C
	HA 方案：H + Ara - C
	DAE 方案：DNR + Ara - C + VP - 16
M$_3$ 诱导缓解	ATRA
急性非淋巴细胞白血病缓解后治疗	HD Ara - C；可单用或与 DNR、IDR 等联合使用

随着医疗科技水平的进步,急性白血病的治疗效果明显提升,其中急性早幼粒细胞白血病已成为可以治愈的疾病。慢性粒细胞白血病目前首选羟基脲,起效快,但持续时间短,用药后 2～3 日白细胞数下降,停药后很快回升。白消安起效较羟基脲缓慢,但持续时间长。近年来临床应用较多的是伊马替尼(格列卫),疗效可达 95%～98%,对伊马替尼不能耐受或无效的患者,可选择第二代酪氨酸激酶抑制剂尼罗替尼或达沙替尼。

3. 造血干细胞移植 造血干细胞移植术即所谓的"种子"学说。造血干细胞即"种子",在"播种"前,先使用大剂量的化疗药物将体内肿瘤细胞清除,将新的"种子"洒入经过处理的"土地",让其慢慢成长,成为强壮的"守卫战士"。目前将异基因造血干细胞移植普遍认可为根治慢性粒细胞白血病的标准治疗。HLA 相合同胞间移植后,患者 3～5 年的无病存活率为 60%～80%。

四、疾病健康宣教

(一) 为什么每次都要做骨髓穿刺,对身体和生活会造成影响吗?

骨髓穿刺术主要是为了协助血液系统疾病的诊断,了解骨髓的造血功能情况,根据骨髓造血功能的情况,来选取化疗药物,为制订用药方案提供依据。在行骨髓穿刺术时,会进行局部麻醉,常见的穿刺点有胸骨、髂前/髂后上棘、棘突。该项操作简单,在抽取骨髓的瞬间,患者会感觉有稍许酸痛感觉,穿刺后基本没有疼痛感。骨髓穿刺后不影响正常活动,可以随时走动。穿刺部位会进行消毒,于无菌纱布覆盖,保持局部的清洁、干燥,在 3 日内暂时不要沐浴,以免打湿敷料。其间观察穿刺部位有无渗血、渗液,若有出现应及时告知医生。3 日之后,可以将无菌敷料取下。

（二）什么情况下进行腰椎穿刺鞘内注射？

腰椎穿刺术主要是检查脑脊液,协助诊断白血病患者是否有中枢浸润。该技术对健康无影响。若患者出现中枢浸润时,需要通过腰椎穿刺术进行鞘内注射化疗药物,防止肿瘤进一步对中枢神经系统的损害。当患者出现中枢神经浸润的时候,由于血脑屏障化疗药物无法经血液进入颅内,起到化疗作用,临床均选择进行腰椎穿刺鞘内注射。成人穿刺部位为 3～4 腰椎棘突间隙,在局部麻醉下进行穿刺,穿刺过程中,患者需要密切与医生进行配合,若需要咳嗽必须先告知医生,以便暂时停止操作,避免损伤组织和移动穿刺部位。在穿刺后注入完毕化疗药物,患者必须去枕平卧 4～6 小时,密切观察有无头痛、恶心、腰痛等反应。

（三）可以给患者吃虫草、人参之类的补品吗？

饮食建议掌握高蛋白质、高维生素、高热量原则,尽量不要在短时间内给予滋补效果强的营养品。当人体在进行大量营养补给时,体内没有杀灭的肿瘤细胞也在同时吸收大量补品"茁壮"成长着。指导家属采取蒸、煮的烹饪方式,健康饮食。避免辛辣、刺激性食物。多食新鲜蔬菜、水果、粗纤维,保持大便通畅。

（四）医生告诫注意自我防护,为什么要坚持自身防护,有何必要性？

白血病患者在治疗后,身体、心理、社会交往等方面都会发生很大的变换。有些患者化疗后,头发全部掉光;有些患者治疗效果差,血象无法恢复,疲乏无力,需要长期卧床,心理受到严重创伤,这些不适严重影响患者身体、心理健康。而自身的防护是改善这些情况,帮助尽快恢复身心健康的基础,不仅包含自身防护,重点也需要心理上的防护,防止意外事件发生。感染直接影响着患者是否能够顺利进行化疗的基础,居家时感染的自我防护尤为重要。保持口腔清洁,预防口腔感染;定时监测体温,及时发现潜在感染病灶;每日便后或睡前给予温水坐浴,防止肛周感染;勤剪指甲,防止细菌滋生;勤洗澡、擦身,勤更换床单被套。

（五）作为家属,该如何做好家庭护理?

1. 遵医嘱按时服药　患者在住院期间,由护士按时发放和指导患者服用各类药物,回家后,家属必须做好监督,遵医嘱按时按量督促患者服药。

2. 做好患者个人卫生　避免去人多拥挤的场所。家中尽量不要摆放植物和鲜花,防止微生物引起感染。

3. 学会记录与观察　体温的观察和记录;皮肤黏膜的观察,主要有无出血点、瘀斑等情况;血压的监测及记录,若出现体温持续升高、皮肤黏膜出现瘀斑、血压变化等异常,及时到医院进行复查。

4. 携患者定期复查　定期进行血常规、肝肾功能监测。

（六）经常发生便秘,有何方法预防吗?

告知患者,在使用化疗药物后,大部分会出现便秘情况,并非个别人员。首先我们在饮食上要注意粗细搭配,多吃粗纤维饮食,每日清晨空腹喝一杯淡盐水。其次,注意锻炼身体,可以晨间散步。卧床时,宜平卧,自行做腹部按摩,从右下腹开始向上、向左再向下顺时针方位按摩,每日2～3次,每次10～20回,以此来增加肠道蠕动。最后,可以使用通便的药物,如开塞露、甘油灌肠剂、果糖等缓泻剂。同时指导患者必须养成良好的通便习惯,每日定时排便,通过条件反射,促进肠道运动。养成良好排便习惯、适当运动、饮食调整是防止便秘的三要素。此外,血液病患者切忌用力排便。

（七）居家时,如果突然出现鼻出血该怎么办?

护理人员告知家属,在家时,如果突然出现鼻出血,家属必须保持镇静。用手先将鼻翼两侧向内压迫,或者使用棉球填塞压迫。一般情况下,鼻出血多数是鼻中隔前下部出血,经过压迫止血大多可以制止。家属必须结合患者近期血常规报告,若血小板低下者,必须卧床休息,避免活动。若反复出现鼻出血应及时就医。家中保持温度、湿度适宜,避免因为干燥引起鼻腔出血。

(八) 白细胞高就是白血病,白细胞正常或低就不是白血病吗?

白细胞正常值为$(4\sim10)\times10^9/L$,白血病患者的白细胞值可以处在正常,也可以高于或低于正常值。当白细胞值较高时,若中性粒细胞值也升高,则可能有细菌感染;如果是淋巴细胞及白细胞同时升高,有可能是病毒感染。当人们处于妊娠期、受到创伤、各种刺激(寒冷、紧张)时,白细胞也会增高。因此,白细胞增高不一定是白血病,白血病会导致白细胞增高。若白细胞增高,应提高警惕,但不能盲目,诊断白血病,除了血常规的检查外,还需结合临床症状及骨髓穿刺结果等其他检查综合判断。

当白细胞计数$<2.0\times10^9/L$,中性粒细胞绝对值$<0.5\times10^9/L$时,称为粒细胞缺乏,此时最容易发生感染,严重时可能发生败血症。白细胞低下和白血病没有必然的联系,但是,白血病患者在行化疗后会出现白细胞低下,甚至粒细胞缺乏。

(九) PICC 管在出院后应如何护理?

PICC 管是由专业护士进行维护。出院后,每周至离家最近的医院维护点进行维护,主要是更换贴膜和冲管,确保管路通常和固定在位。日常在家时,注意置管手臂不要拎超过一个开水瓶重量的物体,不妨碍日常生活。沐浴时使用保鲜膜缠绕,避免敷料处浸湿。若穿刺手臂红肿、疼痛、手臂臂围增粗应及时就医;敷料有脱落、卷边等情况应立即更换。

(十) 造血干细胞移植术对患者的损伤大吗? 需要进行手术吗?

造血干细胞移植是指将各种来源的正常造血干细胞通过静脉输注的方式移植入患者体内,使其生长、繁殖,以此取代原来有缺陷的干细胞,重建患者的免疫造血功能。就如同在病房内输注血液一样,并非入手术室进行外科手术开刀,只需入住层流病房即可。

(十一) 正常人捐献造血干细胞,会对身体有何不良影响吗?

造血干细胞具有很强的再生能力。正常情况下,人体内各种细胞都在不断新陈代谢,进行生长、衰老、死亡的循环过程,在失血或者捐献造血干细胞以后,可以刺激骨髓加速造血,仅仅需要1～2周的时间,血液中的各种血细胞就可以恢复到原先的水平。人体内造血干细胞的存在会维持平衡状态,不会因为献血或者捐献造血干细胞而破坏人体内正常的造血功能。因此,捐献造血干细胞是安全的,不会感到任何不适,不会对身体产生不良影响(图5-2)。

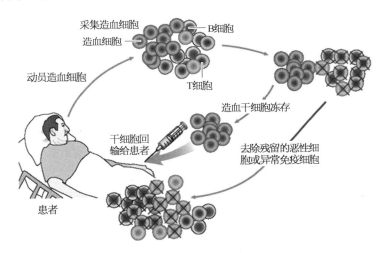

图5-2　造血干细胞

五、疾病的防治——为你撑起我的保护伞

　　白血病的发生不仅仅给患者一个人带来痛苦,更是给一个家庭带来了诸多不幸,治疗时间长、治疗费用昂贵,因此,早期预防、早期诊断、早期治疗成为重中之重。

　　(1)日常生活中,避免劳累,养成良好的生活作息规律,早睡早起。加强体育运动,强身健体,增强体质,强壮的体质是抵抗一切病原菌侵入的有效屏障。

　　(2)保持空气流通。

　　(3)养成良好的饮食习惯,饮食上要少油少盐,忌暴饮暴食,忌辛辣刺激食物,多吃新鲜蔬菜水果,进食高蛋白质、高维生素、含铁丰富饮食,少量多餐,保持大便通畅。

（4）慎用药物，亚硝酸胺类、保泰松及其衍生物、氯霉素等药物可也诱发白血病，尽量避免使用。

（5）平日尽量避免长时间使用电脑、玩游戏机，可选择阅读等健康的生活娱乐方式。

（6）发现高热不退、长时间鼻腔出血不止等白血病早期症状及时到医院就诊。

第二节　揭秘多发性骨髓瘤

白血病只是血液肿瘤江湖中的一种，血液肿瘤江湖中还有另一大"妖魔"——多发性骨髓瘤。多发性骨髓瘤常发生于中、老年人群，随着我国社会老年化进程加快，多发性骨髓瘤的发病率不断上升，严重威胁我国人民的生命健康。

一、疾病概述

多发性骨髓瘤（multiple myeloma，MM）常见于中、老年人，起病隐匿，大部分患者确诊时已经是晚期。MM 约占所有癌症的 1%，占所有血液肿瘤的 10%～15%。据美国关于肿瘤发病情况的统计学资料表明，MM 已成为仅次于非霍奇金淋巴瘤的血液肿瘤，其年发病率为（3～4）/10 万。而每年死于 MM 的美国患者超过 10 000 例。随着年龄的增长，MM 的发病率迅速攀升，65 岁以下 MM 发病患者约占 MM 患者总数的 35%，65～74 岁约占 28%，75 岁以上约占 37%。随着我国人口老龄化进程，多发性骨髓瘤发病也呈逐年递增的趋势，中位发病年龄为 60～65 岁。因此，中老年人要谨慎预防多发性骨髓瘤。

（一）多发性骨髓瘤的疾病定义

干细胞先分化出淋巴祖细胞，再分化成 T 和 B 淋巴细胞，浆细胞就是 B 淋巴细胞的终末细胞。浆细胞的主要功能是分泌免疫球蛋白，抵抗外界的病菌及各种不良因素，是机体免疫功能的重要组成部分。浆细胞发生恶变后逐渐演变成骨髓瘤细胞。同样分泌免疫球蛋白,但是异常的单克隆球蛋白,又称 M 蛋白,不但丧失了正常功能,还会抑制正常浆细胞发挥免疫作用(图 5 - 3)。

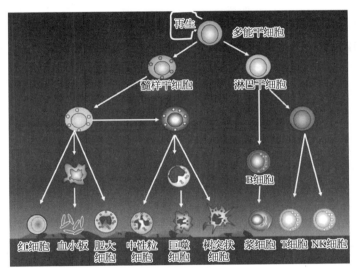

图 5 - 3　造血系统家族谱

多发性骨髓瘤是恶性浆细胞病中最常见的一种类型。主要特征是骨髓内浆细胞恶性增生(骨髓瘤细胞)并浸润髓外软组织,骨髓中大量的异常浆细胞克隆性增殖,引起广泛溶骨性骨骼破坏、骨质疏松,血清中出现单克隆免疫球蛋白(M 蛋白),正常的多克隆免疫球蛋白合成受抑制,尿中出现本周蛋白,从而引起不同程度的肾损害,贫血、免疫功能异常。

(二)多发性骨髓瘤发病危险因素

多发性骨髓瘤确切发病病因迄今尚未明确。经各种研究表明,遗传因素、病毒感染因素、慢性抗原刺激、辐射接触、接触化学毒物等均可能与发病有关。但在绝大多数病例中,它们之间并没有明确的相关性,发生 MM 的患者并没有明显的危险因素,可能是多种因素共同作用的结果。一个家族中,2 个以上的成员发生 MM 的现象并不常见。

1. 环境因素　目前越来越多的研究表明,可能是环境因素与内在的遗传因素相互作用使骨髓瘤的发病危险增加。

2. 辐射接触(电离辐射)　关于电离辐射增加多发性骨髓瘤患病概率,各研究报道并不一致。中国的一项研究显示,中国放射科的工作人员在随访的 30 年中多发性骨髓瘤的发病率并没有增加。

3. 慢性抗原刺激　主要由于多发性骨髓瘤是浆细胞的恶性肿瘤,因此它的发病是否与慢性抗原刺激有关,目前有诸多学者进行研究。目前尚无证实与发病有明确关系。

4. 职业暴露　目前并未确定杀虫剂的暴露与骨髓瘤的发病有关,也未证实苯与骨髓瘤的发病相关。有对照研究表明,农业和渔业从事者骨髓瘤的发生危险增加,暴露于化学制品包括有机溶剂或石油也增加骨髓瘤的发病危险。

(三) 多发性骨髓瘤的诊断及分期

1. 多发性骨髓瘤的诊断　多发性骨髓瘤有其诊断标准,目前最新的症状性诊断标准可以根据国际骨髓瘤工作组(IMWG)标准进行诊断。

(1) 血清或者尿液中能够检测出 M 蛋白。

(2) 骨髓总单克隆浆细胞增多(通常会≥10%)。

(3) 出现骨髓瘤相关的组织和器官的损伤:① 高钙血症,血钙>2.75 mmol/L;② 肾功能不全,肌酐>177 μmol/L;③ 贫血,血红蛋白<100 g/L;④ 骨质病变,溶骨性破坏或伴有压缩性骨折的骨质疏松;⑤ 其他,如有高黏滞血症、淀粉样变、反复细菌感染(12 个月中发作>2 次)。

符合上述(1)、(2)和(3)中的任何一项或一项以上症状性骨髓瘤便可以明确诊断。如果仅有(1)、(2)两条可诊断为冒烟型骨髓瘤。

2. 多发性骨髓瘤的分期　目前常用的多发性骨髓瘤分期系统有两种,Durie 教授和 Salmon 教授提出的 Durie - Salmon 分期系统(DS 分期)和国际分期系统(ISS 分期)(表 5 - 3,表 5 - 4)。

表 5 - 3　MM 的 Durie - Salmon 分期标准

分　期	分　期　标　准
Ⅰ 期	符合下列各项标准： 血红蛋白＞100 g/L 血钙正常 X 线正常，无骨质破坏 M 蛋白水平：IgG＜50 g/L，IgA＜30 g/L，尿轻链＜4 g/24 h
Ⅱ 期	介于 Ⅰ 期与 Ⅱ 期之间
Ⅲ 期	符合下列至少一项或一项以上： 血红蛋白＜85 g/L 高钙血症 多发性溶骨病变 M 蛋白水平：IgG＞70 g/L，IgA＞50 g/L，尿轻链＞12 g/24 h
肾功能	A 型：肌酐＜176.8 μmol/L B 型：肌酐≥176.8 μmol/L

表 5 - 4　MM 的 ISS 分期标准

分　期	分　期　标　准
Ⅰ 期	血清 β 微球蛋白＜3.2 mg/L，白蛋白≥35 g/L
Ⅱ 期	介于 Ⅰ 期与 Ⅱ 期之间
Ⅲ 期	血清 β 微球蛋白≥5.5 mg/L

如果经治疗疾病缓解、分期改善，将不再重新分期；但如果疾病进展后分期更差，则需要重新按照最差的标准进行分期。

二、多发性骨髓瘤的症状

MM 起病隐匿且缓慢，或许数月至数年无症状，很难被患者自己发现，同时也十分容易被误诊。很多病患在发现时，已经由于骨髓瘤细胞对器官组织有浸润和破坏，引起一系列临床症状，往往确诊时已经是晚期。肾内科、骨科经常隐匿着血液科的"妖魔"，往往因为蛋白尿、泡沫尿、骨质破坏而麻痹了医生的眼。

1. 骨髓瘤细胞对骨骼及其他组织器官浸润和破坏的表现

（1）骨痛及病理性骨折：骨痛是早期的主要症状，多发生于腰背部,其次为胸肋和四肢骨。如突然发生剧烈骨痛则常为病理性骨折表现。

（2）神经压迫和浸润：常发生截瘫、偏瘫、神经根痛、感觉异常等。

（3）器官肿大：肝、脾、淋巴结、肾脏等髓外器官的浸润性肿大及功能受损。

（4）高钙血症：出现厌食、恶心、呕吐、多尿、剧咳、脱水乃至意识障碍。

2. 骨髓瘤细胞生成异常（血浆蛋白增高所致的表现）

（1）继发感染：是 MM 患者首位致死原因。以细菌性肺炎、尿路感染较常见,严重时可发生败血症而导致患者死亡。病毒感染以带状疱疹多见。

（2）高黏滞血症：常常出现头晕、眼花、耳鸣、意识障碍或肢体麻木和冠状动脉供血不足的表现。

（3）出血：多表现为皮肤、黏膜出血。

（4）淀粉样变性：少数患者出现,主要表现为舌肥大、皮肤苔藓样变、心脏扩大、腹泻或便秘、肝肾功能损害及外周神经功能病变等。

（5）肾功能不全：常为本病的致死原因。可能与 M 蛋白沉积在肾小管引起肾单位破坏所致。

三、疾病的治疗

（一）对症治疗

镇痛;控制感染;高钙血症及高尿酸血症者应增加补液量,多饮水,每日尿量＞2 000 mL,促进钙与尿酸的排泄;高尿酸血症者还需口服别嘌醇。急重症者需要紧急处理,如血液透析。

（二）化疗

（1）给药前签署化疗知情同意书,护理人员提前做好化疗前静脉准备,使用化疗时必须使用中心静脉置管,如 PICC 管、输液港。向患者讲解药物作用、不良反应及有关注意事项。

（2）化疗药物必须现配现用,根据医嘱,确保药物剂量准确,根据药物性状,准确调节输液速度。输注时每小时巡视一次,做好床边交接,班班交班。

(3) 注意骨髓抑制的防护。化疗药物均有骨髓抑制作用,从化疗开始后,需定期复查血常规或骨髓象,以便了解骨髓抑制情况及评价疗效,根据病情给予对症处理。

(4) 对症处理化疗不良反应,如输注化疗药物前给予保胃、止吐治疗,减少恶心、呕吐的发生。给予充足水化、碱化,预防肿瘤溶解症、尿酸性肾病的发生。准确记录 24 小时出入量,对入量够而尿少者,给予利尿剂。

(5) 注意对硼替佐米皮下注射的护理。由于硼替佐米给药具有较明显的周围神经毒性,皮下注射操作方便,研究表明,皮下注射硼替佐米的治疗效果不低于传统静脉给药方式的治疗效果,同时具有更低的周围神经毒性发生率。

1) 基本要求:严格做好药品查对,最好由经过专业培训、资历较深的护士进行操作,确保药品配置准确,避免浪费。

2) 药液配制:注意自身防护。具体配制方法:硼替佐米(3.5 mg/瓶)加生理盐水 1.4 mL 溶解,配制成为 2.5 mg/mL 浓度的溶液,使用 1 mL 注射器抽取所需剂量,保证剂量精确,药液注意现配现用。

3) 注射部位:大腿或腹部,每次注射需改变注射部位,可遵循顺时针或逆时针顺序进行注射(图 5-4)。

4) 注射方法:清洗注射部位皮肤,不需要乙醇棉球擦拭,用一只手的食指和拇指捏住之间的皮肤,提起肌肉上层的脂肪组织,对于体型瘦弱的患者此步骤非常重要,以避免注射进入肌肉组织,针头以 90°顺利进入捏住的皮肤,缓慢推注上述溶液。拔出针头前等待片刻,以防止溶液倒流,注射部位如出现任何的毛细血管轻微出血,使用乙醇棉球擦拭。

5) 注射后观察:硼替佐米不导致组织损伤,通常患者对皮下给药耐受良好,注射部位无红肿、硬结。部分人员首次注射后 24 小时内,注射部位出现红斑,自诉无瘙痒及疼痛不适,通常 1 周内可自行

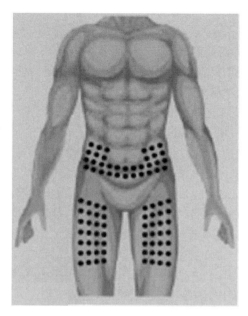

图 5-4　注射部位

消退。

（三）造血干细胞移植术

造血干细胞移植不仅仅是白血病患者的专属，目前也广泛地应用于多发性骨髓瘤的治疗。大量资料表明，造血干细胞移植能明显改善骨髓瘤患者的预后，部分患者可望治愈。移植前疗效越好，移植后的疗效就越好，生存的时间就越长。因此应该在移植前尽快获得最佳治疗疗效后进行移植。造血干细胞移植是通过大剂量放化疗预处理，将体内肿瘤或异常细胞清除，再将自体或者异体造血干细胞移植通过静脉输注到受者体内，在体内重建造血和免疫功能，从而达到治愈的目的。临床常根据受者的关系分为自体移植和异体移植。

（四）新药介绍

1. 卡非佐米（carfilzomib，CFZ）　第二代蛋白酶体抑制剂，对复发和难治性多发性骨髓瘤的患者有显著作用。属于新一代蛋白酶体抑制剂,于 2012 年 7 月获美国 FDA 批准上市。

2. 泊利度胺(pomalidomide) 是 2013 年 2 月 8 日经过美国 FDA 批准用于治疗至少接受过 2 个疗程包括硼替佐米和来那度胺治疗的复发/难治性多发性骨髓瘤患者。

3. Daratumumab(DARA) 是人源化 CD38 单克隆抗体。DARA 被美国 FDA 认为是"突破性治疗",有希望成为单药和联合治疗复发/难治性多发性骨髓瘤的治疗。

四、健康宣教

(一)识别障碍法——走出误区

1. 误区一:多发性骨髓瘤会传染 传染一般是由病原微生物导致的疾病。常见的主要包括细菌、病毒、真菌等。而多发性骨髓瘤的发病并不是这些因素引起的,所以不会传染。

2. 误区二:多发性骨髓瘤会遗传 遗传性疾病主要是指由父母的基因异常遗传给下一代而导致的疾病。基因遗传往往多见于儿童。多发性骨髓瘤不是由父母基因遗传所致。虽然骨髓瘤患者的基因存在异常,但这些都只是发生在浆细胞,而患者的生殖细胞的基因是正常的。即使是患者时期妊娠,也不会出现遗传给下一代的现象。但是从优生优育角度考虑,不建议患者在患病期间妊娠。虽然不是遗传性疾病,但与其他恶性肿瘤一样拥有遗传倾向。

3. 误区三:造血干细胞移植后即是疾病治愈,不需要继续治疗 大部分多发性骨髓瘤患者采取自体造血干细胞移植,不能彻底清除骨髓瘤细胞,因此对移植后的患者,需要长期药物维持治疗,以此降低疾病进展或复发的风险,延长无病生存期和总生存期。进入维持治疗的第一年,每 3 个月复查骨髓瘤相关指标,进行病情评估;第二年开始,每 6 个月评估一次。

4. 误区四:骨痛,能忍则忍,吃太多药不好 护理人员使用疼痛评估量表,及时评估疼痛的程度,当疼痛评分≥4 分时,根据癌症的三阶梯止痛法进行止痛,护理人员记录用药时间及效果。骨痛除使用药物止痛外,我们可以采取诸多自我调节的方法,如自我暗示法、注意力转移法（如看电视、讲故事、阅读等）、松弛疗法（如吸气、深呼吸、闭目静思）、音乐疗法。

走出误区，我们来说一说正确的保健知识吧。

（二）多发性骨髓瘤患者如何进行锻炼？

卧床患者，则需要加强生活协助，如协助患者刷牙、洗脸；帮助患者在可以活动的限度内进行活动，根据情况提供拐杖、手杖、靠背架等；活动时必须有家人或医护人员的陪护，严防发生跌倒意外事件；同时严密观察受压部位情况，每2小时翻身一次，给予按摩、屈伸等被动活动，保持床单位整洁、干燥，防止压疮的发生。

无骨痛患者，尽可能增加活动，但绝对禁止剧烈活动。多晒太阳，可行散步、打太极拳、轻体力家务等适度活动。轻、中度贫血者需要动静结合，以此增加代谢，促进血液循环。日常生活中需要着平跟鞋，走路平缓，不可负重，防止撞伤。避免长时间固定一个姿势，或者长时间站立、久坐，以防负重使骨骼发生变形。起床、下床动作缓慢轻柔，地面设置防滑标识，防止摔倒。

（三）如何正确饮食？

告知患者务必高蛋白质、高维生素、高热量清淡、易消化饮食，避免油腻、辛辣刺激性食物。尽量采取蒸、煮的方式烹饪食物。多饮水，多吃新鲜蔬菜、水果。戒烟、戒酒，不喝浓茶咖啡。高尿酸血症患者限制嘌呤的摄入，不能食用动物内脏、海鲜类、豆类等高嘌呤食物，鼓励多喝水，尽量使每日尿量达 2 000 mL 以上，以利于尿酸的排出。高钙血症患者也应多饮水，限制高钙食物摄入，如奶制品、海带、虾等。注意均衡饮食。禁暴饮暴食，宜少量多餐，多摄取粗纤维食物，保持大便通畅，预防便秘。

（四）该如何面对这个恶性肿瘤？

护理人员应该多倾听患者述说，鼓励患者说出心中感受。为患者介绍治愈成功的案例，告知患者随着科学技术的进步发展，诸多新药广泛运用，多发性骨髓瘤有望成为经前期治疗后转入维持治疗阶段，就如同高血压、糖尿病一样的慢性疾病。鼓励患者要有平和的心态，足够的治疗信心，积极配合医生的治疗。听取专业人士所提供的信息和指导。

（五）该如何正确观察病情

如果发现患者出现食欲缺乏、厌食、恶心、呕吐及多尿，则有高钙血症的可能，应及时通知医生给予处理；如有面色苍白、活动后心悸、气促、皮肤黏膜可见出血点，伴有牙龈出血、视物模糊，即有贫血和出血的可能；如有发热、咳嗽等情况，则有感染可能，感染极易发生在口腔、肛周、皮肤等部位；骨痛者，注意患者骨痛有无加重，谨防发生病理性骨折；准确记录 24 小时出入量，每日查患者有无水肿，每日监测体重，以防肾功能损害。定期复诊，坚持遵医嘱服药，不可擅自停药或更改药物剂量，如有不适及时就诊。

（六）感染预防，重中之重

保持病房干净整洁，室内定时通风，每日房间空气消毒至少 2 次。尽量避免和减少人员探视。行干细胞移植患者需入住层流病房，给予保护性隔离。长期卧床患者，每日给予床上擦浴，保持皮肤清洁，勤剪指甲、勤更衣。根据气温变化，随时增减衣物，防止受凉感冒。必要外出时，需戴口罩。禁止与感冒者接触。保持口腔清洁。使用软毛牙刷刷牙，勤漱口，采用复方替硝唑、1∶2 000 洗必泰漱口液、2.5%碳酸氢钠漱口液交替漱口。女性患者保持会阴部清洁。保持大便通畅，便后使用温水或 1∶5 000 高锰酸钾坐浴，预防肛周感染。各种护理措施集中执行，严格遵守无菌技术。加强体温的监测，及早发现感染征象。

（七）中心静脉导管的居家护理

1. PICC 导管的维护　穿刺部位无异常，每周更换贴膜 1 次，冲管 1 次。保持局部清洁干燥，贴膜如有卷曲、松动或贴膜下有汗液也及时更换。治疗间歇期每 7 日对 PICC 导管实行冲管、换贴膜、换肝素帽等维护。若需要行影像学检查，如 CT、MRT，需要注射造影剂时，严禁使用 PICC 管注射造影剂，防止导管破裂。不影响从事一般日常工作、家务劳动、体育锻炼，但应该避免提过重物品，避免游泳等。携带此管的患者可以淋浴，但要贴紧膜周围，淋浴后检查贴膜下有无浸水，如有浸水需要及时更换贴膜。

2. 输液港的维护　输液港由专业护士进行维护,治疗间歇期每4 周维护一次。观察输液港周围皮肤有无发红、肿胀、灼热感、疼痛等炎性反应,如有异常及时处理。若需要行影像学检查,如 CT、MRT,需要注射造影剂时,严禁使用输液港注射造影剂,防止导管破裂。如肩部、颈部出现疼痛及同侧上肢水肿或疼痛等症状,应及时回医院检查。输液港不影响从事一般性日常工作,如家务劳动、轻松运动。不用患侧手臂做引体向上、托举哑铃、打球、游泳等活动度较大的体育锻炼,避免重力撞击输液港部位。

五、疾病防治——中、老年人谨防多发性骨髓瘤的"侵袭"

中老年人出现以下症状时警惕多发性骨髓瘤的"侵袭"。

1. 警示一　出现不明原因的骨痛,或轻轻用力、打喷嚏,疼痛突然加重,无法自行缓解,行 X 线检查发现有病理性骨折或者骨质破坏。

2. 警示二　泡沫尿、尿量异常或者肾功能损害,查尿常规中发现尿蛋白或者血肌酐升高。

3. 警示三　出现面色苍白、头晕、乏力等贫血症状。血常规结果提示血红蛋白低下,提示贫血,并且排除营养性贫血。

4. 警示四　反复出现高热、感冒,血标本生化发现球蛋白升高或者降低,免疫球蛋白升高或者降低。

5. 警示五　不明原因的恶心、呕吐、食欲减退,血标本血钙升高。

6. 警示六　血生化结果提示白蛋白减少,颜面部、双下肢水肿,尿量明显减少。

7. 警示七　不明原因突然出现截瘫、大小便功能障碍,影像结果提示有脊髓压迫,椎体有破坏。

8. 警示八　其他偶见症状,如顽固性腹泻、体重下降,顽固性心律失常、心血管治疗差的心衰。

如果出现上述症状,患者首先可能就诊的科室有骨科、肾内科、呼吸科、心内科、神经内科,护理人员应该做好宣传者,出现上述情况需要考虑有骨髓瘤的可能,建议至血液科进行进一步检查明确。

第三节　淋　巴　瘤

　　淋巴瘤患者在全国有 450 万以上,欧美发病率较高。根据资料显示,诊断为淋巴瘤的患者每年以 6 万～8 万人的数量递增,而且充分证据表明,新发淋巴瘤患者越来越年轻化。在"血液江湖"中,恶性淋巴瘤的发病率已经占据首位。

一、淋巴瘤的概述
(一) 关于淋巴的那些事
　　淋巴结是淋巴系统的主要构成部分,是外周淋巴器官,它沿淋巴管道分布于全身(图 5－5)。人体总共有 500～600 个淋巴结,成群分布在头颈部、腋下、腹股沟、纵隔、肠系膜、腹膜后与大血管周围。淋巴结的功能主要表现在两个方面,一是滤过淋巴液,病原体等抗原物质浸入皮下或黏膜结缔组织之后,很容易浸入毛细淋巴管,然后浸入

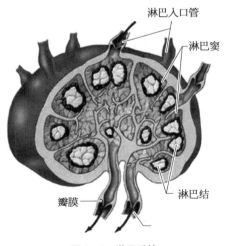

图 5－5　淋巴系统

淋巴结内。淋巴窦内的吞噬细胞可及时将它们清除,清除率达 99%,但淋巴结对病毒及癌细胞的清除率则较差。二是免疫应答,它起着过滤以及防御的作用,是人体肌体内的保洁员,使肌体环境"整洁有序",亦称为"人体内的健康卫士"。

(二)淋巴瘤到底有多"恶"

淋巴瘤是源于淋巴细胞的恶变,是一组复杂的造血系统恶性肿瘤。它隐藏于全身各处,被形象地称为"隐形杀手",能发生于身体的任何淋巴器官,也可以发生在结外的淋巴组织和器官。临床上主要是以无痛性淋巴结肿大和局部肿块为特征,同时可以伴有如消瘦、盗汗、发热等全身症状,也可有相应器官受压迫或浸润受损的症状。

(三)分类

淋巴瘤主要分为霍奇金淋巴瘤和非霍奇金淋巴瘤两类。两者在流行病学、病理特点和临床表现方面有明显的不同。

1. 霍奇金淋巴瘤(Hodgkin's lymphoma,HL) 发病主要以欧美国家较为多见。其中以美国最为突出,病例每年递增 8 000 余例。在我国,霍奇金淋巴瘤发病率为(0.3~0.5)/10 万,存在两个高峰,发病年龄年轻化,多为 15~30 岁,其次是在 55 岁以上。男性多于女性。5 年生存率约为 82%。

目前,霍奇金淋巴瘤的发病原因依旧不清楚,主要认为与以下危险因素相关。

(1)遗传倾向:家族中可以出现多个病患,霍奇金淋巴瘤的一级亲属中的发病风险增加,有研究已经表明,人白细胞抗原类型与疾病风险有关。

(2)病毒感染:EB病毒是重要的环境致病因素,长期以来是重点怀疑对象。

(3)免疫功能失调:目前霍奇金淋巴瘤的发病被认为是人类免疫缺陷病毒阳性患者的机会性疾病之一。

2. 非霍奇金淋巴瘤(non-Hodgkin's lymphoma,NHL) 该类型淋巴瘤发病仍然以美国占首位,每年新增病例达 60 000 余例,占所有癌症的 4%～5%。非霍奇金淋巴瘤的发病可见于各个年龄组,随着年龄增加,发病率增长。在我国,男性发病率多于女性,相对应男性死亡率也高于女性,5 年生存率约为 51.6%。就目前临床收治病患来看,我国非霍奇金淋巴瘤发病年龄也越来越年轻化,但目前无流行病学研究统计。

目前非霍奇金淋巴瘤的发病无肯定的发病因素,大多数为散发病例。流行病学的研究表明,主要的风险因素与免疫状态、感染、环境、饮食相关。据统计,非霍奇金淋巴瘤发病率明显升高时期,HIV正在盛行,考虑与其有关。

二、临床表现

(一) 淋巴瘤的临床表现

1. **全身症状** 霍奇金淋巴瘤常有乏力、盗汗、皮肤瘙痒、发热及体重减轻等表现。30%～40% HL 患者的最初症状是不明原因的发热和(或)盗汗。其中皮肤瘙痒是 HL 较特异的临床症状,也是唯一的全身症状。

非霍奇金淋巴瘤也可有全身症状,主要包含一般消耗性症状,如盗汗、消瘦、贫血,但在早期相对少见,如果存在,则往往提示疾病处于晚期或有内脏累及。实际上,在疾病晚期所见的高热、盗汗及体重减轻,难以区分究竟是疾病本身的临床表现,还是经过长时间治疗的后果,或者由晚期免疫系统功能受抑制而发生合并感染所致。

2. **淋巴结肿大** 霍奇金淋巴瘤的首发症状常常表现为浅表淋巴结的肿大,常见部位为颈部或锁骨上淋巴结,大多数为无痛性、进行性的肿大。其次是腋下、腹股沟等处的淋巴结肿大。肿大的淋巴结触诊时有软骨样感觉,淋巴结可活动,或者互相粘连、融合成团。同时,因为深部淋巴结的肿大,可引起对应压迫症状,纵隔淋巴结肿大导致咳嗽、胸闷、气促、肺不张及上腔静脉压迫综合征等;腹膜后淋巴结肿大可压迫输尿管,引起肾盂积水等,因此NHL 较多见(表 5-5)。

表 5 - 5　NHL 与 HL 临床表现的比较

临床表现	非霍奇金淋巴瘤	霍奇金淋巴瘤
首发症状	淋巴结肿大及压迫	淋巴结肿大,持续发热伴盗汗、消瘦
发生部位	结外淋巴组织发生常见	通常发生于淋巴结
发展规律	血源性扩散,非邻近淋巴结发展常见	向邻近淋巴结延续性扩散
病变范围	局部淋巴结病变少见	局部淋巴结病变常见
骨髓侵犯	常见	少见
肝侵犯	常见	少见
脾侵犯	不常见	常见
纵隔侵犯	除淋巴母细胞型等外,不常见	常见,尤其结界硬化型 HL
肠系膜病变	常见	少见
咽淋巴环受累	可见	罕见
滑车上淋巴结	偶见	罕见
消化道侵犯	常见	罕见
中枢神经侵犯	偶见	罕见
腹部包块	常见	少见
皮肤侵犯	偶见,T 细胞型较多	罕见

(二) 常见实验室检查

1. 血象　HL 血象变化较早,常有贫血,多为轻度或中度贫血;少数有白细胞计数轻度或明显升高,约 20% 的患者嗜酸性粒细胞增加。当脾功能亢进时,或者骨髓浸润广泛时,可出现全血细胞的下降。

2. 骨髓象　多为非特异性,若能找到 R - S 细胞则是 HL 脊髓浸润的依据,活检可提高阳性率;NHL 白细胞计数大多正常,同时伴淋巴细胞绝对或相对增多。

3. 其他　淋巴瘤的诊断往往通过病理检查证实。淋巴瘤确诊和分型的主要依据来源于淋巴结活检;影像学检查(胸部 X 线、CT 或者 PET - CT)、腹部超声等可帮助确定病变的部位及其范围。

诊断:对于慢性、进行性、无痛性肿大的淋巴结通过淋巴结活检便可确诊。

三、淋巴瘤的治疗与护理

淋巴瘤一般情况下不做手术切除。原因如下：首先，淋巴系统是随血液流动遍布全身，无法切除干净；其次，对于淋巴瘤来说，经过化疗，疗效显著；最后，淋巴瘤本身为免疫系统疾病，进行手术治疗会把免疫系统置于更大的危险之中。不过当出现以下情况时可以考虑手术根治后，辅以放疗和化疗：① 局限性体表的结外病变；② 消化道淋巴瘤；③ 泌尿生殖系统淋巴瘤；④ 原发于脾之淋巴瘤。

（一）淋巴瘤的治疗

1. 化学治疗　临床常采用联合化疗方法，争取第一时间获得缓解，有利于患者长期存活。HL 临床上常用的方案有 ABVD 方案（多柔比星、博来霉素、长春新碱、氮芥咪胺）、ICE 方案（异环磷酰胺、卡铂、依托泊苷）、DHAP 方案（异环磷酰胺、卡铂、依托泊苷）等；NHL常用的方案有 COP 方案（环磷酰胺、长春新碱、泼尼松）、CHOP 方案（环磷酰胺、多柔比星、长春新碱、泼尼松）等。对于复发性淋巴瘤，通常采用 ESHAP 方案（依托泊苷、甲泼尼松、阿糖胞苷、顺铂）。

2. 放射治疗　放疗有扩大及全身淋巴结照射两种。常用于Ⅰ～ⅡA 期淋巴瘤患者的治疗。

3. 造血干细胞移植　造血干细胞移植适用于各种原因引起的造血系统疾病，目前已经普遍用于多种恶性疾病和非恶性疾病中。造血干细胞移植术在血液系统疾病中的应用已经比较成熟，已成为血液系统恶性肿瘤的主要治疗手段之一，能进一步提高患者的长期生存率。对于高危患者或复发难治的患者，造血干细胞移植成为他们的希望，目前已经作为一种拯救性治疗方法。

（二）淋巴瘤的护理

1. 病情观察

（1）护理人员密切监测体温变化，若出现发热，观察有无其他伴随症状，如畏寒、咽痛、咳嗽，体温＞38.5℃时给予物理降温，如温水擦浴、冰物理降温，血小板低下者绝对禁忌酒精擦浴，慎用温水擦浴。

必要时遵医嘱给予药物降温,及时复测体温,观察药物疗效,及时更换潮湿衣物及床单,嘱多饮水及进食,做好血压监测。

(2) 重点观察淋巴结肿大的部位、有无压迫情况,如气促、心悸、腹痛等。并注意患者活动情况及排便情况。

2. **心理护理** 理解关心患者,向患者及家属讲解该病相关常识及治疗成功案例,使患者提高治疗依从性。在给药前,讲解用药后常会出现的不良反应,解除顾虑,取得配合。家属及朋友建立社会支持系统,使其感觉被重视。

3. **化疗期间的护理**

(1) 化疗前,签署化疗知情同意书,行外周中心静脉置管(PICC管、输液港)。做好相关用药指导,化疗过程中每小时巡视一次,检查化疗药物输注情况,做好床边交接,班班交接。

(2) 嘱咐患者多卧床休息,减少机体消耗。

(3) 鼓励多进食,保证营养的摄入。给予"三高"饮食(高热量、高蛋白质、高维生素),且进食清淡、易消化饮食。多饮水,每日饮水量达 2 000~3 000 mL。

(4) 病房内每日空气消毒至少 2 次,保持室内干净、整洁,减少探视人员,谢绝患有感冒及传染性疾病的人员探视。

(5) 密切监测生命体征变化,尽早发现感染征兆。

(6) 每日观察皮肤黏膜变化,查看皮肤有无出血点、瘀斑,指导患者避免外伤,预防出血的发生。

4. **放疗期间的护理** 放疗前清洁皮肤,着宽松衣裤,棉质内衣。进食清淡、易消化饮食,少量多餐。放疗后不良反应的护理见表 5-6。

表 5-6　放疗不良反应的护理

	表　　现	处　　理
全身反应	乏力、头昏、厌食、恶心、呕吐	在照射前 1 小时勿进食,照射后静卧半小时;多饮水,每日 2 000~3 000 mL;必要时给予止吐剂

续　表

表　现		处　理
骨髓抑制	白细胞、血小板、红细胞减少	每周复查血常规,遵医嘱及时处理
皮肤反应	Ⅰ度:皮肤红斑、烧灼感、刺痒感、脱屑	注意保护皮肤,避免接触乙醇、肥皂;避免阳光直射;局部可涂婴儿护肤品;皮肤有脱屑时不可用手撕剥
	Ⅱ度:皮肤充血、水肿、水疱形成并有渗出物	保持局部清洁,预防感染,充分暴露
	Ⅲ度:溃疡形成或坏死,难愈合	定时换药(可用去腐生肌的新型敷料),预防感染

5. 用药护理——美罗华(利妥昔单抗)的使用　药品于2~8℃冰箱保存,使用时务必现配现用,稀释到浓度为1 mg/mL,缓慢轻柔地颠倒注射袋溶液混匀,严禁剧烈摇晃,避免产生泡沫。输注时速度宜先慢后快。首次使用时应严密监测血压1/15分钟×4次,1/30分钟×4次。首次使用时,过敏反应发生率高,主要表现为发热、寒战、荨麻疹或皮疹、呼吸困难、舌头麻木、暂时性低血压等。在使用利妥昔单抗前,遵医嘱常规使用抗过敏药物,常用甲强龙或地塞米松静脉推注,必要时给予心电监护。如发生不良反应,应立即停止输注,通知医生,严密观察病情,及时给予对症处置。

四、全方位的肿瘤知识健康宣教

(一)淋巴瘤能治愈吗?

随着医疗科学技术的飞速发展,各种新药的研制,疾病治疗方法及方案不断更新和进步,目前大多数的霍奇金淋巴瘤经过一线治疗能够得到治愈,即使进展期霍奇金淋巴瘤,经过现代诊治,生存率也可以达到80%~90%。而非霍奇淋巴瘤中最常见的弥漫大B细胞淋巴瘤通过治疗也有60%左右的患者可以治愈。

(二)只要有淋巴结肿大,便是淋巴瘤

1. 警示一　很多疾病都可以引起淋巴结的肿大,并不是所有淋巴结肿大便是淋巴瘤。颌下及腹股沟的淋巴结常因口腔、下肢炎症

容易导致淋巴结肿大。当浅表淋巴结（颈部、颏下）、滑车上、腋窝下淋巴结肿大时应考虑恶性淋巴瘤的可能，必须提高警惕，需进一步进行筛查。

2. **警示二**   感染、过敏均会导致淋巴结肿大。淋巴瘤的主要症状有无痛性淋巴结肿大，因此，发现淋巴结肿大后，进行按压。若按压感觉有疼痛麻木感，多半是良性的，大多由感染导致。若感觉不疼，应提高警惕，考虑是不是恶性病变所致。因此，高度警惕不痛的淋巴结肿大。

3. **警示三**   因炎症而引发的淋巴结肿大经过及时治疗后会在短时间内消失。恶变的淋巴结可能会有一度缩小后再次增大，给人以误解。当经过长时间抗炎治疗后仍然无明显变化，或有反复增大时，要高度警惕淋巴瘤的侵袭。

（三）病情稳定后可以上班吗？

患者疗效评估没有达到完全缓解，还在治疗期间，且没有其他不适症状时，可以做一些轻体力劳动，如买菜、擦地，一些简单的家务劳动。疗效评估达到完全缓解，可以从事日常工作，回归社会，可从半天工作日开始，逐渐过渡到全天工作，缓慢适应工作强度。有效的社会支持有利于疾病的康复。

（四）饮食调整

合理膳食，清淡、易消化饮食，避免油腻、辛辣刺激性食物，尽量采取蒸、煮的方式烹饪食物。每日多喝水、多食新鲜蔬菜水果，保持大便通畅。戒烟、戒酒，不喝浓茶咖啡。

（五）心理调整

淋巴瘤患者人群越来越年轻，当年轻患者确诊为淋巴瘤时，容易出现烦躁、沮丧、易怒等不良情绪。指导家属要充分理解患者的痛苦和心情，家人共同营造轻松、舒适的家庭环境，对待患者提出的要求尽量不要推诿、埋怨。可以看电影、阅读、听音乐等方式来缓解紧张和不安情绪，保持心情舒畅。医护人员向患者传达医疗最新消息，各种新药上市、化疗方案的改进，使得淋巴瘤缓解率已大大提高，应坚定信心，定期巩固强化治疗，延长缓解期和生存期。

（六）突然发热时，该如何处置？

指导患者与家属，若出现发热一般采取物理降温和药物降温。首选物理降温，常规使用冰袋物理降温，不建议使用酒精擦浴，同时应多喝水，避免大量出汗导致虚脱。使用冰袋物理降温时，冰袋放置于大血管处。如头顶部、前额、腋窝下（放置于一侧腋窝，另一侧用于体温复测）、腹股沟处，每半小时更换一个部位。严禁将冰袋放置于枕部、心前区、会阴部、腹部、足底。同时也可以选择药物降温，需在医生的指导下进行。常用降温药物有吲哚美辛等非甾体类消炎药、地塞米松、注射用甲泼尼龙琥珀酸钠等肾上腺糖皮质激素类药物。在做好降温措施的同时，尽快到当地医院进行血常规化验，白细胞低下是引起发热的源泉，若白细胞低下，及时给予升白细胞针剂皮下注射。

（七）居家时，也需要每日房间空气消毒吗？

有条件者，可以购买紫外线移动消毒机器。居家时，可以采取最简洁的方式，就是利用流动的空气，来减少房间内细菌及病毒的滋生。血液病患者大多体质虚弱，往往有着"怕吹风"的观念，长期门窗紧闭。其实，定期的开窗通风不会增加感染的机会，往往会明显降低感染的机会。家庭中，保持物品摆放整洁、房间定期通风是保持环境清洁的主要措施，对减少感染有着非常重大的意义。

（八）化疗后，为什么眉毛也没有了？

部分化疗药物会引起毛发脱落，常见有脱发，部分患者会有眉毛、腋毛脱落现象，主要是由化疗药物作用引起的。护理人员应做好患者的健康指导，尤其是女患者，若头发脱落，可以戴假发；眉毛脱落可以进行画眉，一般在化疗停止后或者在化疗后期，毛发会重新长出。

（九）化疗药物是红色的，小便也是红色的，这是正常的吗？

淋巴瘤患者化疗大部分均采用联合化疗方案，化疗方案中有个别药物颜色是红色的，如多柔比星，当在化疗后的第一天到第二天，尿液有可能是红色的，这是正常现象，不必害怕和担心，因为药物的原形或代谢产物需要经过肾脏排出，所以导致了尿液变成红色。一般情况下,无须特殊处理,嘱咐患者在化疗期间,多饮水。必要时,可以留取尿常规进行化验,与泌尿系统出血急性鉴别诊断。

（十）居家时,口服激素该注意什么?

不同患者采取不同化疗方案,部分患者需服用激素,常用的药物有泼尼松。住院期间患者服用药物时由护理人员进行发放及督促服用,回家后患者应该如何做好自我监督?

（1）护理人员应该指导患者严格遵医嘱进行用药,不可自行随意增加和减少药物剂量。家属可以制订服药计划,调闹钟,避免药物漏服。在治疗疗程结束时,根据医生的指导,逐渐减量,切忌突然停药。

（2）激素在服用时有可能会有胃肠道刺激,应在餐后服用,避免空腹服用。

（3）在服用激素期间,应做好血糖监测,特别是有糖尿病病史的患者。糖皮质激素会影响血糖水平,应注意监测末梢血糖。糖尿病患者在服药期间,需要根据血糖水平调整胰岛素剂量,非糖尿病患者有可能会出现一过性血糖升高。

（4）长期服药患者会出现向心性肥胖、水牛背等现象,待药物停用后会慢慢恢复正常。若体重增加过快,及时告知医生,以防水钠潴留。

（十一）留置导管的居家护理

1. PICC 导管的维护　PICC 导管的维护应由专业护士进行维护。保持穿刺部位清洁干燥,若贴膜出现卷边、松动,或者贴膜下有水渍、汗液必须及时更换。若穿刺部位无异常,每周更换一次贴膜,冲管一次。治疗结束后,亦可 7 日对 PICC 导管进行维护,即冲管（20 mL）、更换贴膜、更换肝素帽。做 CT、MRT、造影检查需注射造影剂时,严禁使用 PICC 导管进行注射,防止导管破裂。不影响一般日常工作、家务劳动、体育锻炼,但应该避免提过重物品,避免游泳等。携带 PICC 导管的患者可以淋浴,但要贴紧膜周围,淋浴后检查贴膜下有无浸水,如有浸水需要及时更换贴膜。

2. 输液港的维护　输液港由专业护士进行维护,治疗间歇期每

4 周维护一次。观察输液港港体周围皮肤有无红、肿、热、痛等炎性反应,如有异常需要及时处理。做 CT、MRT、造影检查需注射造影剂时,严禁使用输液港作高压注射造影剂,防止导管破裂。如肩颈部出现疼痛或者同侧上肢水肿、疼痛等症状,应及时赴医院进行检查。输液港不影响进行一般性日常工作,如家务劳动、小幅度运动。保持不使用患侧手臂做引体向上、托举哑铃、打球、游泳等活动度较大的体育锻炼,避免重力撞击输液港部位。

五、淋巴瘤的防治

1. 强身健体　根据美国癌症协会提议,应保持每日必须拥有 60 分钟中度或稍强烈的运动,每周运动五次以上。

2. 休息与睡眠　每日早睡早起,养成良好的生活作息习惯,保证 7 小时的睡眠量。每日 13:00 是人在日间一个睡眠高峰,请在这个时候小憩一会,简短的时间也能加强体内免疫细胞的活跃性,起到一定的防癌作用。

3. 保持良好的心态　繁重的社会压力让无数人处于浮躁的不良情绪中,请保持一个良好的心态,正确对待生活中的各种压力。长时间压力过重会导致机体免疫力下降,各种不法分子容易潜入人体中。

4. 合理搭配饮食结构　根据美国癌症协会中的建议,必须每日都要吃新鲜蔬菜和水果,这是抗癌的有效方法。有研究表明,很少吃水果和蔬菜的人患癌的可能性比多吃蔬菜水果的人高一倍。饮食健康,少吃辛辣和过咸的食物,忌过冷、过热饮食;不要食用被污染的食物,不要食用过期、变质的食物。

5. 体质　酸性环境是吸引癌细胞的重要因素之一,让我们的生活每天都充满阳光,多运动,多出汗,多吃碱性食物,防止酸性废物的累积,大量的汗液可以将酸性物质排出体外,避免形成酸性体质。

6. 就诊指导　遵医嘱定时服药,定期治疗及复查;如出现体温升高、出血等不适时及时就诊。

此外,别把感冒不当回事。若你正值青春年少,若你正好长时间感冒、发热,请务必至医院进行排查,牢记强身健体、早睡早起,肿瘤远离你。

(石　浪)

参考文献

[1] Draper G. Childhood cancer in relation to distance from high voltage power lines in England and Wales：a case-control study[J]. BMJ,2005,330(7503)：1290 - 1300.

[2] Savitz D A. Epidemiologic studies of electric and magnetic fields and cancer：strategies for extending knowledge[J]. Environmental Health Perspectives,1993,101(Suppl 4)：83 - 91.

[3] 林果为. 现代临床血液病学[M]. 上海：复旦大学出版社,2013：807 - 816,1066 - 1119.

[4] 尤黎明,吴瑛. 内科护理学[M]. 5 版. 北京：人民卫生出版社,2015：510 - 521.

[5] 侯建,李建勇,邱录贵. 多发性骨髓瘤理论与实践[M]. 上海：上海科学技术出版社,2011：172 - 175.

[6] Siegel R,Naishadhan D,Jemal A. Cancer statistics, 2013[J]. Ca A Cancer Journal for Clinicians,2013.

[7] 冷亚美,刘霆,王颖莉. 血液科护理手册[M]. 北京：科学出版社,2015：118 - 136.

[8] 沈志祥,朱雄增. 恶性淋巴瘤[M]. 北京：人民卫生出版社,2011：2 - 309.

第六章　神经系统疾病

第一节　脑卒中——猝不及防的瘫痪

经常听说有些人昨天还在正常工作,今天就突然倒地不起,一侧肢体瘫痪,虽然送到医院及时进行抢救,但他的手脚将不再灵活或今后卧床不起,这突如其来的疾病改变了整个人和整个家庭的工作和生活。早在2 400多年前,医学之父希波克拉底就认识到这种疾病并将其描述为"猝不及防的瘫痪"。在中国,脑卒中是继癌症之后的第二大杀手,病例数逐年增加,发病率逐年上升,发病年龄逐年递减。可脑卒中是什么意思?到底是身体哪里出了问题,很多人都不清楚,希望通过本章节,能够正确认识脑卒中,做好疾病的自我管理及患者健康教育指导。

一、解读脑卒中——揭开脑卒中的面纱

什么是脑卒中?它跟我们经常说的中风是同一疾病吗?答案是肯定的。事实上,"脑中风""脑血管意外""脑血管疾病"都属于一种疾病,统称为"脑卒中"。中医认为脑卒中是脑部血管突然破裂,或由血栓堵塞造成的脑缺血或缺氧症状,分为出血性和缺血性两大类,前者通常被称为"脑出血"或"脑溢血",多表现为剧烈头痛、呕吐甚至昏迷等症状;后者更常见,也称为"脑梗死""脑血栓形成"或"脑栓塞",表现为突然左侧或右侧肢体无力或麻木,面部麻木或嘴角歪斜,反应迟钝,身体失去平衡,吞咽困难,说话困难,意识障碍或抽搐。如果做一个形象的比喻,可能更容易理解:人脑就像一块田地,脑血管相当于田间的灌溉沟渠。当沟渠由于某个巨大石块堵住,那么它所掌管的那一片田地就会出现缺水干涸,对应的禾苗就会因长时间缺水而

死亡,这种脑血管病就代表缺血性脑卒中,即脑梗死;当沟渠由于水流湍急破裂时,有相应的区域被淹没,这反映在脑血管中,就是一种出血性脑卒中。

二、发病病因——卒中并非空穴来风

古人说:"中风之病,如矢石之中人,骤然而至也。"也就是说,脑卒中的人像被巨石突然击中而倒地。而实际上,脑卒中不是说来就来的,它有疾病基础。

导致脑卒中最直接的原因是脑血流中断。许多原因都会造成脑血流循环障碍,既可以是脑血管的局部病变,也可以是全身性疾病在脑部的表现(图6-1)。脑卒中的常见病因总结起来有以下几点。

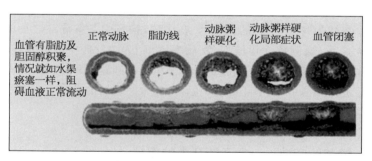

图6-1　脑血管异常"进化"史

1. 脑动脉粥样硬化　要了解脑卒中的形成原因,首先必须了解一个词——动脉粥样硬化。了解它的意义对于了解脑卒中的危险因素、脑卒中的原因以及如何预防脑卒中有很大帮助。

人的血管分为动脉、静脉和毛细血管。动脉可以为整个身体的各种器官运送营养物质。因此,如果动脉出现问题,将影响每个器官的正常工作。动脉粥样硬化通常是指在动脉血管壁上沉积一层类似小米粥样的脂质,这使得动脉血管壁更厚、更硬,不仅使动脉管腔失去弹性,受到压力高冲击时,还可能发生血管突然破裂,这也可能导致动脉内腔变窄或闭塞,从而引起血流不畅或阻塞,它是动脉中最常见且最容易发生的病变之一。随着年龄的逐渐增长,每个人的血管也会逐渐变硬,但有些人早,有些人晚,有些人症状轻,有些人症状重。动脉粥样硬化的血管病变程度,以及受累器官的缺血严重程度决定身体会出现什么样的临床症状。脑动脉粥样硬化达到一定程度时便可引起脑卒中。

2. 先天性脑血管病　包括先天性动脉瘤、先天性颅内动脉狭窄、脑动静脉畸形等。这些脑血管病变可导致缺血性脑卒中如脑梗死,以及出血性脑卒中如脑出血、蛛网膜下腔出血等。

3. 心脏病　如风湿性心脏瓣膜病、感染性心内膜炎、心房颤动、心房黏液瘤等。存在这些疾病的患者,如果心脏内的附壁栓子脱落,随血流到达脑血管,就会引起脑血管阻塞。

4. 血液高凝状态和高黏状态　有许多疾病如红细胞增多症、巨球蛋白血症、肾病综合征、骨髓异常增生综合征等,就存在血液高凝或高黏状态。对于女性来说,人工流产、妊娠、长期服用避孕药等引起的血液高凝状态是脑卒中的常见原因。

5. 动脉炎　系统性动脉炎性病变影响了脑动脉也可引起脑卒中,如多发性动脉炎、结节性动脉炎、系统性红斑狼疮、钩端螺旋体病炎性因子作用于血管壁,引起血管内皮损伤和增生,导致血管狭窄或闭塞。

6. 其他　包括肿瘤栓子脱落、外伤性脑血管病变等。

三、脑卒中的临床表现

大脑的不同组织有不同的功能,它们由不同血管供应血流。大脑的表面也叫大脑皮质,分为额叶、颞叶、顶叶、枕叶等,大脑皮质也是神经细胞的集中地,它们各司其职,分别掌管着肢体的运动、触觉等感觉,视物及识别物体,听语言并理解、说话等功能(图6-2)。如果各部位因脑梗死或脑出血而受到损伤,其功能就会出现障碍,可表现出各种功能异常的症状。

通常,在安静或活动期间会发现以下症状,必须保持高度警惕,确定是否发生了脑卒中。

1. 偏盲　双眼的半侧视野看不到东西。

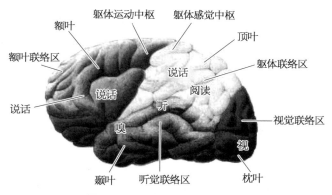

图6-2　大脑皮质功能区示意图

2. 复视　看东西成双影。

3. 偏身感觉障碍　即一侧面部或一侧肢体出现麻木或者无力感,不舒服。

4. 共济失调　即行走不稳定,左右摇摆,动作不协调。

5. 眩晕伴恶心、呕吐　眩晕即看东西天旋地转或觉自身旋转。

6. 发音、吞咽困难　说话舌头打结,饮水呛咳。

7. 头痛、恶心、呕吐　严重时可出现神志不清,如意识模糊或昏迷不醒。

8. 失语　不能说话,或者不能理解别人和自己所说的话,不理解或不能够写下之前会读写的文字段落语句。

9. 偏瘫　一侧肢体软弱无力,有时表现为没有任何预警的突然摔倒在地。

脑梗死的症状中最多见的是偏瘫,即身体的一侧(左侧或右侧)发生运动障碍。当然,有时伴有同一侧的面瘫。

它有一个特点——症状多出现在发生梗死部位的对侧。这是因为,大脑皮质运动神经元发出的下行传导束在延髓处交叉至对侧,再下行到脊髓,管理对侧身体的运动。左脑管右侧身体的运动功能;右脑管身体左侧的运动功能。

脑卒中的另一个常见症状是感觉障碍(如一侧身体出现的疼痛

感和温热感减退,一侧肢体出现的感觉异常等)。它跟偏瘫一样,也多出现在发生脑梗死部位的对侧身体。

四、脑卒中的规范治疗

(一)抢时间——拯救即将干涸的秧苗

在世界脑卒中日活动中,曾经使用过一句口号"时间就是大脑",脑组织对缺血的耐受能力较差,脑缺血症状如果持续几分钟后,不可避免地发生脑组织凋亡坏死。因此对缺血性脑卒中来说,时间就是生命。

1. 急性期治疗

(1)早期溶栓使血管再通:脑梗死是由脑供血动脉血流受阻所致,如果是在发病后 6 小时以内,可考虑用血栓溶解疗法(以下简称溶栓疗法),具体而言,溶栓疗法并非所有急性卒中患者都适用的,它是有时间限制的,必须在发病后"6 小时时间窗"内才能有效疏通血管发挥疗效,从而减少脑水肿的程度,减少梗死灶,并恢复梗死区域的血液灌注,减少神经元损伤,挽救缺血半暗带。这是脑梗死目前最好的,也是最基本的治疗方法。常用的溶栓药物有重组组织型纤溶酶原激活剂(爱通立)、尿激酶、链激酶。

(2)调整血压,防治脑水肿:急性期的血压应维持在发病前比平时稍高的水平,一般不使用降压药物,这是防止降压过快、过低而导致脑血流量不足,使脑梗死、脑组织缺血缺氧症状更加严重,而当大面积梗死或病情发展急促,一般 3～5 日内,是脑水肿高峰期。脑水肿进一步影响梗死后缺血半暗带的血供,加剧脑组织缺血、缺氧,导致脑组织坏死,应尽早预防。如果患者意识障碍状况加重,则存在颅内压增高症状,应尽快行降低颅内压治疗方案。常用 20% 甘露醇125～250 mL 快速静滴,2～4 次/日,连续 7～10 日。大面积梗死时可适当延长治疗时间,并可在静滴甘露醇中加入激素如地塞米松10～20 mg/d,持续 3～5 日,最多 7 日。甘露醇和地塞米松具有清除大脑自由基、脱水降颅内压的作用。为了防治脑水肿还可使用呋塞米及白蛋白等。

（3）抗凝和抗血小板聚集改善循环：抗凝治疗的目的是预防缺血性脑卒中的早期复发,防止远端小血管继发形成微小血栓,从而改善侧支循环。抗血小板聚集疗法可以减少微栓子的发生,对预防复发有一定的积极疗效。经常用到的药物有阿司匹林、双嘧达莫、噻氯匹定、氯吡格雷和奥扎格雷。

（4）血管扩张,后期补救：通常,当脑水肿高峰期过后,大部分消退时,可以适当地遵医嘱应用血管扩张剂如前列地尔注射液。

（5）营养大脑,保护大脑：通过降低大脑新陈代谢,干扰缺血诱导的细胞毒性机制可减轻缺血性脑损伤。包括自由基清除剂、阿片受体阻滞剂、钙通道阻滞剂、兴奋性氨基酸受体阻滞剂。目前建议早期(2小时)应用头部或全身性亚低温疗法,药物可以选择胞磷胆碱、纳洛酮、依达拉奉等。

2. 恢复期治疗　恢复期意味着患者的神经系统症状和体征不再持续进展,肺部感染、泌尿系统感染、压力性损伤等并发症得到有效控制,生命体征逐渐趋于稳定。恢复期治疗的主要目标是促进肢体及各神经功能的恢复,提高患者生活自理能力。康复治疗和护理应贯穿于发病到康复的整个过程,这就要求患者、医务人员及家属三方均应积极参与后期的预防及康复,系统地为患者进行肢体主动被动功能锻炼和语言、吞咽功能康复训练。

（二）抢时间——挽救即将受淹的田地

脑出血,虽然发病率低于脑梗死,但发病凶险,病情变化迅速,死亡率高,给患者及家庭造成了极大负担及困扰,脑出血治疗"四架马车"：维持生命功能、防止再出血、控制脑水肿和防治并发症。

1. 维持生命体征,防治并发症　嘱患者卧床休息,保持呼吸道通畅,必要时可吸氧,吞咽障碍时给予鼻饲饮食,每2～4小时定时为患者翻身拍背,鼓励患者咳嗽、咳痰,预防肺部感染,加强会阴护理及时清除大小便,预防泌尿系统感染等。

2. 控制血压,控制脑水肿　脑出血后颅内压增高是为了保证脑组织供血的代偿性反应,因此脑出血急性期患者血压一般高于平时。血压会随着颅内压下降而下降,因此,脑出血发病急性期通常不推荐使用降压药物。脑出血后,由于脑实质内血肿的突然占位效应,可引起颅内压急剧增高,甚至出现脑疝,严重可危及生命。因此,控制脑水肿,降低颅内压是脑出血急性期治疗首要任务,可选用:① 20%甘露醇 125～250 mL,快速静滴 3～4 次/天;② 病情平稳时可静滴甘油果糖 250 mL,1～2 次/天;③ 呋塞米 20～40 mg 肌注或缓慢静注,1～2 次/天。

3. **防止再出血,应用止血药和凝血药**　抗凝药及止血药仅用于并发消化道出血或有凝血障碍时。当应激性溃疡引起胃肠道出血时,静滴西咪替丁、奥美拉唑等,对预防和控制胃肠道出血有较好效果。

4. **手术治疗**　对大脑半球出血量在 30 mL 以上和小脑出血量在 10 mL 以上,可以考虑手术治疗,可进行脑室穿刺引流术,也可开颅手术用于去除脑部血肿。

5. **早期康复治疗**　病情稳定后宜尽早进行康复治疗,有条件的医院应建立卒中单元(stroke unit,SU),脑卒中患者均应进入 SU 治疗。通过将脑卒中的急救、治疗、护理及康复整合为一体,使患者在发病后第一时间得到及时、规范的诊断和治疗,有效降低病死率和致残率,改善患者预后,改善生活质量,缩短住院时间并降低医疗费用,有利于卒中出院后管理和社区治疗与康复。

五、远离卒中——拒绝误区

俗话说"病来如山倒",没有任何一种疾病发作像卒中一样,瞬间就会让人失去生命的尊严:口角歪斜、四肢麻木,甚至瘫痪在床……虽然它那么可怕,但由于各种各样的原因,有关脑卒中普通大众存在很多认识误区,这会导致延误病情治疗,影响患者的康复,那卒中最常见的误区有哪些呢?

1. **误区一:我不会得脑卒中**　很多人认为脑卒中是一种老年病,我年轻,我的家族里没有这种病,我的血压不高,我的生活很健康,每年都定期体检,所以我绝对不会发生脑卒中。事实上,世界上每 6 个人中就有 1 个人发生脑卒中,每 6 秒就有 1 人死于脑卒中,每

6秒就有1人因脑卒中而至残疾。在人的一生中,任何年龄阶段都会有脑卒中,最小的脑卒中患者仅仅7岁,其发病率不分性别和年龄。中国患者的平均卒中年龄为66岁,美国白人为76岁,由此显示脑卒中低龄化在我国仍然形势严峻。其中,小于45岁的患者已接近全部患者的1/5。此外,大多数脑卒中患者在发病前没有任何预警先兆,让很多人防不胜防。

2. 误区二:颈动脉筛查等于脑卒中筛查　经常听到患者说,颈动脉检查就代表了脑卒中筛查,颈动脉内有斑块形成容易发生脑卒中。

脑卒中筛查是一个综合过程。在这个过程中,脑血管和颈动脉的检查只是其中的一小部分。还要看是否具有发病危险因素,包括三个方面:一是行为因素,最大的危险是吸烟、酗酒、肥胖、血脂高;二是精神压力,如工作压力大、昼夜颠倒;三是运动量少,久坐不动。

疾病因素则包括"三高"(高血压、高血糖、高血脂),当然还包括心脏病等。所以即使有颈动脉斑块形成也不要担心,它不一定就意味着下一秒卒中的发生。

3. 误区三:脑血管检查正常,就不会患脑血管病　在脑血管疾病中,血管因素只是其中一个原因。例如,有统计数据显示,1/5的脑血管疾病实际上来源于心脏,如心房颤动,与血管无关。因此,正常的脑血管筛查并不意味着不会患有脑血管疾病。

4. 误区四:有些食物或动作是防止卒中的灵丹妙药　有些人经常说有诀窍来预防疾病,吃特殊食物,每天用犀牛梳子梳理头发,每天锻炼。一位老先生说,他每天饭后一万步,以防脑卒中。也有人说,他每天都吃纳豆,卵磷脂和健身茶。试问这些真的能预防脑卒中吗?

对于医疗保健而言,任何食物,包括我们经常说的纳豆和卵磷脂,是否有效无从考证,新鲜水果是最好的选择,预防脑卒中最有证据的运动就是快走。但美国健康研究所的一项调查显示,剧烈运动会增加脑出血概率,因此运动也不是没有限制的。

5. 误区五:阿司匹林可以预防任何卒中　阿司匹林在中国的使

用远远低于国外。有研究表明,目前在中国阿司匹林的使用率是14%,而在美国却为50%,临床医生推荐的阿司匹林因人而异,当然这个药也不是万能药,不是什么情况下都可以随意服用的。

适用阿司匹林的人群:① 已经发生过心脏病的人;② 45 岁以上的女性;③ 未来发生心血管病风险高的人。

最好不用阿司匹林的人群:① 血压很高不易控制的人;② 有出血性疾病的人;③ 有脑出血家族史的人。

美国国家指南还指出,脑卒中的预防和控制措施是综合全面的,阿司匹林只是预防的一部分。虽然阿司匹林很重要,但也不要忽略遵照处方服用抗高血压药、降脂药和降糖药。

6. 误区六:药物有毒,保健品更安全　　有人说药物说明书的不良反应很多,并且发生不良反应的概率高。事实是,不良反应的频率和严重程度与说明书上写的关系不大。

脑卒中二级预防的药,很多人担心长期服用会出现肝功能受损,但规律服药、遵医嘱服药、定期复查是完全可以避免的。

卫生保健产品的安全性尚未得到科学评估,因此,每个人都不能盲目相信保健品,放弃更安全的药物,从而推迟疾病治疗。

7. 误区七:我病情轻,不用住院治疗　　许多人脑卒中,都说症状非常轻微,他们不需要住院治疗,而且在门诊输液方便快捷。事实上,即使脑卒中症状再轻,预后也往往不能令人满意,死亡率和复发率也很高,因此必须认真对待脑卒中。

其实长期反复的脑卒中不积极治疗也会变成真正的脑卒中,到时候会后悔不及。

8. 误区八:输液比吃药更为有效　　许多患者认为输液比服药更有效,但我说服用药物效果更好。目前,中国已成为一个输液大国家,所有医院都有输液室,大病小病均输液,但输液对预防中风有多大意义呢?

事实上,在脑卒中的早期阶段,输注的效果并不明显。在我国的指南中,几乎没有输液,主要是他汀类药物,抗血小板药和抗高血压药,只有静脉溶栓时才需要输液治疗。

9. 误区九：活血＝疏通血管＝防治脑卒中　经常听患者说："我每天都吃三七、野生银杏茶、红枣，每天都吃补品，所以即使有血栓了我也可以自行溶解血栓了。"这也是错误的想法。

现在的溶栓药物品种屈指可数，也都有治疗有效的最佳时间段。迄今为止还没有口服的溶栓药物，而且活血药物也不能代替溶栓药物，不能疏通血管。

10. 误区十：我病好了，不用吃药了　脑卒中的复发率 5 年内达到 30%，1/3 的患者因复发而不得不再次入院。对于已经参加 ESSEN 卒中风险评定量表的患者，得分越高，他们就越应该服用药物。还有的人不吃药了，因为他们觉得腿、脚能动了，实际上堵塞可能还存在，应该遵医嘱坚持服药。

六、脑卒中防控

脑卒中来势凶猛，可导致程度不一的残疾，那脑卒中是否可以预防呢？答案是肯定的。近年，脑血管病的诊疗技术虽已有很大进展，中风患者的预后大为改善。若能针对脑血管病的危险因素，早期进行积极的预防，减少脑卒中发生的概率，这自然是减少经济负担，减轻患者和家属巨大痛苦的最佳途径。

脑卒中预防是一个长期漫长的过程，绝不能"三天打鱼，两天晒网"，应该掌握健康生活的四大砥柱，即合理膳食、适量运动、戒烟限酒、保持心理平衡，再加上定期专项体检。

（一）合理饮食

首先你应该养成正确饮食的习惯。

1. 蔬菜类　可提供大量的纤维、维生素、微量元素等的叶菜类蔬菜，如菜花、卷心菜、芹菜、球芽甘蓝等，可防止心脑血管硬化。还有一些颜色亮丽，富含维生素的蔬菜，如菠菜、生菜、南瓜、西葫芦、胡萝卜、辣椒、红薯等。它不含抗氧化剂生物素，可降低血脂，防止血管硬化。采用富含不饱和脂肪酸的植物油，如大豆油、菜籽油或橄榄油烹调，维持正常的脑血管功能。

2. 新鲜水果　食用含有丰富的微量元素、维生素、纤维素和抗氧化生物素的水果，如苹果、葡萄、杏、桃、草莓、番茄等，可以帮助预防脑血管疾病。

3. 全谷类食物　如面筋、无麸质面粉、糙米、燕麦片、爆米花等。这些食物含有大量纤维，可以降低低密度胆固醇，防止脑动脉硬化。

4. 低脂肪或不含脂肪的乳制品　低脂或无脂乳制品低脂或无脂牛奶、低脂牛奶芝士、酸奶等，可降低脑血管疾病的风险。也可以吃豆浆、豆腐、豆腐干和新鲜豆子。豆类含有大量的植物蛋白质、脂类和纤维素，有益于大脑健康。

5. 深海鱼类　深海鱼富含不饱和脂肪酸等营养成分，如金枪鱼、鲑鱼、沙丁鱼、箭鱼等，有益于软化脑血管。

6. 适量红酒　红葡萄酒有降低低密度胆固醇的功效，适量饮用可以降低脑血管疾病的风险。

（二）每天运动 1 小时

如今，生活舒适，人们吃得好，运动却少。很多疾病越来越瞄准了中青年人。因此，加强日常生活的锻炼尤为重要，即使工作再繁忙，也要每天抽出时间运动 1 小时，将身体多余的脂肪消耗掉。可以选择太极拳、竞走、骑自行车、游泳等，只要适合自己即可。

（三）戒烟限酒

吸烟是脑卒中的一个重要且危险的诱发因素，可对机体产生多方面的病理生理作用，主要影响全身血管和血液系统，可加速动脉硬化进程，促使血小板聚集，降低高密度脂蛋白水平等，长期被动吸二手烟也可增加脑卒中的发病危险。饮酒一定要适度，不要酗酒。

（四）保持健康心态和良好情绪

应避免造成脑卒中发生的一些诱因，如情绪不佳、愤怒、兴奋、过度劳累、过度用力、过度运动、突然坐起、便秘、长时间看电视等。

（五）定期做专项体检

现在人们对体检的认识有所提高，但在一般体检中不容易发现毛病。经济条件许可时，还有必要进行颈动脉超声等专项检查，及早发现隐患，及时对症治疗。

七、重视卒中自我管理

脑卒中患者常瘫痪卧床,自理能力差,而且大多数是体质较弱的老年患者。脑卒中患者的病程较长,恢复较慢。只要治疗得到及时合理,并且护理得当,也可以取得良好效果,提高生活质量。但是,如果治疗或护理不当,就会引起许多并发症,如压力性损伤、肌萎缩、足下垂、尿路感染、肺部感染等,甚至危及生命。因此,应积极重视脑卒中患者的家庭护理。

(一)饮食

脑卒中患者在饮食上宜清淡,选择易消化的食物,如粥、面条、馄饨等,同时还要多吃些新鲜蔬菜、水果,促进胃肠蠕动,加强营养,防止暴饮暴食,防止便秘。

(二)定时排便

嘱患者多饮水,每日保持在 2 000～2 500 mL,软化粪便,还可以顺时针按摩腹部以促进结肠上端的内容物下移,以帮助排便。如大便干结,可使用开塞露,并在必要时帮助患者用手指挖出肛门的粪便。

(三)尿管的管理

留置导尿管患者应每 3～4 小时放空一次,以避免膀胱挛缩。每周更换一次导尿管,以防止尿路感染。小便失禁患者应随时更换尿不湿,保持床上用品清洁干燥,每天会阴护理,防止感染。

(四)定时翻身、拍背

由于脑卒中患者多久病卧床,不利于痰液排出,按时翻身拍背,可促进咳嗽排痰,避免形成坠积性肺炎。照顾者每 2～4 小时翻身一次,用温水或 50%乙醇进行局部按摩,每天至少 1 次。感觉异常肢体热敷时,注意水温以防止烫伤。如果出现皮肤湿疹或早期压力性损伤,可用新鲜鸡蛋内膜与诺氟沙星联合外用,必要时门诊就医。对于长期卧床患者,为了减少压疮的发生,应该做到以下几点:① 应定期翻身,至少每 2 小时更换一次,并按摩压力性损伤高发部位;② 尽可能放低床以减小剪切力。有条件的可以使用气垫床,同时保持床单干燥和无渣滓;③ 若患者有压疮,应左右侧卧位,并交替进行;④ 每日用温水擦拭身体,及时更换衣服;⑤ 定期翻身和扣背,以防止肺部感染。

(五)积极进行功能锻炼

脑卒中在治疗的同时,应积极进行功能锻炼。患者可以在家中进行一些简单的功能锻炼,家人必须给予适当的帮助和支持,可采取主动或被动活动四肢,或器具辅助,或寻求康复中心的一些医生进行指导。此外,应始终鼓励患者走路并鼓励他们坐起来,要调动患者的主观能动性。如果患者不能走路,可以让家人辅助,或者可以使用一些器械在专门的康复医院里练习走路。此外,还可以进行更多的手部活动,如握力圈等。

(六)加强心理疏导

脑卒中起病快,残疾率高,容易引起抑郁、焦虑、烦躁等不良情绪表现。如果久治不愈,不仅降低了患者的生活质量,而且在消极情绪的影响下,患者容易自伤、自杀。这些不良情绪刺激不仅会导致患者心理上出现负面对抗,还会使脑卒中患者失去康复的信心。此外,它影响人体的各种系统,如加速呼吸频率、神经功能障碍、内分泌功能障碍等。这时,医务人员应积极给予心理咨询,安慰患者,消除负面情绪刺激。

(七)控制好血压,谨防脑卒中复发

1. 主动测血压　血压的高低能反映一定的病情,但也并不完全反映患者目前疾病的严重程度。每个人对血压升高的耐受性不同。因此,基于自我感知来估计血压水平通常是错误的,并且容易延迟治疗。

2. 不要自行停药　有的患者服用降压药时,自行停药,觉得血压降下来,可以不用服药了,殊不知,这种不按医嘱随意间断服药的做法不仅不能使血压稳定,反而使病情发展严重,容易诱发脑疝,甚至脑出血。

3. 降压不宜过快　许多高血压患者认为降低血压应该尽可能快,但事实并非如此。一般来说,如果血压下降过快或过低,会引起头晕、疲劳等直立性低血压症状,并且缺血性脑卒中也极易发生。因

此,降压治疗不可操之过急,必须缓慢而稳定。要控制血压,首先必须了解自己的血压。高血压患者应始终测量血压,了解其血压变化,服用药物后的效果,以及是否需要调整药物剂量。

（八）脑卒中紧急家庭救护

中国每年约有 200 万新发卒中患者,其中约 3/4 有不同程度的残疾甚至死亡。主要原因是大多数人对脑卒中缺乏了解并且抢救不及时。因此,快速判断症状是脑卒中治疗的第一步,也是赢得抢救时间的关键。时间就是生命,美国加利福尼亚大学的研究结果显示,时间对于医护人员脑卒中抢救至关重要,有研究发现,每延迟 1 分钟,大脑中的神经细胞将死亡190万;每延迟 1 小时,由于缺氧,大脑将会衰老 3.6 年。

脑卒中抢救强调"6 小时时间窗",即缺血性卒中,脑梗死溶栓治疗时间窗,通常是指发病至开始溶栓过程的时间段,尽量控制在 3～4.5 小时内,越早救治,效果越明显,有"黄金 3 小时"之说。在每个治疗时间点,只要抓紧时间向前移动,即使向前移动 1 分钟或 5 分钟,也可以看到患者康复的明显改善。

1. 快速识别脑卒中先兆　虽然脑卒中发病迅速,但通常许多患者在疾病发作前的几天或几小时都有早期预警信号,医学上称为"脑卒中先兆"。在家人发现疑似脑卒中的症状后,他们应该在第一时间去看医生。如果您错过了这个时间窗口,患者可能会错过黄金治疗机会,并且脑组织将不可逆转地死亡。早期症状主要有以下几点。

（1）一侧上和（或）下肢、面部（单侧）突然出现的无力、瘫痪或麻木。

（2）不能自行发出声音,言语困难或不能理解别人说话含义。

（3）上下肢肢体软弱无力,不能站立、不能行走或出现眩晕。

（4）一侧或双眼视物不清,重影或视野缺损。

（5）双眼向一侧凝视。

（6）剧烈头痛可伴恶心及剧烈呕吐。

（7）意识障碍（嗜睡、昏迷、烦躁不安）或癫痫发作。

目前很多人对早期脑卒中的预警征兆不熟悉。为此,有一个快

速识别脑卒中的"FAST"原则,"FAST"的中文意思为快速,具体含义
如图 6-3 所示。

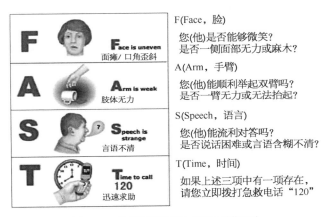

F(Face,脸)

您(他)是否能够微笑?
是否一侧面部无力或麻木?

A(Arm,手臂)

您(他)能顺利举起双臂吗?
是否一臂无力或无法抬起?

S(Speech,语言)

您(他)能流利对答吗?
是否说话困难或言语含糊不清?

T(Time,时间)

如果上述三项中有一项存在,
请您立即拨打急救电话"120"

图 6-3　快速识别脑卒中的"FAST"原则

如果您发现任何上述症状,请立即拨打 120 寻求医疗帮助,不要
等到症状更明显,容易贻误病情。

2. 假如你身边有人脑卒中了,怎么办?　脑卒中患者突然发病
后,是否及时抢救,处理是否得当,是否及时呼救,对患者的后期康复
至关重要,家庭急救脑卒中患者需要注意以下几点。

（1）首先要沉着、冷静,立即拨打急救电话"120",电话接通后,
要简要、准确地描述患者的性别、年龄、发病现状及所处地点、患者发
病的时间、目前的主要症状和家属现场采取的初步的急救措施。急
救中心会选派不同专业的医生及携带不同急救设备、药品。

（2）接下来我们可以按情况做好以下几点。

1）采取正确体位,保持呼吸道通畅:如果患者清醒,可以采取低
枕平卧或头略微抬高 30°平躺下;昏迷患者应采取仰卧位,头部偏向
一侧,以防止呕吐物被吸入气管,导致窒息或吸入性肺炎。解开患者
衣裤并取出义齿,将患者舌头拉出,防止舌后坠,保持气道通畅。如
果呕吐分泌物阻塞气道,患者出现面红、气急、发绀、咽喉部痰声重等
症状时,可迅速用细塑料管或橡皮管插入患者咽喉部,吸出分泌物。

有大小便失禁者,应及时清理,脱去患者的裤子。

2）正确转运患者：转移患者时,请使用担架将其水平抬起,避免使用椅子。如果转运时需要上下台阶,尽量保持头部朝上脚朝下,这样可减少脑部充血。整个搬运过程,尽量减少震动或扭伤身体其他部位,动作要轻柔稳健。在救护车中,家人可以轻轻地拥抱患者的头部或上身,以减少行走期间车辆的振动。

3）禁食禁水：禁止向患者喂食和饮水。

4）做好脑卒中抽搐发作时的保护：脑卒中患者抽搐时,将患者迅速平卧于就近平地,清除周围危险物品。用毛巾包着筷子或铁勺置于患者口中,以防抽搐再次发作咬伤舌头,同时不要过度按压患者肢体,防止造成骨折。

5）保持室内温暖：寒冷会刺激血管收缩,减少脑部血液回流,加重脑缺血,所以要保持室内温暖,并注意室内空气流通。

6）测血压,避免搬动、服降压药：在家中可先测一下血压。如果血压高,考虑出血性脑卒中的可能性。可用冰袋或冷毛巾在额头冷敷。为避免过度移动造成再次出血,应在床上进行大小便。不必急于口服降压药,因为此时颅内压增高是自我保护性的一种反应,口服降压药不起作用但可能有害。

7）做好呕吐准备,进行心理安慰：准备物品,如干净的毛巾、塑料袋和卫生纸。防止路上发生呕吐,由于突发事故加上剧烈头痛,患者往往焦躁不安,家人不应与患者分离,应给予精神上的安慰。积极打电话求救,争取到有条件的医院早期治疗,但要避免长途跋涉。

第二节　帕金森病——致命的颤抖

我国人口逐渐老龄化,老年人疾病普遍影响着大多数人的健康。4月11日是"世界帕金森病日",据统计,全球约有400万帕金森病患者,中国现有帕金森病患者超过230万人,位居全球第一位。帕金森病长期以来一直是在肿瘤、心脑血管病后中老年人的"第三杀手"。但如果患者树立信心、坚持治疗,那么康复的概率将非常大。

一、帕金森病概述

帕金森病,又名为震颤麻痹,是一种常见于中老年的神经系统变性疾病。主要病变为黑质多巴胺(DA)能神经元的退化。为了更加直观地理解疾病的起因、经过、结果,现将人的大脑比作果园,那么大脑中的黑质多巴胺能神经元就是果园中的一棵果树,由其合成的一种使人兴奋的神经递质就好比健康的果树结满丰硕的果子(多巴胺),它起到维持调节神经系统正常功能的作用。当"果树"发生病变时,它就失去了生长的天然保障,容易受到虫害的侵袭,"果子"的产量自然会急剧下降,从而导致神经系统无法维持正常功能,严重缺乏时便会导致帕金森病(果树枯萎)。研究表明,当黑质神经元变性死亡至80%以上时,多巴胺就分泌不足,从而出现"果树"枯萎等系列表现:静止性震颤、肌强直、运动迟缓和异常姿势步态的症状是帕金森病的临床特征。

二、帕金森病的病因

帕金森病会影响肢体运动功能,使人"束手束脚",做事力不从心,从而给患者及其家人造成了严重的困扰。虽然迄今为止,腐蚀果树(黑质多巴胺能神经元变性死亡)的"虫害"尚未明确,但目前的医学研究倾向于以下几种"虫害"。

1. 环境因素 患有帕金森病的感染个体可能与环境中的毒素有关。因此,要注意避免接触一些环境中的危险因素,如杀虫剂、除草剂、重金属锰等。同时,对于在有毒环境中工作的人群,应该加强对肌张力、平衡力的检查及随访,以便早期发现帕金森病。

2. 家族遗传性 目前有约10%的患者有家族史,故有阳性家族史的患者应留意避免可引发帕金森病的常见因素。

3. 年龄因素 帕金森病是一种微妙的疾病,大多数患者年龄超过50岁。研究显示,当年龄达到30岁以上,黑质多巴胺能神经元便开始退行性变化,神经元逐渐变得不那么进行性。

4. 多因素相互作用 经查阅相关资料显示,目前认为帕金森并非单因素所致,而是多种因素的共同作用下发病的。

三、帕金森病的典型症状

帕金森病就像是由昆虫引起的枯萎果树。那么当我们大脑中的"果树"被各种各样的"虫害"侵蚀后,又会有怎样的表现呢?针对这样的疑问,有如下的总结。

(一)静止性震颤

通常从一只手开始,这就是常说的"手抖"。在休息时出现或变明显,在紧张或兴奋时加剧,在自由运动时缓解或停止,并在入睡后可消失。典型表现是拇指与示指像搓药丸一样的动作。帕金森病的动作震颤也很常见,尤其是手。当患者试图进行特定的活动,如拿杯子或写作时,震颤通常会更具破坏性。

(二)肌强直

据资料显示,在帕金森病患者中有 90%～99% 的患者会出现肌肉僵硬的现象。肌肉僵硬常与运动迟缓有关,具体表现为:① 患者在行动的过程中出现身体弯曲、头部前倾、驼背、关节弯曲等肢体表现;② 由于面部肌肉僵硬,面部表情减少,经常双眼凝视,呈"面具脸";③ 最初的运动是困难和缓慢的,行为动作通常表现为难以在行走时转弯、难以从椅子或床上站起来并且在行走时减少手臂摆动。除此之外,还有日常活动如穿衣、切割食物和写字困难等症状,即常说的"小写症"。

(三)行动迟缓

帕金森病患者运动迟缓发生率高达 98%。当患者出现这一症状时,对其而言,不仅随意运动会减少,而且动作缓慢、笨拙。早期的临床症状往往表现在手指的精细动作,如按钮、鞋带和其他动作被延迟。然而,当疾病进展到了晚期,患者则会出现说话语速减慢、语音低调、流涎等。在日常生活中很难起床和翻身。不仅如此,还有患者写字时字越写越小的现象。

（四）姿势步态异常

所谓的姿势步态异常,在临床实践中常见于小步前冲和慌张步态。具体而言,当患者由静止状态迈出第一步时,起步困难,想迈步但迈不开,身体躯干会有前倾表现,双脚离不开地面,呈"小步碎步"状态;在行走的过程中,上肢的前后振荡的数量减少或完全消失,导致患者的平衡紊乱。此外,当患者迈出第一步后,它将以非常小的速度向前冲。

（五）非运动症状

除了上述运动特征外,帕金森病患者还有非运动症状。为了方便大家掌握,我们归纳了常见的非运动症状,具体表现为:① 自主神经症状很常见,如便秘、出汗异常等;② 抑郁;③ 睡眠障碍;④ 吞咽活动减少而引起的流口水等现象;⑤ 15%～30%的患者晚期并发痴呆。

四、帕金森病的治疗

为了拯救枯萎的果树,增加果子的产量,果农们除虫方法多种多样。那么,当我们大脑中的"果树"枯萎了,医生又有哪些妙招来帮助我们除"虫"呢? 患者又如何做到除"虫"有方,无惧"虫害"呢? 总的来说,对于帕金森病的治疗,必然离不开"三驾马车"的保驾护航,即药物、心理、康复。关于"三驾马车"如何进行高效的保驾护航,具体包括以下几方面。

（一）早期帕金森病的治疗

1. 首选药物治疗　一旦作出早期诊断,就必须尽快开始治疗,并努力掌握疾病的治疗时机,这将对未来帕金森病整体治疗的成功起到关键性作用。早期治疗可以分为非药物治疗和药物治疗。疾病的早期阶段,给予更多单一疗法,但也可以使用小剂量多种药物的优化组合,力争达到最佳效果,更长的维护时间和最低的运动并发症发生率。

2. 常用治疗药物

（1）抗胆碱能药物:主要是通过抑制脑中乙酰胆碱的活性,多巴胺效应的相应提高。临床常用的是盐酸苯海索。主要用于震颤明显、年龄较小的患者。对于老年患者慎用,而窄角型青光眼及前列腺肥大患者应禁止使用。

(2)金刚烷胺:它可以促进神经末梢多巴胺的合成和释放,并防止其重吸收。它对较少的运动、僵直、震颤都有轻微的改善作用,并且可能对运动障碍有效。肾功能不全、癫痫、严重胃溃疡和肝脏疾病的患者应谨慎使用。

(3)单胺氧化酶B(MAO-B)抑制剂:通过阻断多巴胺的降解,多巴胺含量相对增加以达到治疗目的。MAO-B抑制剂可单独用于治疗新发的年轻帕金森病患者,同时也可以用来辅助治疗复方左旋多巴中晚期患者,MAO-B抑制剂包括司来吉兰、雷沙吉兰。一般来说推荐早期使用。于胃溃疡患者而言,慎用。禁与5-羟色胺再摄取抑制剂(SSRI)合用。

(4)DR激动剂:可直接刺激多巴胺受体而发挥作用。目前临床实践中使用的是非麦角类DR激动剂。它不仅适用于早期帕金森病患者,也可与复方左旋多巴联用治疗中晚期患者。年轻患者在疾病的早期阶段优选MAO-B抑制剂或DR激动剂。激动剂应从小剂量开始逐渐加量,但直立性低血压和精神病症状的发生率较高。不良反应中常见的有胃肠道症状、嗜睡、幻觉等。非麦角类DR激动剂包括普拉克索、罗匹尼罗、吡贝地尔、罗替戈汀和阿扑吗啡。

(5)复方左旋多巴:左旋多巴是多巴胺的前体。外周补充的左旋多巴可以通过血脑屏障中的多巴脱羧酶而转化为多巴胺,从而发挥替代的治疗作用。它应该以小剂量开始并逐渐逐渐增加剂量直至获较满意疗效,并且不需要达到全效。通常在饭前1小时或饭后1.5小时。应谨慎使用于活动性消化道溃疡者,禁止使用于窄角型青光眼和精神病患者。

(6)儿茶酚-氧位-甲基转移酶(COMT)抑制剂:COMT酶的抑制降低了外周左旋多巴代谢,从而增加了脑中左旋多巴的含量。当症状波动时,可以向患有帕金森病患者添加COMT抑制剂。COMT抑制剂的不良反应包括腹泻、头痛、多汗、口干、氨基转移酶升高、腹痛、尿色变黄。

（二）中、晚期帕金森病的治疗（图6-4）

1. 运动并发症的治疗　运动并发症（症状波动和异动症）是帕金森病中晚期常见的症状，诸如深部脑刺激（DBS）的手术治疗也是有效的。

2. 姿势平衡障碍的治疗　帕金森病患者摔跤的最常见原因是姿势平衡障碍。目前缺乏有效的治疗方法，调整药物剂量或添加药物的种类也只是偶尔奏效。主动调整身体重心、踏步走、跨步、听口令、听音乐或拍拍子行走或跨越物体（真实或假想）等可能有益。如有必要，请使用助行器或轮椅来保护自己。

3. 非运动症状的治疗　帕金森病的非运动症状涉及许多类型，包括感觉、精神、自主神经功能和睡眠障碍，需给予积极、适当的治疗。

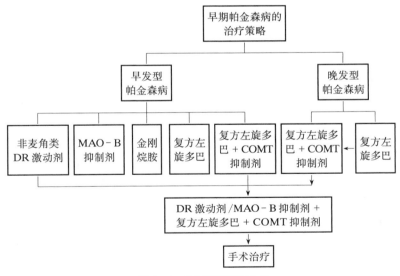

图6-4　帕金森患者的治疗

五、帕金森病的全面预防

由上文所知，一旦"果树"发生枯萎，我们便会通"三驾马车"来进行保驾护航。那么对于健康的"果树"而言，我们如何预防它枯萎，又成了一大难题。为了使大家更加便捷、有效、全面地掌握预防"果树"枯萎的知识，经查阅相关资料，做了以下整合。

（一）律动生活，提高生活质量

越来越多的证据表明，运动可能具有神经保护作用，从而预防帕金森病发作。对于帕金森病患者，如果早期使用运动疗法，可以延缓疾病的发展。而且，运动还可以提高心理积极性，结合药物治疗和康复训练，提高患者的生活质量。在日常生活中，大步走、骑自行车、跳舞、太极拳等，都是不错的运动选择，可以定期运动。帕金森病的常见治疗方法是身体活动。经常锻炼身体可以使患病的风险降到30%。此外，应注意联合活动、平衡、灵活性及力量练习。运动最重要的是养成规律的活动习惯。

（二）按时服药，科学有效治疗

治疗帕金森病最重要的秘诀之一是服药时间往往比药量更为重要。根据医生的建议服药，不要擅自加减药物，密切观察药效及不良反应，吃饭时或饭后服用安坦；舒达、森福罗应与食物一起服用；金刚烷胺以早、午服用为宜；息宁、美多芭在饭前半小时或饭后2小时服用。同时，作为患者也应该记住，如果病情发生变化，则需要在医生的指导下调整治疗方案，包括治疗剂量和服药间隔时间。

（三）乐观向上，赶走焦虑抑郁

正确认识焦虑、忧郁等消极情绪，转移注意力，营造和谐愉快的环境与情感，家属应尽量听取患者的抱怨或保持安静，并且如果需要，可以让患者保持一天以帮助稳定情绪并保护它。使用放松方法，如听音乐、深呼吸、催眠、阅读图画等，都有助于减少恐惧和消除不良反应。正确认识疾病，遵照医生的建议，积极康复锻炼，树立正确的人生观和价值观；寻找支持的力量，如和亲密朋友诉说等；通过和病友的深入交谈，提高自身价值；告别过去，憧憬未来，重新树立对生活的信心。

（四）合理膳食，共筑健康之塔

1. 饮食多样化　帕金森病患者的饮食不应过于单一，应尽可能全面,这将确保摄入身体所需的营养,因此帕金森病患者的饮食应包括蔬菜、水果、肉类、谷类、奶类、豆类的食物,这样才能更好地增强体质。

2. 谷类不能单一　吃谷物时,也不宜太单一。谷物含有多种营养成分,如蛋白质、B 族维生素、糖、膳食纤维等,可以帮助身体每日获得所需的能量。

3. 多吃蔬果　水果和蔬菜中的营养成分非常丰富,含有多种维生素,矿物质和膳食纤维。其中又以富含维生素 C、维生素 E、维生素 A 等的食物为佳。此外,水果和蔬菜中含有的膳食纤维可以帮助老年朋友缓解便秘症状。每餐吃新鲜蔬菜可以降低患帕金森病的风险,因为可以轻松地从饮食中摄取叶酸。

4. 多吃含钙食物　对于患有帕金森病的患者,骨质疏松症很容易发生,因此非常适合食用含钙食物来改善骨质疏松症。需要提醒大家的是,在服药期间,不要带牛奶食品,否则会影响疗效。

5. 注意脂肪的摄入量　帕金森病患者通常需要服用一些药来缓解疾病,所以要注意日常饮食中脂肪的摄入,否则会影响药物的吸收。这对疾病的治疗是没有帮助的。因此,通常少吃脂肪和一些脂肪含量高的肉类。

6. 食用富含抗氧化物的食物　如甘蓝、土豆、梨、苹果、葡萄、核桃、黑巧克力、红酒、蚕豆等。

7. 限制铁摄入量　铁对保持健康很重要,但是在推荐的范围内食用铁很重要。过多的铁会使身体进入氧化应激状态,这时身体会释放有毒的自由基进入体内造成危害。

六、走出误区

疾病的正确认识于患者而言尤为重要。于帕金森病而言,大多非专业人士由于对帕金森病不够了解或者说了解不够透彻,在疾病来临时,常常就有一些错误的认识,在一定程度上加大了治疗难度,也给患者带来了很多不必要的负面情绪。于是,我们通过文献等资料对帕金森病常识的误区进行了全面搜集,主要汇总了以下内容。

1. 误区一：帕金森病只是老年病　　许多人认为帕金森病是一种老年人患的疾病。事实上，帕金森病发病年龄，尤其以四五十岁为主，且愈来愈趋向年轻化。

2. 误区二：出现颤抖就是帕金森病　　帕金森病是一种以颤抖为主要症状的疾病，但它不是颤抖或帕金森病的症状。震颤的症状也可能是甲状腺功能亢进、感染和脑动脉硬化等疾病引发。

3. 误区三：帕金森综合征与帕金森病是否是同一疾病　　原发性帕金森病的病因尚不清楚，但存在继发帕金森综合征的明确原因，如药物、感染、中毒、药物、动脉硬化、脑血管病和脑外伤等，所以需医生据患者实际情况进行鉴别。

4. 误区四：不注重预防运动并发症发生　　帕金森病的运动并发症可表现为不自主舞蹈样，投掷样，面部、四肢或躯体的运动，以及"开关现象"和"冻结步态"。有时由运动并发症引起的残疾比帕金森病本身的运动症状更加严重。建议患者在治疗开始后，应长期观察并选择能控制运动症状且预防或延缓运动并发症的药物。

5. 误区五：帕金森病的早期症状多种多样，容易与其他疾病混淆　　帕金森病的早期症状包括休息时的震颤，还包括嗅觉丧失、便秘、抑郁和睡觉时跳舞，当有多个症状时，请及时前往帕金森病专科门诊确诊，帕金森病具有早期发育和晚期发育缓慢的特点。

6. 误区六：忽视抑郁症的存在及其对生活质量的影响　　帕金森病抑郁的临床症状有点神秘，不仅仅是情绪变化那么简单。显著的体重减轻或增加、失眠或睡眠过头、疲劳、注意力不集中等。在情绪方面，患者可能会有抑郁、冷漠、不快乐、不恰当的内疚感等，当出现这些症状时，不要只是认为"性格内向""老年、慢动作"等，应引起足够的重视。

7. 误区七：不重视复诊和药量的变化　　患者一旦就医后，服用了医生开的药物后，病情变化不大，就认为疾病得到控制，忽视了去医院复诊，长期使用同剂量的药物。

8. 误区八：药物首选多巴胺制剂　　对于年龄较小的患者，应选择多巴胺激动剂。对年龄较大的患者，可以使用多巴类药物。随着病情发展,所需药物的剂量越来越大。也就是说,剂量尽可能小,并且可以长时间定期服用。

9. 误区九：吃药无效才选择外科治疗　在中后期,服药的效果并不理想。在早期阶段,症状轻微,服药效果好,不需要手术;在很晚期,即使手术,效果也不理想。因此,通常对以震颤为主要症状的患者进行手术治疗。

10. 误区十：脑起搏器装不得　起搏器是治疗帕金森病近40年来最大的进步,也是世界上最有效的手术治疗方法。手术植入大脑核,脉冲发生器埋在胸腔下,脉冲发生器发出电刺激。通过皮下线,它被传递到脑电极,其抑制异常神经放电并消除症状。目前全世界有80 000至90 000名患有帕金森病的患者接受了脑起搏器治疗。

11. 误区十一：动了手术就无须吃药　吃药与外科手术治疗两者互不对立。吃药不是为了不手术,手术也并不为了不吃药。起搏器治疗的主要目的是改善患者的无毒症状,改善生活质量,减少用药量。因此,对于晚期患者的最佳治疗方法应该是"单手多巴胺和单手心脏起搏器"。

七、自我管理

美丽的果园需要果农的精心维护,人体的"果园"也正是如此。在"果园"受到"虫害"侵蚀时,怎样从自身做到及时、有效地遏止"虫害"泛滥。

1. 衣食住行,面面俱到

（1）衣服宽大,尽量减少扣子,布料选用全棉材质。

（2）早、中餐低蛋白质饮食;晚餐可适当摄取蛋白质;多吃谷类和新鲜瓜果蔬菜;尽量不吃肥肉、荤油和动物内脏;每天喝6～8杯水。

（3）使用带扶手的高脚椅子;床不宜太高或太低,方便起卧;床头灯的开关要设置在顺手的地方。

（4）浴室：铺防滑橡胶垫;安全扶手;高脚凳。

（5）坐便器：提高便桶高度;设置扶手。

（6）防止跌倒：光线足够；睡在带厕所的卧室；室内地面平坦；防滑地板；助行器。

（7）鞋：平底的皮鞋和布鞋，避免胶底鞋，不要穿拖鞋和系带鞋。

2. 合理用药，科学为主　患者日常服用的治疗药物，应当谨遵医嘱，不可随意停药、增加或减少药量。多数患者在西药或目前治疗效果欠佳的情况下，可能会选择中医辅助治疗，但切勿"病急乱投医"，随意地服药"偏方"或其他保健品，以免加重病情。

3. 定期随访，实时监控　建议患者尽量选择同一家医院，在医生指导下定期门诊或住院检查。如病情需要，请在医生的指导下重新选择，以免病情、治疗缺乏延续性，给后续治疗带来不便。

4. 合理饮食，健康饮食　饮食的调理也是帕金森病的辅助治疗手段之一，所以营养状况的好坏对于帕金森患者而言十分关键。那么对于此类患者，如何做好合理、健康的饮食呢？以下几点建议可供参考：

（1）谷物、蔬菜及水果：此类食物是机体所需糖类、蛋白质、膳食纤维等营养元素的主要来源。

（2）奶类、豆类要适量：由于蛋白质成分可能会对左旋多巴药物的疗效有影响，所以一般建议帕金森病患者将喝牛奶的时间安排在晚睡前。

（3）尽量不吃肥肉、荤油和动物内脏：过高的脂肪会影响左旋多巴药物的吸收，从而影响治疗效果。

（4）水分补充要足量：摄入充足的水分有利于机体的新陈代谢，故建议每日饮水 6～8 杯。

5. 树立信心，积极康复

（1）放松和呼吸锻炼：指导患者尽可能舒服地仰卧，眼睛闭起，开始深而缓慢的呼吸。

（2）面部动作锻炼：对着镜子，做微笑、笑、眨眼、咧嘴、吹口哨、鼓腮等表情。

（3）头颈部锻炼：左右转动颈部。

（4）躯干锻炼：通过有节奏地做身体侧弯曲、旋转和其他运动，可以增强躯干和背部肌肉的力量和协调性。

（5）腹肌锻炼：平躺在地板上或床上，膝盖弯曲到胸部几秒钟，然后双腿同时这样做。

（6）手部锻炼：反复练习手指分离、合并动作和拳头动作。

（7）上肢及肩部训练：帕金森病患者可以通过耸肩、臂上举、后伸等方式锻炼。除此以外，也可利用相关器械的辅助锻炼，从而提高肩关节的活动度和灵活性。

（8）步态训练：每天都有计划地站立和高举腿，站立和坐着交替训练，前进和后退，如果小步骤明显，你可以选择高摩擦的鞋子。当患者走步僵硬时，让患者停下来，站直，鼓励他抬起一条腿，向前迈出一大步。改变另一条腿，再次抬起，向前迈出一大步，反复多次训练。

（9）语言障碍练习：坚持练习舌头重复地伸出和缩回、左右移动。对于唇和上下颌的锻炼及朗读锻炼也不要忽视。

（10）帕金森病吞咽困难的康复训练方法

1）吞咽动作的训练方法：① 张口导引法：张口至最大，坚持3秒，做10次，做5组；② 咬牙导引法：嘴唇闭拢，咬牙龈30次，做5组；③ 缩唇呼吸操：使嘴唇吹奏长笛，并快速吸气2秒钟。

2）舌运动：① 拉伸舌头，使其向前、向后、向左、向右、向上和向下方向进行主动运动；② 指导患者尽可能地分别拉伸上唇、下唇、左唇和右唇；③ 在压舌板上放一些花生酱或果酱，让患者用舌尖擦拭；④ 舌尖位于硬腭上，停止5秒，然后进行"啪嗒"动作。

3）摄食训练：① 体位：一般采取直立坐姿，头部处于中间位置，保持上身和坐平面呈45°～60°。颈部和头部略微向前倾斜，不能放在床上。进食结束后至少保持坐位0.5～1.0小时。② 食具和食物形态选择：使用浅匙和小匙，食物的形状根据吞咽障碍的程度和阶段，糊状物、厚粥、软餐，正常饮食等。选择易于吞咽，黏度适当且不留在黏膜上的食物。③ 进食量：每次3～5 mL，根据患者进食，咀嚼和吞咽的速度调整喂食速度。必须吞咽下一口之前才能吃下一口以防止咳嗽和吞咽。之后酌情增加到每汤匙10～15 mL。摄食训练每日2次，每次0.5～1.0小时。

第三节　老年痴呆——糊涂病

20世纪以来，随着现代医学的发展，越来越多的老人变得年轻而又充满了活力。人的寿命显著延长，老龄化步步紧逼，正渐渐走向大众。然而，很多人认为，人老了犯糊涂是正常现象，生活中经常看到一些老人丢三落四，做事"糊涂"起来，不记得自己要做什么、做过什么、忘记自己的东西放在哪里，甚至是连最熟悉的人名也无法记起来，有时还伴有精神行为症状，大吵大闹，怀疑别人偷自己的东西等，出现这些症状，要高度意识到这是一种病态，是老年痴呆的最直观表现。阿尔茨海默病（Alzheimer's disease，AD）是一种以记忆丧失和认知功能障碍为特征的中枢神经系统退行性疾病。这种状况逐渐恶化，独立生活的能力可能会在几年内消失。

一、3分钟读懂老年痴呆

老年痴呆这个词中有个"老年"，它一定是发生在老年人，但是老年以后就一定会痴呆吗？老年，只是一个衰老状态，不代表痴呆，这是正常的老化。阿尔茨海默病的病因迄今未明，年龄是主要危险因素。中国老年人的患病率为4%～5%，该疾病是老年人死亡的第四大原因。据统计，2010年，发展中国家有老年痴呆患者占老年病患者的58%，而在2030年比例将达到63%。

二、老年痴呆的临床表现

日常生活中，如果提前了解老年痴呆的临床征兆，就可以对该疾病尽早介入、早做准备、及时治疗。虽然最常见的老年痴呆尚未找到原因，但所有老年痴呆都有迹象可循。根据患者的临床表现，根据认知能力的下降和身体功能的恶化来判断疾病的发展。

（一）第一阶段（1～3年）：轻度痴呆期

表现是记忆减退，对最近事件的遗忘很突出。患者判断能力下降,无法分析、思考和判断事件,难以处理复杂的问题;工作或家务劳作经常粗心大意,不能独立进行购物、处理经济事务等,社会活动困难;虽然仍然可以做一些熟悉的日常工作,但很难理解新事物,在情感上无动于衷,偶尔会有刺激性,往往是可疑的;出现了时间障碍,位置和特征可以定位,时间难以定位,复杂结构的视觉空间能力差;言语词汇少,命名困难。

(二)第二阶段(2~10年):中度痴呆期

此期特点是对远近记忆造成严重破坏,简化结构的视觉空间能力降低,时间和地点定向障碍;在处理问题,识别事物的相似和不同方面有严重损害;不能独立进行户外活动,需要穿衣、个人卫生和维护个人仪表方面的帮助;计算不能;出现各种神经症状,表现出失语,失用和失认;情绪从冷漠变为烦躁,经常四处走动,表现为尿失禁。

(三)第三阶段(8~12年):重度痴呆期

患者完全依赖护理人员,严重的记忆丧失和只有碎片的记忆;日常生活不能自理,大小便失禁,表现出沉默,肢体僵硬,查体可见锥形束征阳性,有强握、摸索和吸吮等原始反射。最终昏迷,一般死于感染等并发症。

三、老年痴呆治疗

老年痴呆有两个天平,一边是导致发生,一边是抑制发生,我们所要做的就是通过用药物或非药物治疗把那个抑制其发生的天平里重量增加一点,把促进发生的天平里重量减少一点,让其倒向保护性因素。这里面我要强调的是,老年痴呆的药物还不够尽如人意,但是对病程的发展有一定的延缓和控制作用,目前,治疗老年痴呆有两种主要方法。

(一)药物治疗

1.胆碱酯酶抑制剂 老年痴呆的主要原因之一是胆碱缺乏,导致记忆丧失,失去方向,行为和性格改变。因此,胆碱酯酶抑制剂增加突触间隙中的乙酰胆碱含量,这是用于治疗轻度至中度 AD 的一线药物。它主要包括多奈哌齐、卡巴拉汀、加兰他敏和石杉碱甲。多奈哌齐、卡巴拉汀和加兰他敏在治疗轻度至中度 AD 中改善认知功

能、总体印象和日常生活能力的功效是显而易见的。多奈哌齐可有
效治疗重度 AD。胆碱酯酶抑制剂之间存在剂量-效应关系,高剂量
胆碱酯酶抑制剂可用作中度至重度 AD 患者的治疗药物。但是,应
遵循逐步滴定、低剂量的原则,并应注意药物可能的不良反应。

2. 兴奋性氨基酸受体拮抗剂　盐酸美金刚是另一类 AD 治疗一
线药物,已通过 FDA 批准。第一种适用于中度至重度 AD 患者治疗
的药物。当治疗中度至重度 AD 时,盐酸美金刚可以选择性地改善
一些关键的认知领域障碍,如语言、记忆、方向、行为和视觉空间能
力。标准剂量的美金刚有助于改善中度至重度 AD 患者的日常生活
能力,并降低患者临床恶化的发生率。与胆碱酯酶抑制剂单药治疗
相比,盐酸美金刚联合胆碱酯酶抑制剂治疗可延缓中至重度 AD 患
者的认知功能和功能下降。患有中度或重度 AD 的患者可以与盐酸
美金刚或盐酸美金刚联合多奈哌齐和卡巴拉汀治疗。对于具有严重
心理行为症状的严重 AD 患者,特别是胆碱酯酶抑制剂与盐酸美金
刚联合使用。

3. 自由基清除剂和抗氧化剂　具有自由基清除作用的银杏叶
提取物 EGB-761 可有效治疗 AD、多发性脑梗死性痴呆和轻度认知
障碍。它可以改善患者的认知功能、日常生活能力和与痴呆有关的
症状。维生素 E 是一种重要的抗氧化剂,具有自由基代谢的神经保
护作用,还可以抑制和消除大脑中的 β-淀粉样沉积物。延缓衰老,
延缓 AD 患者的进展。

4. 其他　目前还没有足够的证据表明用于治疗 AD 的非甾体类
抗炎药,其不良反应更为显著。只有一项研究发现,对痴呆患者进行
2 年以上的抗炎治疗可以降低 AD 的风险。服用他汀类药物或降低
血清胆固醇可降低 AD 的发病率。将尼曲林、尼莫地平、司来吉兰和
其他药物与胆碱酯酶抑制剂和兴奋性氨基酸受体拮抗剂组合使用以
治疗 AD 可能是有益的。奥拉西坦可有效延缓老年人脑功能衰退,
提高信息处理能力。

(二) 非药物治疗

1. 多做认知功能训练　在学习新事物、记忆、执行功能、日常生

活能力、整体认知和抑郁症改善方面取得了很大进展。认知障碍的类型应在康复前进行分类。语言、记忆、视觉空间、注意力、解决问题的能力。记忆疗法、单词联想、运动疗法、分类训练和日常生活功能训练可以延缓老年痴呆患者的疾病进展并显著提高日常生活能力。

2. 运动疗法　运动疗法可应用于老年痴呆患者的所有阶段,以维持和改善运动功能、平衡、活动性和力量,用于轻度至中度老年痴呆患者的治疗,研究表明,老年痴呆患者的精神运动治疗可以改善社会行为和社区环境中的行为。定期步行也可以减少老年痴呆患者的攻击行为。

3. 多听音乐　音乐疗法是让患者听到熟悉的音乐和歌曲,可以唤起愉快的体验,并帮助患者唱出他们年轻时的歌曲。在患者的生活环境中,播放舒缓的背景音乐可以稳定患者的情绪。阳性和阴性症状的显著改善,如搅动和搅动以控制患者。

4. 行为治疗　调整刺激和行为之间的关系是老年痴呆患者主要的行为疗法。要详细分析整个过程中刺激与行为和相关因素之间的相互关系,尽量减少这种刺激,降低患者行为反应的频率,减少其不良后果。

5. 心理治疗　支持性心理治疗、回忆治疗(诱导患者回忆可引起和维持积极情绪反应的事件)是常用的心理治疗。通过识别与过去情绪反应的联系,使患者体验自我价值并减少不良刺激,作为一种治疗(让患者发挥作用)在家庭或事件中发挥作用,减轻患者的社会隔离,多做技能训练(模拟课堂环境中的学习场景,尽可能保持患者的剩余认知功能)。

6. 环境疗法　它通过改变患者的身体环境和社会环境来减轻症状并改善生存能力。清晰的信号,感官刺激,刺激环境,避免分心和语言沟通技巧。例如,芳香疗法不仅可以改善患者的夜间睡眠,还可以减少日间干扰行为。

四、走出老年痴呆的误区

据统计,中国约有 600 万老年痴呆患者。特别是对老年痴呆患者的早期识别,治疗和护理仍存在许多疑问和误解。当患者被诊断患有老年痴呆时,家庭成员很难理解并接受事实。因此,识别老年痴呆,避免陷入误区是很有必要的。

1. 误区一:"老糊涂"是正常的　虽然年龄是老年痴呆的重要危险因素,但老年痴呆并不是衰老过程的必然结果。根据调查,大多数居民都认为老年痴呆是"年龄老化的一种正常表现"。在轻度老年痴呆患者的照顾者中,约有 60% 人认为他们的家庭是"自然衰老"。统计数据显示,80 岁人口中约有 20% 人患有老年痴呆,这意味着 80 岁的人不患老年痴呆。也就是说,"老糊涂"不正常,很可能是老年痴呆。

2. 误区二:医生对老年痴呆束手无策　许多人认为老年痴呆无法治愈,治疗效果存在较大的个体差异。医生只是在寻求治疗和护理的帮助和建议。因此,忽视了早期诊断,早期药物干预和延迟窗口治疗,这进一步加剧了老年痴呆的发展,降低了患者的生活质量。

3. 误区三:老年痴呆早治、晚治都一样　目前,有明确的研究表明,在老年痴呆早期阶段的轻度至中度患者中,有更多的药物需要干预。它可以在一定程度上延缓疾病的进展,并且比药物的晚期治疗好得多,因为在疾病的后期,大多数大脑神经元受损后,可用于治疗的药物量要少得多,效果也不理想。因此,老年痴呆患者应尽早治疗,尽快治疗可以大大提高患者及其家属的生活质量。

4. 误区四:人老了,记忆力减退是正常的　的确,随着年龄的增大,身体各方面的功能会有所下降,脑细胞活跃度减弱,一些易于逐渐减少记忆的问题,如混乱和健忘,被认为是自然现象。但需要注意区分是由年龄和记忆力下降引起的,还是由老年痴呆引起的。患有老年痴呆会导致脑细胞被破坏,导致记忆逐渐下降并且不可逆转。有时,一些记忆问题是正常的,但最近有些事情无法记住,这会影响正常生活。如去买菜,记不得该买什么。忘记发生的事情,如与家人一起庆祝生日,是老年痴呆的早期表现。

5. 误区五:老年痴呆不会致命　在大多数人的意识中,老年痴呆是一种记忆丧失,而不是一个可以"置人于死地"的疾病。该病的进程很缓慢,让人们很难察觉到。但事实上,只要是老年痴呆患者,没有人能活下来。这种疾病杀死人脑细胞,破坏人们的记忆,使人情绪不稳定,逐渐失去自理能力,无法思考,失禁,坐不稳,无法抬头或微笑,肌肉僵硬,调理异常等。最终老年痴呆导致患者在痛苦中丧生。因此,老年痴呆是一种慢性毒物,是一种能够记录患者记忆和生命的毒药。

6. 误区六:老年痴呆是老年人的病　当谈到老年痴呆的疾病时,很多人认为这是一种老年人的疾病。的确,该疾病在 60 岁以上的老年人中确实更常见,但并不排除年轻人患病的可能。根据相关研究数据,老年痴呆还可引起 40 岁、50 岁甚至 30 岁人患有的疾病,医学上称为早发性老年痴呆。统计数据显示,美国有 520 万老年痴呆患者,其中早发患者有 20 多万,老年患者有 500 万。在患有早发性老年痴呆的患者中,已发现一些突变,如 APP、PS1 和 PS2 的突变。对于患有早发性老年痴呆或有该疾病家族史的患者,可以推荐检测突变基因。

7. 误区七:得了老年痴呆也没有办法,反正是治不好的,不要那么麻烦了　的确,老年痴呆是一种无法治愈的疾病。很多时候,患者的家属根本没有意识到治疗的效果。那是不是就不需要治疗了呢?当然不是。治疗可以使一些患者的疾病进展缓慢,延迟患者丧失生活能力,如梳理和其他基本能力;改善精神症状,如攻击人等。

根据国际老年公民协会的估计,自 65 岁以来,老年痴呆的发病率继续以每 5 年一倍的速度增加。目前有 3 600 万人患有老年痴呆,预计到 2050 年将增加到 1.15 亿。老年痴呆是慢性,持久的和不可逆转的疾病。虽然有许多药物可以延缓症状的发展,但是没有完全治愈的方法。因此及早关注老年健康、及时掌握预防痴呆妙法迫在眉睫。

五、老年痴呆的预防

老年痴呆是老年人常见疾病之一。患有该疾病的患者,其认知和记忆功能将继续恶化,并且可能发生各种精神和行为障碍。为了帮助老年人更有效地预防老年痴呆,以下方法值得我们关注。

1. **定期体检**　老年痴呆的发病率往往是隐藏的,没有人注意到。因此,正确认识老年痴呆的早期症状非常重要,这样患者才能够及时接受治疗并推迟进展。老年人最好定期去医院进行体检,并在必要时进行简易智力状态检查(MMSE)。MMSE是一种简单的筛查工具,结合病史和临床症状进行早期检测。一旦发现,有必要及早治疗,以免延误治疗。

2. **合理膳食,三餐规律**　多吃有益智力的食物。我们知道,如果微量元素和矿物质不够,会影响人的脑力,所以多吃些对大脑有益的食物。定期去医院检查,并在医生的指导下加些维生素。有些人喜欢深夜吃,但他们不知道晚上9点以后吃东西会导致大脑进入"加班模式",增加了大脑的负担,在半夜2点,摄入食物中含有的多余热量最容易转化为脂肪,而脂肪又不容易在体内代谢。因此三餐要规律,规律饮食会使血糖稳定在一定的水平,另外,还要多吃含有纤维的蔬菜、水果及粗纤维谷物,保持大便通畅,每天2～4杯绿茶被证明可有效预防老年痴呆。

3. **勤动脑**　勤奋的脑功能锻炼有助于保持大脑活力,降低患老年痴呆的风险。除了进行体育锻炼外,年长的朋友还可以参与各种兴趣活动。如安排一定时间打电脑智力游戏、学习外语、阅读报刊、写文章,必要时还可以参加适当的社交活动,让大脑有机会移动并保持大脑的灵活性。因为大脑和其他器官组织都"参与退却",主动学习,勤奋的大脑可以使大脑接受更多的信息刺激,可以发展脑细胞并具有生命力。更具挑战性的事情,可以增加大脑储备来增强大脑的活力,这样不仅可以预防疾病和抗衰老,还可以积极预防老年痴呆。

4. **放弃焦虑情绪,保持心情愉快**　中老年人应经常调整自己的精神状态,远离焦虑等不良情绪,诱发老年痴呆的一个重要因素是焦虑,是由其他脑组织的血液循环不良引起的。长寿的人通常拥有乐观的心态,相对而言疾病也少,因为笑是一种对身心健康有益的运动,是一种愉快的心情。事实上,身体和精神抑郁的人更容易引起老年痴呆。远离焦虑等负面情绪,在焦虑的情况下,人们可通过与朋友交谈并做深呼吸等方法来及时调整。

5. 常运动,每天步行30分钟以上 每天定时运动30分钟以上,可确保循环系统的有效运作,降低胆固醇水平。保持血压在相对正常的水平,并降低老年痴呆,特别是血管性痴呆的风险。对于大多数人来说,建议每周进行至少150分钟的中等强度有氧运动。有研究显示,此类运动能锻炼人的脑功能。此外,早期的老年痴呆患者坚持日常锻炼可以帮助治疗这种疾病。

六、老年痴呆健康宣教

老年痴呆的治疗不同于其他疾病的治疗。我们不能够逆转,很多疾病可以逆转或者半逆转,但是,老年痴呆达不到,老年痴呆患者很少能够全好,只有一小部分能够改变其中的一部分症状,不是所有的症状都能改善,临床中经常会遇到患者家属告知吃药的前后仅有轻度变化,或者吃药以后好像没有什么变化,甚至是不仅没有变化还有轻度的恶化,这就导致患者认为服药无作用,因此,减少了药物的依从性。

(一)老年痴呆的预防

预防老年痴呆对倡导健康而言有重要作用,各种类型老年痴呆的患病率可降低约20倍。风险因素涵盖了不可控因素和可控因素。不可控因素包括年龄、遗传、性别(女性)和学习障碍。可控因素包括心血管因素,如高血压、肥胖、血脂异常、糖尿病和易患老年痴呆的人。

1. 饮食习惯 水果、鱼类、海鲜、豆类以及适量的红酒和大蒜,可以通过地中海饮食将轻度认知功能障碍(MCI)的风险降低28%,将轻度认知障碍转变为老年痴呆的风险降低了48%。重视低盐,每人每日的盐量不超过6 g;避免食用饱和脂肪酸,如避免全脂乳制品、快餐、油炸食品等;建议吃一些对心脏有益的食物,如深海鱼类(鲑鱼、金枪鱼、鲭鱼、沙丁鱼)或补充深海鱼油;戒烟限酒(男性每日≤100 mL,女性每日≤75 mL 葡萄酒的量)。

2. 养成良好的作息习惯 准时入睡,准时起床,确保大脑的生物钟保持定期反应。如果老年人失眠，入睡有困难，应尽可能减少午睡时间。不要在卧室放置电视或电脑，睡前洗个热水澡，做一些简单的伸展运动，并在睡觉前保持心理放松。另外，老年人应保持理想的体重，使血压、血糖、胆固醇控制在可接受的范围内。

（二）患病后宣教

告知患者及家属药物治疗的重要性，与患者及家属耐心解释并举例说明，如向患者宣教，假如患者不服用药物，病情发展速度会更快，以此引起患者及家属的重视程度。

1. 详细解释　当老人服用药物时，必须有人陪伴。如有必要，将药物压入米饭中以避免遗忘或误认。服药后，家属应仔细观察患者的不良反应，及时调整剂量计划。

2. 加强药物储存管理　对于患有抑郁症、出现幻觉和自杀倾向的老年痴呆患者，家属必须管理药物，将药物放在患者无法获得或无法找到的地方。

3. 服药注意问题　若患者在床上，吞咽困难时，不宜吞服药丸，最好溶解并溶于水。对昏迷的患者，应放置鼻胃管，从胃管注射药物。

（三）安全教育

由于老年痴呆患者记忆力差、定向障碍、判断力下降，离家出走后经常出现丢失、溺水、车祸等安全问题。因此，为了防止患者走开，患者应随身携带身份证或身份信息卡，并在卡上写下患者的姓名、家庭住址、电话号码和联系人。这样万一走失也可以很快被送回，防止发生意外。患者有时使用燃气但忘记将其关闭，导致火灾或一氧化碳中毒。因此，应尽可能消除患者生活环境中的主要危险因素。若患者居住楼层较高，请锁上窗户及阳台门，以防发生意外。

第四节　癫痫——百姓口中的"羊角风"

被称为"羊角风"或"抽风"的癫痫是神经系统最常见的疾病之

一。统计显示,中国癫痫患病率约为 7.2‰。儿童和老年人风险高的发病,症状容易复发,给社会、家庭和个人带来沉重的负担。正确理解癫痫和建立合理和标准化的治疗方案在临床工作中尤为重要。

一、诠释癫痫

(一) 关于癫痫,你了解多少

癫痫,通常称为"羊角风"或"抽风",是一种慢性疾病,是脑神经元的突然异常放电导致短暂的脑功能障碍。其特征包括阵发性、短暂性、重复性和刻板性。如果大脑像森林一样,那么神经元就像一棵树,癫痫发作就像森林里的火,通常会熄灭自己(癫痫发作停止)。但是在一段时间内(一天、几天、几个月、几年),它会再次自发地点燃。如果一集不能自行停止超过 5 分钟,或者如果在两集之间无法完全恢复意识,则需要及时发送给医生。大脑每次"火灾"都会烧毁部分脑细胞,常表现为不同程度的记忆障碍、智力下降、呼吸暂停、血压升高等现象,频繁的"火灾"将会给患者的脑部结构造成很大的影响,如精神异常、痴呆、脑萎缩、脑出血等疾病危害。也常常会因为不能够自我控制,造成人身意外损伤。因此,患者应及时治疗,规范治疗,尽量减少脑损伤。

(二) 癫痫的发病病因

癫痫对患者极为有害,是近年来医学界的热点之一。癫痫一出现不仅会打乱正常生活,还会影响患者的身心健康,甚至可出现癫痫持续状态,危及生命,给患者及其家庭造成很严重的伤害。因此,了解癫痫的病因可以帮助每个人预防该疾病,从而避免其危害。癫痫最常见的病因有很多,但是总结下来主要有以下几点。

1. 感染　由于脑部感染,常伴有多种并发症,多见于各种脑炎、脑膜炎、脑脓肿、脑血吸虫病、脑囊虫病等疾病,从而引起癫痫发作。

2. 外伤　通常由于一些外在原因,头部受伤,如严重的脑损伤往往成为未来的癫痫病灶,颅脑外伤是婴儿期症状性癫痫的常见原因。

3. 中毒　铅、汞、一氧化碳、乙醇等中毒,以及肝性脑病、肾炎、尿毒症等全身性疾病都可引起癫痫发作。

4. 营养代谢疾病　低血糖、糖尿病昏迷、甲状腺功能亢进、维生素 B_6 缺乏等可引起癫痫发作。

5. 颅内肿瘤　胶质瘤、脑膜瘤、星形细胞瘤等也是癫痫最常见的原因。

6. 脑血管病　脑血管病癫痫在中老年人中更为常见。出血性和缺血性脑血管疾病可引起癫痫。

7. 其他　包括变性疾病，如结节性硬化症、老年痴呆等，还有严重或频繁发热的儿童癫痫发作可能引起局部脑缺氧或水肿，后来导致癫痫。

虽然癫痫的病因有很多，但并不是所有的癫痫患者都能找到病因，这就是我们所说的原发性癫痫。因此，在癫痫发作的过程中，掌握其临床类型及其相应表现对采取科学的、合理的方法进行治疗有很大优势。

二、癫痫的分型及临床表现

癫痫是由脑细胞的异常放电引起的，并且不具有传染性或精神症状。患者可以在没有受到攻击的情况下以与普通人相同的方式学习、工作和生活。而一旦癫痫发作，临床表现多种多样，但它们的特征是短暂的、刻板的、间歇性的和反复发作的。

（一）"火源"的种类不同

1. 原发性（功能性）癫痫　原发性癫痫，包括特发性和隐源性癫痫，病因尚不清楚。大脑中没有可导致癫痫发作的结构性损伤或功能障碍，这可能与遗传因素密切相关，并且大多数在特定年龄后具有特征性。

2. 继发性（症状性）癫痫　继发性癫痫，也称为症状性癫痫，是一类可以识别病因的癫痫，其常见原因是先天性异常，或后天获得，如脑外伤、脑血管疾病、颅内肿瘤、神经系统疾病等。临床上，它可以根据患者的病史和脑电图进行诊断。

（二）"火源"的燃烧面积不同

1. 全面性发作　大多在癫痫发作初期就会出现意识丧失，据脑电图和临床症状来判断,此类发作常起源于双侧脑部。

2. 部分性发作　主要是大脑半球局部神经元异常放电,包括单纯部分、复杂部分、部分局部继发性癫痫发作,简单的偏倚通常是局部癫痫发作,无意识障碍,后两者,即放电从局部脑延伸到双侧脑,继而产生意识障碍。

(三)"火源"燃烧的持续时间不同

1. 癫痫大发作　即全身性强直-阵挛性发作,其特征在于意识丧失和双侧张力。起初会出现意识丧失、跌倒,后续发作可分为强直期(全身骨骼肌持续收缩)、阵挛期(肌肉交替性收缩与舒张)及发作后期(短暂阵挛,以面部和咬肌为主)。

2. 癫痫持续状态　任何类型的癫痫都可以发展为癫痫持续状态。如果患者的癫痫发作时间超过 5 分钟,可能导致神经元损伤,则有必要考虑癫痫持续状态的诊断。从临床经验来看,可以将出现持续 10 分钟的行为和电抽搐动作作为一个临床判断标准。需要注意的是,此类症状也是临床最危急的危重症。

3. 小发作　属于癫痫的一种较常见类型。典型的小事件是突然中断心理活动,意识丧失,伴有肌肉痉挛或尸检,癫痫发作几秒至 10 秒以上,通常不超过 30 秒。大多数具有不同程度的意识障碍和显著的思维、感知、情绪和精神运动障碍,并且可以发生在打鼾和夜间打鼾的常见表现中。有时,由于幻觉和妄想,可能会发生伤害和自伤等暴力行为。

三、癫痫规范治疗

癫痫的最终目标不仅是控制癫痫发作,更重要的是改善患者的生活质量。随着医学的进步,已经开发了用于癫痫的各种治疗选择,包括药物治疗、手术治疗、生酮饮食和神经调节治疗。

(一) 药物治疗

药物治疗是癫痫最重要的治疗方法之一。它允许患者维持或恢复原始的生理和社会心理支持状态。在治疗过程中,首先应确定是否用药。经医生诊断后,确认该患者需要用药物进行控制疾病的进展时,家属及患者就需要根据自己的意愿进行酌情选择用或不用抗癫痫药物。其次,根据医生对疾病类型的分析、提供药物作用和不良反应的相关知识,例如,苯妥英是癫痫发作和局部癫痫发作的首选药物;卡马西平是精神运动性癫痫发作患者的首选药物;丙戊酸钠主要用于各种类型的癫痫症,其中其他抗癫痫药物无效。最终,在家属的知情同意下正确选择服用药物。所选药物应达到控制癫痫发作和改善心理行为异常的目的。由于抗癫痫药物需要坚持长期服药,大多数药物都有不同程度的不良反应,主要内容包括特异性、慢性、剂量相关等。患者需要在用药期间监测每月血尿,并且每个季度监测肝功能至少 6 个月。大多数不良反应是短暂的,可以通过缓慢减少剂量来减少。除此之外,尽可能单一药物小剂量治疗,在病情不受控制的情况下,可根据医嘱适当增、减药物或停药、换药以及考虑选用合理的联合治疗。

(二) 药物难治性癫痫

根据一些研究,大约 30 名癫痫患者即使合理使用药物也没有合理的预后,通常称为药物难治性癫痫。这种癫痫在一定程度上具有抗性,其产生常常受到许多因素的影响。由于难治性癫痫可能给患者造成躯体、心理等方面的损害,已成为癫痫治疗、预防和研究的重点内容。了解病因和疾病引起的相关因素对预防和治疗有很大影响,患者及其家属必须高度重视。另外,接受治疗时不要盲目,要采用正规有效的治疗方法。

(三) 外科手术治疗

这种治疗可以使一些患者停止癫痫发作或减少癫痫发作,但患者在手术后仍需要服用抗癫痫药物 1～2 年。如果没有癫痫发作,脑电图可以在正常后逐渐减少,手术的某些部位也可能有术后并发症,如偏瘫、偏盲、失语等。因此,通过严格的术前评估,手术治疗的使用必须符合严格的手术适应证,源区的综合定位是手术治疗成功的关键。对于脑部疾病患者,如脑肿瘤、血管畸形、先天性皮质发育不良和其他症状性癫痫、难治性癫痫和颞叶癫痫,手术治疗可以减少癫痫发作并缓解癫痫,尤其是颞叶癫痫。

四、癫痫健康教育

（一）远离误区

随着智能手机的普及,越来越多的人体会到了网络信息时代的快捷方便,信息资源实现了更大共享空间。正因为信息共享,很多虚假信息容易被大众所浏览、传播,从而影响了大部分非专业人员对专业知识认知。其中,尤为可怕的是引起患者对疾病相关知识的误解,继而给患者的身心健康带来了严重的损害。针对此现象,关于癫痫的常见误区具体汇总如下。

1. **误区一：患者抽搐,就是癫痫病** 癫痫的主要症状是抽搐,但并不是独有症状。因为其他疾病也可引起抽搐,如惊厥、低钙惊厥、儿童抽搐、低血糖,不属于癫痫类。此外,某些类型的癫痫患者没有抽搐,如失神发作、腹部癫痫、头痛性癫痫等,因此抽搐的发生不等于癫痫发作。

2. **误区二：痉挛是一次大攻击,小动作是一次小小的攻击** 癫痫发作是全身性癫痫发作,包括主要癫痫发作和轻微发作。一些患者或其家属认为,除了大规模癫痫发作（主要发作）外,其他形式的癫痫发作都是小发作。因此,临床医生应基于患者的病史和症状来判断准确的发作类型。

3. **误区三：治病心切,大剂量服药** 不少患者在确诊癫痫后,由于控制癫痫发作的心情迫切,便开始自行大剂量服药或短时间内快速增加药量,从而导致不良反应发生率增加。更有甚者,随意间断服药,这类做法对患者自身来说是不可取的,不仅容易诱发癫痫发作加重,而且发作频率也会随之增加。因此,在治疗中应严格按照医生的要求,从小剂量用起,并缓慢增加剂量,争取使用最小剂量,达到最佳的控制效果。

4. **误区四：手术可根治癫痫,不需服药** 手术也是治疗癫痫的一种手段。往往很多癫痫患者不喜欢服药,误认为只有手术才可能"根治"。首先,不是任何类型的癫痫都可以用手术来治疗,必须达到相应的指征,才能采取手术治疗方案。即使在手术后,仍然有复发的可能性。癫痫患者的治疗一般分为以下两类：① 原发性癫痫,主要采用药物治疗；② 继发性癫痫，指颅内肿瘤、血管畸形、外伤瘢痕等引起的癫痫，主要采用手术治疗。其次，部分药物难治性癫痫，通过影像学和神经电生理学可以确定癫痫灶的准确范围，可以考虑手术治疗。

5. 误区五：癫痫具有遗传性，癫痫患者不宜生育　一般说来，癫痫是遗传性的，但患有癫痫的儿童有可能只有 5% 的癫痫是遗传性的。此外，我国法律也没有明确禁止癫痫患者的生育。因此，癫痫患者是可以生育的。然而，从优生学的角度来看，癫痫患者应该避免嫁给容易发生抽搐的人。此外，癫痫患者应在病情稳定后进行分娩计划。

6. 误区六：癫痫患者不能参加工作　由于癫痫发作突然，癫痫患者在选择职业时应该避免盲目性。应依照以下几个原则：① 工作环境要对自身安全，如高空作业、火炉边、爆破等；② 工作环境不会形成发作诱因，如强噪音、强刺激、强体力等工作环境；③ 工作环境要对他人安全，如驾驶交通工具、指挥工作和一些特殊的社会工作等。总的来说，癫痫患者是可以参加工作的。

7. 误区七：几种抗癫痫药合用，效果一定会比单一用药好　抗癫痫药物的原则之一是提倡单一药物。如果患者服用适当剂量的抗癫痫药，也可以获得满意的控制效果。其实，药物的组合也容易导致慢性中毒，药物之间的相互作用也会影响药物的疗效，增加不良反应，使发作频繁，增加患者的经济负担。如果单一药物无法控制发病，应分析病因，并在医生指导下合理选择。

8. 误区八：西药治疗癫痫，需要终身服药　在患者确定药物治疗计划后，有必要遵循医生的建议并合理使用该药物，直至症状完全控制约 4 年，再慢慢减少药物，并且减量的过程中应该持续观察，如果疾病发生在缓慢减少期间，应恢复原始剂量并继续服用约 4 年来控制症状不发作，再继续减少量。如果合理用量的西药治疗后不能控制癫痫发作，且有明显的毒副作用，还可以选择中药治疗，逐步用中药代替西药。因此，抗癫痫药物的原则是坚持长期服药，缓慢停药，不要终生服药。

9. 误区九：药物有不良反应，不能长期服用　很多癫痫患者及家属担心长期服药有不良反应，尤其对于处于生长发育期的青少年来说，担心长期服药会导致智力低下、肝功能异常、过敏反应等现象，从而出现随意减药、停药，发作时服药、不发作就停药等不合理做法，甚至错误地选择其他药物进行替代抗癫痫药物。结果病情反反复复，长时间不能控制。按现实状况来说，现在抗癫痫药只要选药恰当、剂量合理、定期监测，一般不会有严重的不良反应。所以，正确的做法是，即使服药后病情得到控制，也要遵医嘱服药 3～5 年。不可以突然停药，不然会诱发癫痫持续状态。

（二）癫痫患者的自我安全管理

（1）从自身角度来说，癫痫患者最主要的自救措施就是随身携带抗癫痫药物，在发生先兆时立即服用，保证自身安全。如果已经发生癫痫发作，则不宜喂水、喂食食物和药物以避免咳嗽和窒息。

（2）作为家庭成员，患者生病时应保持冷静。应注意包括癫痫发作的初始症状，抽搐的开始，头部和身体的存在与否，身体偏向一侧，僵硬和抽搐的对称性，意识丧失，癫痫发作的持续时间等，这些表现在癫痫的诊断和分类以及随后的治疗中具有重要价值。

（3）癫痫发作期间可能发生的意识丧失、面部瘀伤、屏气和其他迹象很容易被误认为是心搏骤停。在避免用力按压肢体防止骨折及脱臼症状的同时，刺激或点压人中和虎口等穴位，在确保患者安全的情况下等待患者发作结束。例如，在癫痫发作停止后，患者仍然没有反应和呼吸，结合实际情况进行心肺复苏。

（4）在患者发作期间，如果可能，可以使用手机及时联系患者家属或医生，以便在他们的指导下进行操作。需要特别指出的是，绝大多数癫痫发作会在 1～2 分钟后自行停止，患者苏醒通常需要 5～10 分钟。可以通过向患者询问一些问题来帮助确定患者是否清醒，例如，您叫什么名字？现在几点了？如果患者能正确回答，则意识清晰。反之，则患者尚未恢复，此时患者不应该单独留下。

（三）癫痫院前急救

许多人在外看见癫痫患者发作时容易惊慌失措，从容面对突发癫痫患者的主要内容有防窒息、防自伤、防伤人、防止使用不当措施，具体措施如下。

（1）当患有癫痫的患者突然发作时，迅速让患者进入仰卧位，松开颈圈，将患者的头部向一侧倾斜，并打开患者的口腔。在避免咬伤自己的同时，口腔分泌物会自行流出，防止唾液进入呼吸道并引起吸入性肺炎。同时，应抬起患者的下颌以防止气道阻塞并引起窒息。

（2）如果癫痫大发作持续时间大于5分钟，或连续发作且发作间歇患者意识没有恢复正常，此时需要尽快使用药物来终止症状，则应立即呼叫急救车，迅速到医院救治。

此外，我们可能还会遇到一些其他类型的癫痫发作，这些癫痫发作略有不同。例如，失神发作又称"小发作"，持续时间短暂，几乎不会引起跌倒、外伤，所以通常不需要急救。对于复杂的部分性癫痫发作，患者具有不同程度的意识障碍，并且大多数患者伴有一些看似有针对性的行为，通常称为尸检。这种类型的攻击造成物理创伤的可能性相对较小，但大部分时间都会发生变化，例如，手反复做一些动作、转圈、走路或跑步。

五、癫痫的防治

根据患者的表现，一旦被诊断为癫痫，最可靠的预防和治疗是按时和按量服用抗癫痫药物，并尽快控制发作。服用药物不仅要严格遵照医生的指示，还要及时复查。当患者开始服用药物时，应该从小剂量开始并开始治疗。坚持长期使用，通常在最后一次控制后2～5年可以根据医生的建议慢慢停止，退出过程不少于3个月，一般持续时间为1～2年。如果无法控制，逐渐添加或更换药物并使用组合药物。停药或换药应在医生指导下进行。服药期间如果发现有药物不良反应，如服药后经常出现嗜睡、头晕、恶心等身体不适症状，应及时通知医生，医生应负责相关检查，并按照医生的指示进行药物治疗。在日常生活中，有必要避免因过度疲劳、暴饮暴食、患感冒和发烧引起的各种癫痫发作。加强体质锻炼，起居有规律，饮食上要忌辛辣的食物及甜食，忌饮酒、浓茶、咖啡、可乐等刺激食物。严禁在夜间进行驾驶、游泳、独自外出等活动。在工作日,尽量避免长时间看电视、玩游戏机、使用电脑、移动电话,不参加对情绪有刺激的活动,保持情绪稳定。

(费才莲 荆 嫱 谢 娟)

参考文献

[1] 倪金迪,李响,刘梅.脑卒中及短暂性脑缺血发作的二级预防指南核心内容(2014 年 AHA/ASA 版)[J].中国临床神经科学,2015,23(1):65-67.

[2] 杨亚娟,卢根娣,费才莲,等.脑卒中患者居家康复技术[M].上海:第二军医大学出版社,2015.

[3] 王文志.中国脑血管病防治指南[J].中国慢性病预防与控制,2006,14(2):143-145.

[4] 贾建平.神经病学[M].7 版.北京:人民卫生出版社,2016:278-285.

[5] 中华医学会神经病学分会帕金森与运动障碍学组.中国帕金森病治疗指南(第三版)[J].药学与临床研究,2014,47(6):428-433.

[6] Schenkman M,Moore C G,Kohrt W M,et al. Effect of high-intensity treadmill exercise on motor symptoms in patients with de novo Parkinson disease:A phase 2 randomized clinical trial[J]. Jama Neurology,2017,75(2):219-226.

[7] 许一,陈赛莲,林方升.康复训练对帕金森病患者提高日常生活能力的效果分析[J].蛇志,2017,29(3):333-334,340.

[8] 中国痴呆与认知障碍写作组,中国医生协会神经内科医生分会认知障碍疾病专业委员会.2018 中国痴呆与认知障碍诊治指南(二):阿尔茨海默病诊治指南[J].中华医学杂志,2018,98(13):971-974.

[9] 章莹,付伟.英美两国老年痴呆预防指南解读及社区护理启示[J].中国全科医生,2015,18(1):4-7.

[10] 中国痴呆与认知障碍诊治指南写作组,中国医生协会神经内科医生分会认知障碍疾病专业委员会.2018 中国痴呆与认知障碍诊治指南(七):阿尔茨海默病的危险因素及其干预[J].中华医学杂志,2018,98(19):1461-1465.

[11] Wang W Z,Wu J Z,Wang D S,et al. The Prevalence and Treatment Gap in Epilepsy in China:an ILAE/IBE/WHO study [J]. Neurology,2003,60(9):1544-1545.

［12］王忠诚.神经外科学［M］.武汉：湖北科学技术出版社,1998：860.

［13］街桂玲,王志滨.颅脑外伤后癫痫的发病机制与护理［J］.现代中西医杂志,2004,13(10)：1362.

［14］赵晓雯,逯芳.30例癫痫持续状态病人的临床护理［J］.护理研究,2010, 24(12C)：3328－3329.

［15］中华医学会.临床诊疗指南癫痫分册［M］.北京：人民卫生出版社, 2007：92－932.

［16］黄济宁,周滨音.癫痫护理进展［J］.国外医学护理学分册,1994,13(6)： 250－253.

［17］丁晶,汪昕.癫痫诊疗指南解读［M］.临床内科杂志,2016,33(2)： 142－144.

［18］韦玉华,蒋勇.健康教育对癫痫患者预后的影响［J］.国际医药卫生导报,2007,13(23)：111－113.

［19］孙欣,叶鸿,何晓滨.成人癫痫患者的生活质量调查与护理.使用护理杂志,2015,11(4)：62－63.

［20］高燕,许华山,魏婷婷,等.成人癫痫患者生活质量影响因素分析及护理对策.蚌埠医学院学报,2015,19(4)：413－416.

［21］崔继芳,刘绍明,史有才,等.难治性癫痫患者围手术期的护理.中国临床神经外科杂志,2015,18(1)：54－55.

第七章　内分泌系统疾病

第一节　糖尿病——百姓口中的富贵病

糖尿病在日常生活中常被老百姓叫做富贵病,听起来甜蜜,但其实疾病带来的危害是苦涩的。随着社会的发展,人们的生活水平是得到了明显改善,但糖尿病的患病率也是如竹子般节节高升,并越来越向年轻人靠拢,主要原因还是不良的生活方式,导致了肥胖和超重人数的增加,加上国家老龄化的提前到来,我国的糖尿病出现高发病率。国际糖尿病联盟(IDF)的统计数据显示,仅到 2040 年,我国糖尿病的患者将会达到 1.51 亿这个如此庞大的人群数,让人为之惊叹。在我国,很多糖尿病患者对于疾病本身以及所带来的危害,并不是很清楚,出现不良后果才后悔莫及,所以对于糖尿病,必须要有正确的认知思想以及积极的对待行为。

一、诠释糖尿病

(一)糖尿病概述

糖尿病(diabetes mellitus)从字面上可以理解为是一种尿中含糖的疾病。正常情况下,尿中是不应含糖的,出现这种情况,主要是患者血中葡萄糖浓度过高,超过了肾糖阈。高血糖的原因主要就是人体内没有足够的胰岛素,或者根本没有胰岛素,再加上人体对胰岛素的敏感性不高,出现了体内高血糖现象。高血糖随之带来的是体内出现的一系列代谢紊乱现象。患者表现出的症状为多食,但体重不增反而消瘦,还有尿液增加、饮水增加,也就是"三多一少"现象。当患者发现血糖出现问题时,千万不可怠慢,要积极到医院进行血糖的正规干预治疗,避免并发症的不良后果出现(图 7-1)。

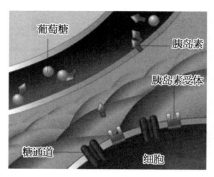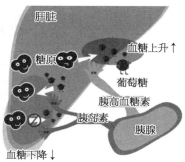

图 7 - 1　体内胰岛素与血糖关系

(二) 糖尿病的发病病因

糖尿病是内分泌代谢紊乱性疾病,其原因主要是遗传、精神、免疫失调、感染以及毒素等因素导致机体的胰岛素不能发挥该有的作用。由于长时间血糖未得到良好控制,会引发一系列严重并发症,严重会危及患者生命,给患者和家庭带来严重的伤害。因此,找到病因很重要,主要有以下几点。

1. **遗传家族史**　当父母、子女或兄弟姐妹中有糖尿病患者,其下代患糖尿病或者是糖耐量异常的概率达到 1/3,如果父母都有糖尿病,子女到 60 岁时的糖尿病患病率高达 50%,另外有 12% 的人有糖耐量的降低。而且母亲患病比父亲患病遗传性高,所以遗传对于糖尿病的发生是一个很高的危险因素。

2. **肥胖**　肥胖对糖尿病的发生有很大关系。长得越胖,时间越长,程度越高,发生糖尿病的概率就越高。特别是腹型肥胖,也就是我们平常说的"啤酒肚"(男性腰围≥90 cm,女性腰围≥80 cm),这类人群患 2 型糖尿病的概率更大。还有大量研究显示,内脏型肥胖也是导致 2 型糖尿病的主要原因。何谓内脏型肥胖? 顾名思义,就是人体内脏周围存积的脂肪过量。一般情况下,BMI≥25 的成年人极易有内脏型肥胖,当然也有数据显示,14% 的 BMI 未达到肥胖标准的人群也会出现内脏型肥胖。肥胖造成的不良后果是引发患者体内胰岛素不能发挥作用,容易出现胰岛素抵抗现象,从而刺激胰岛素过度分泌,导致胰岛细胞不堪重负发生衰竭,最终导致糖尿病的发生。

3. **血压升高、血脂异常**　糖尿病患者一般都会出现血压及血脂的异常,人们常说糖尿病、高血压、高血脂是三兄弟,他们有着共同的遗传基因,共同的发病机制,同时三者之间也会相互作用与影响。

4. **长期吸烟**　很多人意识不到吸烟与糖尿病的关联。吸烟的危害主要是尼古丁、焦油可导致血液黏稠度增加,诱发血管斑块的产生。此外,糖尿病会出现血管并发症,所以说吸烟对糖尿病患者来说会加重并发症的出现。

5. **不爱运动**　运动的好处是可以减肥,降低体重,还可以增加胰岛素敏感性,所以对于糖尿病患者来说,应适当运动。

6. **年龄**　人随着年纪的增长,各个器官会慢慢出现老化现象。加上到中年后,家庭生活和工作压力,会使人产生精神紧张情绪,会导致糖尿病危险因素增加。年龄在 40 岁以上的中年人,定期体检很关键,体检的内容可包括尿糖、葡萄糖耐量试验、血糖、血脂、血压等。

7. **饮食习惯不良**　高热量以及喜欢进食过多甜食及淀粉类食物的人,当体内消耗不掉时,就会在体内蓄积,时间久了,会导致代谢紊乱,发生肥胖,导致胰岛素抵抗,这也是导致糖尿病的一个危险因素。

糖尿病的病因有很多,影响有轻有重,有本身引起,也有外界因素导致。因此掌握其临床分型及其相应表现,才可以更好地去寻找治疗方法。

二、糖尿病的分型及临床表现

糖尿病的主要原因是胰岛素绝对或相对缺乏或抵抗,根据胰岛 β 细胞分泌胰岛素的情况,以及其他疾病的促发,会在不同人群中体现出来,并出现对应的临床表现。

(一)"士兵"受伤程度不同

1. **1 型糖尿病**　体内胰岛素绝对缺乏,多见于儿童和青少年,属于胰岛素依赖型糖尿病。其主要病因是胰岛 β 细胞受到细胞介导的自身免疫性破坏,自身不能合成和分泌胰岛素,要靠外援胰岛素控制血糖水平和遏制酮体生成。

2. 2型糖尿病　体内存有一定的胰岛素,属于非胰岛素依赖型糖尿病,体内会有胰岛素的分泌,发病比较慢,一般不易被发现,有部分患者是在体检时发现血糖异常,才引起重视的。有的患者只需要通过调整饮食,口服一些降糖药即可控制血糖,但有的患者尤其是肥胖患者,还是要通过外源补充胰岛素来控制血糖。胰岛细胞分泌胰岛素或多或少或正常,2型糖尿病患者中约60%是体重超重或肥胖,肥胖后导致胰岛素抵抗,血糖升高,无明显酮症倾向。

(二)"士兵"受伤原因不同

1. 妊娠糖尿病　顾名思义,是指妇女在妊娠期间,由于体内激素发生改变,分泌多种对抗胰岛素的激素,导致对抗了体内的胰岛素,使体内血糖升高,一般发生在妊娠的中后期。高血糖对体内的胎儿会产生不好的影响,所以对高血糖要采取一定的措施干预。有50%～70%的妊娠糖尿病在分娩后血糖仍升高,诊断为糖尿病,也有一部分患者血糖可恢复正常。

2. 特殊类型　应激创伤、大手术、药物导致以及化学品引起,还有内分泌系统的疾病如库欣综合征、胰岛β细胞瘤、胰腺疾病等。

(三)"士兵"受伤后的表现

1. 代谢紊乱综合征　"三多一少"的症状(多尿、多食、多饮、消瘦),起初患者症状并不是很明显,有的患者会出现酮症酸中毒的症状,严重的会出现昏迷,对于症状不明显的患者是出现了其他疾病到医院就诊,或者是在体检中发现了血糖的问题。

2. 慢性病变综合征　血糖长时间处于一个较高的状态,会对血管、神经产生不良的影响,如动脉硬化、神经病变,会出现大脑、眼睛、肾脏、心脏、足等异常。

3. 急性并发症　主要是出现糖尿病皮肤的问题以及呼吸道的影响,糖尿病导致机体免疫力和抵抗力下降,容易诱发和加重感染,在皮肤表现为疖、痈、蜂窝组织炎、坏疽,在呼吸系统表现为肺炎、肺结核,严重时患者诱发酮症酸中毒乃至昏迷。

三、糖尿病的规范治疗

糖尿病的治疗不是单一的,采用的是综合治疗包括饮食、药物、运动、糖尿病患者教育、患者自我血糖监测的五个治疗原则。只有坚持这几方面原则,疾病才能得到理想控制。

1. 饮食管理　糖尿病患者饮食管理是治疗的基础,贯穿于患者病程的始终,不管患者有无并发症,有何种并发症,均需进行饮食管理,血糖高低与饮食有着很大关系。饮食要均衡,营养要搭配合理。首先在烹饪方法上不要采用油煎、油炸、熏烤的方式,可以采用清蒸、炒、炖。这样保证营养不流失又健康。对于嗜吃甜食的患者,烹饪时可用糖精或阿斯巴甜来代替白砂糖,油类最好选用植物油,不要食用动物油,尤其是肥胖患者更要注意。另外,一些胆固醇含量高的食物,如动物内脏、蛋黄、海鲜等也要少吃。平时淀粉类食物要少吃,在逢年过节时,饮食也要控制,不可暴饮暴食、随意进食一些含糖高的食物。当然饮食方案的制定要个性化,要根据患者的年龄、体重、劳动强度、并发症情况、预期寿命等灵活制定,如消瘦、老年、预期寿命短的患者可适当放宽标准。对肥胖、年轻、病程短的患者要严格控制。对于使用胰岛素治疗的患者,可以根据血糖及用药情况,酌情在两餐之间或睡前加餐,防止发生低血糖。平时运动量大或体力劳动增加时也可以适当加餐,但要注意监测血糖。

2. 运动要合理　运动后要进行监测心脏跳动次数和自我感觉来进行判断运动情况。合理的"有氧运动"心跳次数可以通过公式来进行计算:目标心跳次数＝(220－年龄)×(60%～80%)。运动还要注意以下几个方面。

(1) 运动强度不宜过强。感觉身体有微微出汗即可,患者可表现为可说话但不能唱歌。

(2) 运动宜每天坚持。运动要持之以恒,不可"三天打鱼,两天晒网",体重超标是糖尿病的不利因素,运动可以降低体重,对于肥胖的糖尿病患者来说益处多,而且还可以增加体内血糖的利用。

(3) 运动宜餐后进行。运动一般在餐后 1 小时后进行最好。运动时间与进餐时间要相匹配,目的是不引起血糖的波动,不发生低血糖现象。

（4）运动宜在户外进行。选择合适的运动场所，进行"有氧运动"才可以达到运动的健康目的，不良运动方式，不但达不到效果，反而会导致身体出现不适症状。

（5）对于血糖控制不稳定的患者，尤其是有低血糖情况发生时，建议暂停运动。

（6）糖尿病患者并发症比较严重时不要运动。因为运动不当，随时可能会导致心脑血管问题，如血压升高、脑血管意外等。

（7）糖尿病患者眼底出现病变时不要运动。防止运动时，导致眼底血管发生意外出血等情况。

（8）糖尿病患者有严重肾脏病变时不要运动。肾脏的血流量增加，尿中白蛋白排出增多，糖尿病患者肾病会有加重的影响。

（9）糖尿病患者有感染等应急状态时不要运动。感染会让机体处于应激状态，血糖本身不稳定，会产生不良影响。

（10）其他不宜运动的糖尿病患者包括：一是严重的糖尿病足患者，运动时影响伤口愈合，还会加重足感染；二是1型糖尿病患者体内缺乏胰岛素，血糖易波动，尤其当血糖值大于14 mmol/L时，脂肪分解加速，产生酮体，继而很可能导致糖尿病酮症酸中毒发生；三是老年人或者心脏有问题，血压不稳定，血压偏高者，运动会使血压升高，有诱发心脑血管疾病意外的危险，严重者会直接导致患者死亡。

（11）运动方式很关键，最好是有氧运动，尤其糖尿病患者最适合。如打太极拳、跳交谊舞都是不错的选择，既可以控制血糖，又可以愉悦心情。

3. 合理用药　糖尿病患者在确诊后，应该到医院进行正规的检查与治疗，具体药物使用情况要在医生指导下进行。目前临床上的降糖药物分为口服药物和胰岛素，常用的有以下几种。

（1）磺脲类胰岛素促分泌剂：属于胰岛素促分泌剂，作用是刺激胰岛β细胞，分泌和释放体内胰岛素而发挥作用。服药时间餐前半小时，药物为缓释片，不宜咬碎掰开服用，避免影响效果。常用代表药物有格列齐特缓释片（达美康）、格列吡嗪控释片（瑞易宁）、格列美脲(亚莫利)等。需要注意的是,这些缓释或控释片剂是不可以掰开或者嚼碎服用,不然就起不到"缓释""控释"的效果了。

(2)非磺脲类胰岛素促分泌剂:此药物可快速促进胰岛素分泌,也被称为"餐时血糖调节剂",药物在进餐时服用,临床上常用的药物包括瑞格列奈(诺和龙)、那格列奈(唐力)等。主要是用于餐后高血糖的患者。它可以快速短效地促进胰岛素分泌,一般每日3次,于进餐前或进餐时口服,如不吃饭则不服药,主要用于控制餐后高血糖。

(3)二甲双胍:常用药物为格华止,此药物可以使外周组织及肝脏加强胰岛素的降糖作用,减少肠道葡萄糖吸收。因为它并不直接刺激胰岛素分泌,因此服药时间没有什么严格的限制,可以在餐前、餐中或者餐后;但有些患者服用后会产生较明显的胃肠道不良反应,如恶心、呕吐、腹泻等,所以为了降低不良反应,药物在餐中或餐后服用。

(4)噻唑烷二酮类:作用为增加患者体内胰岛素的敏感性,临床上药物主要包括盐酸吡格列酮(艾可拓、卡司平)马来酸罗格列酮(文迪雅),药物与进食时间没有关系,所以每日固定在一个时间吃即可。

(5)α-葡萄糖苷酶抑制剂:临床上常用药物为阿卡波糖(拜糖平),作用机理是延缓小肠对葡萄糖的吸收,来控制餐后的高血糖。服用此药物选择在第一口饭同时嚼服,不要用水来服用。另外需要注意的是,假如发生低血糖的患者在日常用药中包含此类药物,需直接口服或静脉注射葡萄糖,而口服面包、饼干等食物会因无法立刻吸收而达不到迅速提升血糖的效果。

(6)胰岛素的分类:根据胰岛素作用时间的长短可以分为以下几类。

1)短效也叫速效正规R类胰岛素(优泌林R、诺和灵R):胰岛素注射时间选择在餐前30分钟注射。

2)超短效胰岛素也叫门冬胰岛素(诺和锐):三餐时即刻皮下注射。

3)中效胰岛素(如诺和灵N):根据血糖具体情况,可选择在睡觉之前固定时间或者在早餐或者晚餐前1个小时注射。

　　4）预混胰岛素：按照血糖情况，一般每日注射 2 次。有短效胰岛素和中效胰岛素配比而成。药物有诺和灵 30R、诺和灵 50R、优泌林 70/30，选择在餐前 30 分钟注射；对于超短效胰岛素类似物与中效胰岛素的配比的诺和锐 30，选择在餐前即刻注射。注意每次使用前需摇匀。

　　5）基础胰岛素：主要控制空腹血糖，常用药物有诺和平、来得时、长秀霖，胰岛素作用时间与进餐时间无关系，所以每日只要固定一个时间点进行皮下注射 1 次即可。

四、糖尿病的健康教育

（一）糖尿病的自我管理

　　糖尿病患者在医院就诊住院时间有限，在医院有医生、护士指导饮食、用药等各方面行为，而大多数时间要家中进行自我管理。自我管理其实就是一个人长期对自己各方面包括对饮食的合理控制，适宜的运动，按时用药，对血糖的监管。以下几个方面内容对糖尿病患者来说很关键。

　　1. 疾病和行为管理　在糖尿病有了明确诊断后，或怀疑糖尿病疾病发生时，必须要有到正规医院就诊意识，马上进行检查治疗。在医生下达指示之后，应积极遵医嘱执行。饮食要合理，运动要适宜，用药要定时，血糖要监测管理。体重超重者积极控制体重，平时生活戒烟控酒等。

　　2. 角色管理　在确诊糖尿病之后，除了对疾病要有正确的认知外，对患者这个角色也要有从心理上有认同。角色的转变对疾病的本身的恢复有着绝对性的帮助。因为只有从以患者这个角度出发，才可以真正做到从医治疗，对疾病从根本上有全面的正确认知，对疾病有积极的治疗态度。

　　3. 情绪管理　当患者被确诊糖尿病之后，产生一系列不良情绪。疾病的危害，饮食的限制，势必会产生焦虑、抑郁、悲观、绝望，甚至自暴自弃的表现。其实血糖控制的好坏与心理情绪是有一定关联的，而往往只关注血糖的高低，患者心理管理疏忽，对疾病的不良发展有很大影响。平时要加强患者心理以及不良情绪的观察与护理，发现问题要积极进行干预治疗。

（二）糖尿病的血糖监测

监测血糖对糖尿病患者来说非常重要，定时监测血糖，可以给医生提供有效数据，以及进行治疗方案用药的制定。血糖的控制情况，直接影响患者的并发症，关系到患者的生活质量问题。糖尿病血糖监测的时间点与进餐时间密不可分，一般监测患者空腹、三餐前后以及睡前血糖这 7 个时间点，每个时间点对于糖尿病患者来说意义是什么呢？

1. 空腹血糖　空腹血糖是指至少 8 小时未进食，早上起床后的血糖值。并未进行用药、运动的情况下监测的血糖值。空腹血糖可以反映患者体内基础胰岛素分泌的情况。药物对机体的作用情况，也可以通过空腹血糖来判定。所以对于长期用降糖药的患者，把空腹血糖控制好了，意义还是很大的。

2. 午餐、晚餐前血糖　对糖尿病患者提供每日需要进的食物量，和每餐前胰岛素的注射剂量有着指导意义。

3. 三餐后血糖　餐后血糖并不是指吃完饭后的血糖，要从进食第一口饭开始算起，一直到满 2 小时，一般餐后血糖对于糖尿病患者来说，更有意义的是餐后 2 小时的血糖。因为进食后，食物对胰岛素分泌有刺激作用，可以观测到患者的胰岛功能存留情况。而且对于一直用药的患者来说，也可以看到药物疗效，以及饮食控制好坏与否。

4. 睡前血糖　对于一直清晨高血糖的患者来说，睡前血糖监测很有意义，还可以防止凌晨低血糖情况发生。

5. 其他　血糖不是每天一成不变监测 7 次就可以了，有些情况下是进行加测的如经常血糖过高或过低、有明显低血糖症状时，妊娠或计划生育的女性、外出游玩、饮食生活习惯有改变，以及调整药物的时候。

总体来说，血糖的监测对于糖尿病患者来说非常重要。定时监测血糖并进行记录，便于医生更好地进行治疗用药进行调整。

（三）糖尿病足的预防

提到糖尿病足,一般都是谈足色变,因为糖尿病患者一旦出现糖尿病足,可以说是出现了非常严重的并发症,重要病因是患者神经外周血管发生了病变,在此基础上,患者的足发生了外伤皮肤破损出现感染,到出现溃疡、足坏疽。当感染得不到有效控制时,最后要进行截肢手术治疗。这样不仅患者生活质量大大下降,对于整个家庭来说无疑是非常大的打击。所以糖尿病患者有一双健康的双脚非常重要,那么糖尿病患者该如何保护好这双脚呢?

1. **选择合适的鞋袜**　鞋袜要选择好,宽松、透气、柔软都是选择时要注意的。糖尿病并发症之一就是感觉神经的异常,以及血供营养差。所以当鞋袜过紧,引起足部皮肤异常时,患者并不能及时察觉到。尤其当鞋子里面出现异物时,足部受伤也未必有感觉。还有在买鞋时,鞋码最好大半鞋码,不要早上买鞋。袜子选择要浅色全棉的最好,另外,袜子应每天换洗,保持洁净、柔软。

2. **正确修剪指甲**　糖尿病患者修剪指甲时必须要额外当心,避免出现修剪不当导致指甲周围皮肤损伤的情况。临床上出现过患者因为指甲修剪不当,引起足皮肤破损,最终导致足坏疽,截肢的案例。趾甲不要修剪得过短过深,不要把边角用锐器去挖,以免损伤甲的周围皮肤组织。一旦不小心发生剪破的情况,一定要到医院进行正规处理,绝不允许患者在家擅自使用消毒液或自行等待伤口愈合。

3. **脚要清洁与干爽**　糖尿病患者每天最好要用温水洗脚,这样保持足部清洁,不易出现足部真菌感染。但是洗脚水温要注意不宜过烫,要控制好,水温调节最好用手去感觉,或是要家属来调水温,千万不要用脚。因为糖尿病患者足部感觉是降低的,不灵敏。容易出现水温过高导致足烫伤情况。脚洗好后,一定要用干净柔软毛巾将足擦干,皮肤干燥的患者,可以适当涂些润肤霜来保湿。

4. **防止烫伤**　冬天比较寒冷,老年糖尿病患者要注意,因为神经病变,感觉异常,对于一些取暖的如电热器、热水袋,建议不要用,避免烫伤。可以增加棉被及衣物,来保暖,或者是睡前开一会电热毯,待有一定温度后再关掉。

5. 坐姿要正确　糖尿病患者本身下肢容易出现动脉硬化,导致血供不畅,所以坐位时注意不要跷"二郎腿",这种坐姿会加重血液循环不畅,动脉缺血,时间久了严重会导致糖尿病足。

(四)糖尿病的院前急救

低血糖是指血糖指标低于一定数值,患者出现脑缺氧和神经兴奋性增高的临床表现,如心慌、手抖、出冷汗、强烈饥饿感、头晕、面色苍白、烦躁、精神恍惚甚至昏迷症状。对于这个低血糖指标一般正常成年人,空腹血糖监测数值低于 2.8 mmol/L,糖尿病患者的空腹监测血糖值≤3.9 mmol/L 即可诊断为低血糖。

(一)低血糖的临床表现

1. 交感神经过度兴奋　由于交感神经兴奋以及肾上腺髓质释放出的肾上腺素出现时,患者在临床上会出现心慌、手抖、出冷汗、强烈饥饿感、头晕、面色苍白、烦躁的症状。

2. 脑组织缺氧　低血糖时脑组织糖的供给失调,刚开始患者出现头晕、精神不能集中、烦躁、行为不正常,语言思维出现迟钝不连贯,严重的会发生抽搐、昏迷。

(二)低血糖的自救

(1)一旦发生低血糖症状,不要紧张,保持安静,立即卧床休息,保持情绪稳定,立即通过监测血糖,来进行判定,如果监测血糖的数值≤3.9 mmol/L,属于低血糖,这时必须要马上进行处理,以免发生血糖过低引起的不良后果。

(2)要缓解低血糖,要立即补充葡萄糖,长时间低血糖会对脑细胞产生不良影响,所以不能有半点怠慢。低血糖的处理包括立即给予患者含糖量较高的糖果、甜饮料、蜂蜜水等,这种食物升糖较快,而面包、饼干、馒头不要吃,因为升血糖慢,不能达到立即纠正低血糖的效果。患者情况较差时,进食要格外注意,避免呛咳引起的肺不张和肺炎的情况。

(3)低血糖通过处理后的 10～15 分钟,要再次进行血糖监测,了解血糖指标是否还异常,若血糖值未上升,也就是症状未改善,那就必须要再进行处理,再给患者喝果汁、糖水、饮料等。如果症状改善,但距离下餐就餐时间还有 1 小时以上,可以吃淀粉类的面包、饼干。

(4)当患者出现严重的情况,如意识丧失、神志不清时,家属要立即呼叫"120"救护车,要立即将患者送往医院救治。途中急救车上救护人员,马上进行救治,可采取直接静脉推注 50% 葡萄糖 40~60 mL,静脉推注葡萄糖效果是最佳的,往往低血糖昏迷患者在静脉推注后,意识可恢复正常。

(三)低血糖的预防

(1)遵医嘱用药,不得擅自调整药物的剂量。血糖控制不佳时,要前往医院,在医生指导下调整用药剂量和用药的方法。私自调整用药,会使血糖忽高忽低,这样对机体会产生不良影响,严重带来危害。

(2)注意调整饮食与药物之间的关系,饮食发生改变时,药物用量要随之作调整,但对于糖尿病患者饮食习惯最好不要一直做改变,当饮食量在减少的情况下,如果用药剂量不变,患者容易出现低血糖。

(3)当患者运动量发生改变时,降糖药物剂量也要随之做调整。注意运动应在餐后 1 小时后,不要餐后立即运动。

(4)平时加强血糖管理要做好监测与记录,当外界出现一些因素,如创伤、应激、生活饮食发生大的变化时,要增加血糖监测次数,并即时做好记录。

(5)对于经常在后半夜及清晨出现低血糖症状的患者,睡前可以吃些含淀粉类的食物,如饼干、面包等。

(6)糖尿病患者外出时,随身携带糖果,并携带病例卡片(注明姓名、家庭地址和电话号码、疾病诊断、用药情况、紧急联系人及电话),一旦在外面发生低血糖,救护者可以通过卡片,对患者所患疾病有初步认知,能及时对患者进行简单的救助。

(7)对于糖尿病知识,尤其是低血糖的急救,不仅是要患者本人,家属也要学会低血糖急救常识,这样糖尿病患者在发生低血糖时第一时间可以得到及时有效救治。

五、糖尿病的预防

定期体检，监测血糖，做到"三早"，尤其是肥胖、体重超标、有糖尿病的家族史、伴发其他疾病如高血压、脑梗死、心脏病、高血脂的患者都属于高风险患者，早点进行干预治疗，这样很大程度上可以避免糖尿病的发生与发展。饮食要健康要合理、运动要适宜，坚持锻炼。肥胖和体重超标者，要减肥，控制体重，运动就是一个不错的选择。对于这些如高血压、高血脂和冠心病等一些疾病要积极进行治疗。烟酒熬夜等不良习惯，要改正。当身体出现糖尿病的"三多一少"症状时，不要置之不理，要立即到医院进行检查，明确诊断后，要进行正规治疗。

六、糖尿病常见操作

（一）胰岛素笔的使用

现在糖尿病的治疗，主要还是通过外源补充胰岛素，所以患者需要注射胰岛素。而胰岛素笔操作简单、携带方便，现在已成为糖尿病患者胰岛素治疗的理想选择。

1. 胰岛素笔操作流程　见图 7-2。

注射前洗手

核对胰岛素类型和注射剂量

安装胰岛素笔芯

预混胰岛素需充分混匀

安装胰岛素注射笔用针头

检查注射部位及消毒

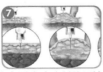
根据胰岛素注射用针头的长度明确是否捏皮及进针的角度。绝大多数人4 mm和5 mm针头无需捏皮垂直进针即可

推注完毕后，针头置留至少10秒后再拔出

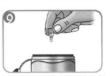
注射完成后立即旋上外针帽将针头从注射笔上取下，丢弃在加盖的硬壳容器中

图 7-2　胰岛素笔操作流程

2. 胰岛素注射推荐部位　见图 7 - 3。

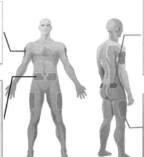

上臂
上臂侧面或者后侧部位；皮下组织较厚，导致肌肉注射的概率较低。

臀部
臀部上端外侧部位；即使是少儿患者还是身材偏瘦的患者，该部位的皮下组织仍然丰富，最大限度降低肌肉注射的危险性。

腹部
以肚脐为中心，半径2.5 cm外的距离。越靠近腰部两侧(即使是肥胖患者)，皮下组织的厚度也会变薄，因此容易导致肌肉注射。

大腿
大腿外侧；皮下组织较厚，离大腿血管和坐骨神经较远，针头导致外伤的概率较低。

图 7 - 3　胰岛素注射部位

（1）胰岛素注射常用部位是腹部（避开肚脐）3 手指以外，三角肌下缘、臀部、大腿外侧，部位选择是考虑避开神经、血管、皮下组织良好的以及可进行操作性强。

（2）腹部边界是最低于身体耻骨联合以上约 1 cm，最高于身体肋缘以下约 1 cm，在脐周选择在 2.5 cm 以外的双侧腹部；双侧大腿前外侧的上 1/3；双侧臀部外上侧；上臂外侧的中 1/3。

（3）人体注射部位不同，胰岛素吸收时间快慢也不一样，腹部吸收最快，其次依次为上臂、大腿和臀部。

第二节　甲状腺功能亢进

甲状腺功能亢进，简称甲亢，是一种比较常见的内分泌系统疾病，其发病高峰年龄一般为 40～60 岁，男女比例为 1∶3.9。由于甲状腺激素对生长发育及能量代谢至关重要，严重影响人群健康，正确认识甲亢，并采取规范诊疗方案，显得尤为重要。

一、诠释甲亢

（一）甲亢概述

人类的甲状腺就像一只蝴蝶，它在颈部甲状软骨下方，可分为左右两叶，位居气管的两旁。成年人甲状腺重约 20 g，在非病理情况下既不能清楚地看见也不易摸到。在甲状腺的左右叶背面有四个甲状旁腺，甲状腺周围还分布着喉返神经、喉上神经等重要的神经组织。甲状腺的主要功能是合成、储存和分泌甲状腺激素（三碘甲状腺原氨酸 T3、四碘甲状腺原氨酸 T4），这些激素可促进物质与能量代谢及生长和发育过程的。正常人如要维持正常的生理功能就必须要一定量的甲状腺激素维持。

当甲状腺腺体本身出现功能亢进时，其产生和分泌的甲状腺激素就会增加，从而导致以中枢神经、血液循环、消化等系统为主的功能紊乱，甲亢的主要表现为各系统兴奋性增高，代谢亢进。

（二）甲亢的发病病因

了解甲亢的发病病因，做好预防和治疗工作，从而避免甲亢带来的危害。常见的甲亢病因有以下几点。

1. 自身免疫因素　为了保护机体在某些特殊情况下不受外界各种因素导致的伤害，人体自带 2 种免疫系统，分别为细胞免疫和体液免疫。虽然，免疫系统可保护机体，但如若免疫过度，也会因为自身组织的损伤和功能障碍而导致疾病的发生。甲状腺功能亢进的患者因甲状腺细胞的某些抗原成分能与抗体结合发生免疫反应，从而具有体液免疫和细胞免疫病的特点。所以，自身免疫是引起甲亢的一个原因。

2. 遗传　甲状腺功能亢进具有显著的家族遗传性。且母亲得病，其子女的易感性比其他人高。

3. 精神刺激　如精神紧张、忧虑等。甲状腺功能亢进可由与他人争吵、与家人和同事有不愉快经历、或遭受慢性创伤和精神刺激（悲伤、愤怒、极度恐慌、慢性压力、焦虑）的人引发。

4. 摄碘过多　碘是甲状腺激素合成的重要元素，碘的补充应该要适量。如果长时间补充过量的碘，会导致碘过量，这将导致过多的甲状腺激素分泌,从而导致甲亢。

5. 外伤　如车祸、创伤等。

6. 过度疲劳　如过度劳累等。

7. 妊娠　妊娠早期可能诱发或加重甲亢。

(三)甲亢的临床表现

甲状腺功能亢进的临床表现主要是由血液循环中过量的甲状腺激素引起的,而症状和症状的严重程度与病史的长度、激素的升高程度以及患者的年龄都有关系。

1. 症状　暴躁、易怒、心慌、手抖、怕热、多汗、体重减轻、食欲亢进、排便次数增加或腹泻、女性月经量少。可伴有周期性麻痹(亚洲青壮年男性多见)以及近端肌营养不良和萎缩,后者称为甲亢性肌病,以肩胛骨和骨盆带肌群发生病变为主。有些患者症状可不典型,多数为老年患者,症状可与高代谢状态相反,表现为疲劳、心悸、食欲不振、抑郁、嗜睡、体重显著下降,称为淡漠型甲亢。

2. 体征　甲状腺肿大,导致脖子增粗,故俗称"大脖子病"。触诊:甲状腺呈弥漫性肿大,甲状腺质地中等硬度,一般无压痛,因甲状腺血流加速,可触及震颤;听诊:可闻及血管杂音。少数病例甲状腺不肿大。甲亢性心脏病可表现为心率加快、心室扩大、房颤、脉压增大等。还可出现水肿,表现为胫前黏液性水肿。

3. 甲亢眼部表现　分为两类:一类单纯性突眼;另一类为恶性突眼也称浸润性突眼,即 Graves 眼病。单纯突眼主要表现:① 轻度突眼:突眼度不超过 18 mm;② Stellwag 征:瞬目减少,双眼炯炯发亮;③ 上眼睑挛缩,睑裂增宽;④ vonGraefe 征:当眼睛向下看时,白色巩膜出现,因为上眼睑不能与眼球一起下垂;⑤ Joffroy 征:当眼睛向上看时,前额皮肤没有皱纹;⑥ Mobius 征:当双眼看着移动的物体向眼前移动时,眼球不能内聚,辐辏不良。

4. 浸润突眼　也称 Graves 眼病,或 GO,近年来倾向于称为Graves 眶病,患者常自觉畏光、流泪、眼睛干涩、有异物感、疼痛、复视、斜视、视力下降;查体:眼球突出超过正常值上限 4 mm 以上(正常值:12~14 mm),眼睑肿胀,结膜充血,眼球活动受限,病情严重者可表现为眼球固定,不能转动,眼睛闭合不全,因角膜的外露而发生角膜溃疡、全眼球感染,甚至失明。眼眶 MRI 提示:眼外肌肿胀、增粗、纤维化。对于 GO 的分期和分度遵循《2016 版欧洲甲状腺协会及欧洲 GO 专家组指南》,按严重性分为轻度、中重度和视力威胁型(极重度)。使用 CAS 评分标准来评估 GO 是否处于临床活动性,评价标准为:以下 7 项中出现 3 项以上为活动期 GO,否则为非活动期GO。① 自发性球后疼痛;② 眼球转动时诱发疼痛;③ 眼睑充血;④ 结膜充血;⑤ 泪阜或皱襞肿胀;⑥ 眼睑肿胀;⑦ 结膜水肿。

(四)甲亢的并发症

1. 肝脏疾病 ① 肝脏供氧不足,甲亢时耗氧增多导致;② 肝糖原耗损增加,甲亢时分解代谢增加导致;③ 营养物质消耗过多,如氨基酸、维生素;④ 肝静脉淤血及肝小央坏死,甲亢患者出现心力衰竭导致。

2. 甲亢危象 当甲亢患者处于各种应激状态时,如劳累、情绪波动、精神刺激、各种外科手术、创伤、感染或出现血糖升高时,都有可能发生甲亢危象。临床上,表现为高热或超高热,心率明显增快,可大于 140 次/分,部分表现为房颤、脉压增大,部分发生心力衰竭及休克;患者焦虑不安、幻觉、谵妄、昏迷、恶心呕吐,可出现严重失水,部分可有黄疸,甲亢原来一些症状加重,严重的患者可能会出现昏迷甚至危及生命。

3. 心血管病 甲状腺功能亢进性心脏病简称甲心病,由于心肌细胞有较多的 T3 受体,心血管系统对过量的甲状腺激素发生强烈的反应,导致心脏耗氧量增加,心脏负担增加。当过量的甲状腺激素长期作用心脏,则导致心脏肥大、房颤、心律不齐,甚至出现心力衰竭和死亡的发生。

4. 糖尿病 甲状腺激素是胰岛素拮抗激素。发生甲亢时过多的甲状腺激素使胰岛素抵抗程度更强,同时甲状腺激素还可促进葡萄糖的吸收和糖原的异生,从而引起患者血糖升高,出现糖尿病。

(五)甲亢的检查

1. 甲状腺激素和促甲状腺激素 血清甲状腺激素成分包括总

甲状腺素 T4,游离甲状腺素 FT4、总三碘甲状腺原氨酸 T3 和游离三碘甲状腺原氨酸 FT3,测定这些指标能准确反映甲状腺功能状态,是判断甲状腺功能最基本的指标。血清促甲状腺激素 TSH,此激素具有高敏感性,是目前国际公认的确诊甲状腺功能亢进的首选指标,同时还可作为筛查甲亢的单一指标。

2. 甲状腺自身抗体　　甲状腺自身抗体对于甲状腺功能亢进的诊断、鉴别诊断、疗效评价及预后具有指导意义。目前临床常规检测的甲状腺自身抗体有：甲状腺过氧化物酶抗体（anti thyroperoxidase, TPOAb）、甲状腺球蛋白抗体（anti thyroglobulin, TgAb）和促甲状腺素受体抗体（thyroid stimulating hormone receptor antibodies, TRAb）。当这些抗体均表达为阳性则可首先考虑为 Graves 病患者,在 3 项自身抗体中促甲状腺素受体抗体 TRAb 阳性对于临床诊断最有意义。

3. 甲状腺摄[131]I 功能试验　　随着甲状腺激素测定在医院的普及以及 TSH 检测手段的提高,虽然甲状腺摄[131]I 功能试验对于 Graves 病患者的诊断仍有鉴别意义,但它已不作为甲亢诊断的常规指标。当患者需选择[131]I 治疗甲亢时,它是计算治疗剂量的主要依据之一。

4. 甲状腺核素显像和超声检查　　临床如需判定甲状腺结节性质常选择甲状腺核素显像检查,其对 Graves 病合并结节性甲状腺肿诊断和鉴别诊断有较大的意义。如检查目的为观察患者甲状腺组织形态、大小、血流变化、是否合并有甲状腺结节、颈部淋巴结情况等时常选择甲状腺超声检查,既方便又无创。

（六）甲亢的规范治疗

甲亢一经确诊,仅仅依靠自身恢复能量是不可以痊愈的,必须及时到正规的医院进行治疗,这样才能减少这种疾病对患者的身体造成更严重的危害。

甲亢的治疗有三种方式：内科口服药物治疗,放射性[131]I 核素治疗以及外科手术治疗。

1. 抗甲状腺药物　　为首选的治疗方法。

（1）适应证

1）病情较轻，甲状腺肿大程度为中度及中度以下。

2）年龄在 20 岁以下，身体虚弱或有严重心、肝、肾疾病，不宜手术的孕妇、老年人。

3）甲状腺手术后甲亢未控制而不宜放射性碘治疗者；放射性碘治疗的辅助治疗；手术前准备治疗。

抗甲状腺药物治疗的优缺点：口服药物治疗是甲亢治疗中最常用，也最简单的方法。常作为大多数首诊甲亢患者的首选治疗方法抗甲状腺药物主要有甲巯咪唑（他巴唑、赛治）和丙基硫氧嘧啶（甲亢平）。本疗法既有优点也有缺点。

（2）优点

1）疗效肯定，几乎所有的甲亢患者均有效。

2）不易引起药物性永久性甲状腺功能减退。

3）严重副作用少见，故较为安全。

4）治疗方法简便，患者易于接受，易于坚持。

5）价格较为便宜。

（3）缺点

1）服药时间长，一般疗程在 1.5～2 年，甚至更长。

2）复发率较高，疗程结束后约有一半的患者可能在 1 年内复发。疗效不如甲状腺手术或同位素治疗。

3）最主要的缺点是：抗甲状腺药可引起白细胞减少症、粒细胞缺乏症，一般发生在用药后的头几个月，如不能及时发现，患者可因粒细胞极度缺乏，全身抵抗力下降而发生严重的感染，可危及生命，因此，用药期间要定期检测血常规，特别是用药 1～3 个月内，粒细胞缺乏症发生概率高，但此反应有可逆性，如及时停药，多在 1～2 周内恢复，严重者可使用升白药，一般均可治愈。

2. 放射性碘治疗

（1）适应证

1）35 岁以上，甲状腺肿大程度为中度。

2）不能耐受口服药物治疗，如过敏，严重的药物不良反应；或者药物失效或停药后复发。

3）不能耐受手术：有手术禁忌证、术后复发、患者不愿手术等。

（2）禁忌证

1）妊娠期和哺乳期妇女。

2）年龄在 20 岁以下者。

3）有严重的肝肾功能不全或肺结核处于活动期者。

4）重度浸润性突眼者。

5）白细胞低于 $3×10^9/L$ 或中性粒细胞低于 $1.5×10^9/L$ 者。

（3）并发症

1）甲状功能减退。

2）放射性甲状腺炎。

3）个别可诱发甲状腺危象。

3．甲状腺手术治疗

（1）适应证

1）甲状腺显著肿大，压迫邻近器官。

2）不能耐受口服药物治疗，如过敏，严重的药物不良反应；或者药物失效或停药后复发。

3）甲亢伴胸骨后甲状腺肿或结节性甲状腺肿。

（2）相对禁忌证

1）病情轻，甲状腺肿大程度为轻度，药物治疗有效。

2）浸润性突眼，术后可致突眼加重。

3）年龄较小处于青春发育期的患者，术后复发者相对较多。

4）年龄较大，预期寿命短，各脏器功能处于衰退期者。

5）已经手术治疗，再次复发者，因再次手术难度大，极易发生手术并发症。

6）甲亢孕妇在妊娠后期不宜手术。

4．Graves 眼病（GO）的治疗（图 7-4）

（1）维持正常的甲状腺功能：治疗 GO 首先要维持甲状腺功能正常，以上治疗的三种方法中，口服抗甲状腺药物和甲状腺手术本身并不会影响 GO 的自然病程，但已明确放射性碘治疗会促进 GO 的

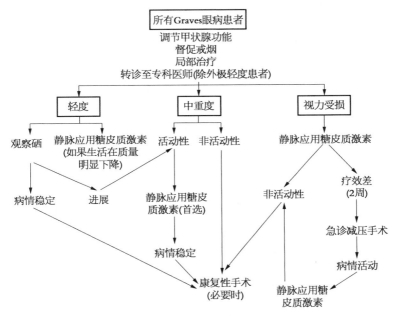

图 7-4 GO 治疗策略流程

发生或加重病情,当然临床可通过联合口服或静脉使用糖皮质激素来预防此影响。如何选择这三种治疗方案,临床可根据患者的病情、病程、合并症来决定。

(2)戒烟:各级指南均证实吸烟是导致或加重 GO 的明确危险因素,所以对于 GO 患者应加强宣教,强调吸烟的危害,帮助患者达到戒烟的目的。

(3)干眼治疗:眼表感染、红肿和眼睛干涩是 GO 的常见症状,而所有眼部异常体征如眼球突出、眼球活动受限、眼球固定、眼睑闭合不全、睑裂增宽等均可加重干眼症状,其中,以睑裂增宽最为显著。导致患者眼睛干涩的主要原因是泪腺功能障碍和泪液渗透压升高。因此,指南推荐:① 做好评估,对所有 GO 患者都应进行眼表评估;② 对于干眼的患者,建议全程使用无防腐剂的人工泪液,其有渗透压保护作用;③ 如果患者出现角膜暴露,则建议在晚上使用更具保护作用的软膏或凝胶。

（4）免疫抑制剂治疗：① 大多数轻度 GO 患者，在控制甲状腺功能、戒烟及给予局部治疗（人工泪液或软膏）的基础上观察并定期随访即可；② 少数 GO 患者虽然严重程度评估为轻度，但因自觉生活质量受明显影响，也采用免疫抑制剂治疗或手术康复治疗；③ 指南推荐，当 GO 患者诊断为中重度活动期，则大剂量激素静脉冲击治疗为首选治疗方案；④ 对于静脉使用糖皮质激素治疗不敏感或仅部分敏感以及再次复发的患者，可选择再次使用第二疗程的静脉激素治疗或加用放疗以及眼眶减压手术。

（5）手术治疗：① 手术指征：当 GO 患者病情稳定至少 6 个月后，如仍存在与本病相关的视功能或生活质量明显影响时，可采取选择性的康复性手术治疗；② 如需行多种手术，手术安排的步骤为：眼眶减压手术、斜视矫正手术、眼睑手术。

二、甲亢的健康指导

甲状腺功能亢进作为一种慢性病，由于其病程长，易反复，疾病本身影响情绪，给患者及家属的工作和生活带来较大的影响。因此，患者在接受规范治疗的同时，也应接受规范的健康指导。

（一）一般护理

1. 适当休息与活动　要注意合理的安排活动和休息。当患者临床症状明显，有特别是合并有严重的甲亢性心脏病，心悸，房颤等时应以卧床休息为主，尤其是餐后 1～2 个小时应限制活动，以免加重病情；随着病情的逐渐改善，患者可适当增加活动量，慢慢过渡至正常，但仍需注意，切忌过度劳累。

2. 心理护理　甲亢本身易导致患者情绪波动大，且由于病程长，易反复，有些患者还可有明显的眼部症状，影响外观，心理负担更重，而情绪的波动又可诱发或加重甲亢的症状，如此恶性循环，严重影响治疗效果。因此，护理人员及家属要关心体贴患者，多沟通，了解患者的思想动态，介绍成功的治疗案例，让患者放下思想包袱，树立治疗的信心，保证充足睡眠。

3. 饮食护理　临床症状未控制时,甲亢患者由于其基础代谢率高,能量消耗大,饮食应以高热量、高蛋白质、高维生素为主,摄入适量钠盐,避免水钠潴留,以减轻球后水肿,忌辛辣刺激性食物,忌碘饮食,防止甲亢控制不良。含碘较高的食物主要为海产品如:海带、紫菜、海蜇、海苔以及藻类食物等。建议患者不吸烟、不喝酒、忌浓茶和咖啡。可通过增加进餐次数,以满足机体代谢的需要,补充消耗的能量。如患者有明显的腹泻症状,则应给予低纤维素食物,以免加重腹泻症状。由于维生素和无机盐可改善机体代谢,尤其是 B 族维生素、维生素 C,所以应给予足够的维生素和无机盐。同时,应给予充足的钙和钾,以防周期性麻痹。

(二) 对症护理

1. 眼部护理　加强眼部保护,重症浸润突眼者,眼睑不能完全闭合,可引起角膜损伤、感染、溃疡,可导致严重后果,所以保护角膜和球结膜尤为重要。指导患者正确使用眼罩,以防止光、风、灰尘等的刺激。对于结膜水肿,眼睑不能完全闭合者,涂以抗生素眼膏、凝胶或用生理盐水纱布湿敷,睡觉时抬高床头。眼睛勿向上凝视,以免加剧眼球突出和诱发斜视,可以每天做眼球的运动,适当地锻炼一下眼肌,从而改善眼肌的功能,并做到定期检查。

2. 辅助检查护理　进行每项检查前均应解释检查的目的及注意事项,取得患者的配合,以保证检查结果的准确性。

3. 并发症护理

(1)甲亢危象是甲亢的最严重的并发症,一旦发生,护理人员应严密监测患者的生命体征:体温、脉搏、呼吸、血压,观察有无精神异常,有无电解质紊乱等。每班详细记录病情及出入量,并做好床边交接班,保持患者病室环境安静,绝对卧床休息,应备深色窗帘,避免一切不必要刺激。配合医生积极抢救:严格遵医嘱给予抢救用药,做好疗效的观察和记录;给予高流量吸氧,以保证血氧供应;做好患者的皮肤、口腔护理,高热者做好降温措施,降温困难者可给予人工冬眠;烦躁者做好安全护理;同时做好患者及家属心理护理。

(2)甲亢性心脏病重在休息,休息的方式根据心功能而定,心功能一级应避免重体力活动;心功能二级应充分休息,可行中体力活动,可适当增加午睡时间及夜间睡眠时间;心功能三级者以卧床休息为主,可行轻体力活动,如下床大小便等;对于心功能四级的患者应嘱绝对卧床休息。对于长期卧床的患者为了避免肺部感染、下肢血栓形成及肌肉萎缩等并发症发生,应置患者舒适的功能位,定时翻身,防压疮,鼓励患者在床上做深呼吸及上肢被动性或主动性活动。要注意保持患者呼吸道通畅,可予持续低流量吸氧。使用洋地黄制剂时,必须按时按量服用,如有漏服,下一次不可补服,以免单剂量过大而导致中毒。给药前要先数患者心率,若<60 次/分不能给药,密切观察患者有无视觉改变、胃肠道反应、心律改变、神经系统症状等洋地黄中毒表现,一旦发生立即停药,通知医生给予处理。尽量避免静脉给药,若必须给药应控制液体的滴数和输液总量。

三、甲亢的自我防护

(一)调畅情志

剧烈的情绪波动是本病发生的常见诱因。情绪不安、精神紧张可加重甲亢症状。患者应保持平静的心态,规律生活,通过各种方式来调节情绪,消除精神症状。症状严重时卧床休息为主,要保证室内空气流通,环境安静;症状改善后可逐渐增加活动量,以不感到疲劳为度;稳定期可正常工作,但要注意劳逸结合,减少加班,避免过劳。不需长期病休。

(二)饮食适宜

(1)避免进食可使患者过度兴奋的食物,如烟酒、咖啡、浓茶等。这些食物均可能使患者情绪激动、兴奋、心跳加快,从而加重病情。

(2)高热量、高维生素、足够的蛋白质和糖类饮食。因甲亢患者基础代谢率增高,能量消耗大,主食宜淀粉类为主。高蛋白质,一般应≥1.5 g/(kg·d),动物蛋白质如鱼、肉、蛋、禽类及植物蛋白质如豆制品均可。多进食新鲜的蔬菜、水果以及奶类、鱼虾等钙质多的食品,补充甲亢引起的缺钾和缺钙。为补充因多汗而丢失的水分,患者应多饮水,每日 7~8 杯水为宜。

（3）忌碘饮食,不吃含碘食物,如海带、紫菜,含碘的食物不利于甲亢症状的改善。

（三）保护眼睛

（1）戴保护眼镜,减少光线和灰尘的刺激。

（2）保护角膜:对眼睑不能完全闭合者,睡前可涂抗生素眼膏、凝胶或覆盖纱布及眼罩,以将角膜的损害降至最低。定期眼科检查,及时发现问题,及时处理,以防因角膜溃疡造成失明等严重后果。

（3）眼睛不得向上凝视不动,以免加剧眼球突出和诱发斜视。

（4）减轻眼部症状

1）各类指南均推荐,所有有干眼症状的患者均全程使用无防腐剂的人工泪液滴眼以保护眼睛,改善症状。

2）为减轻球后水肿,患者宜高枕卧位和限制钠盐摄入,以避免水钠潴留,加重水肿。

3）加强眼肌锻炼,每日做眼球运动,以改善眼肌功能。

（四）定期复查

坚持在医生的指导下服药,克服那些认为症状缓解就自行停药或怕麻烦不坚持用药的想法,在用药期间必须定期门诊随访,抽血查肝肾功、电解质、血常规、甲功的情况,医生根据实际情况及时调整用药种类和剂量,避免不良反应发生未及时纠正导致严重后果。

（杜锦霞　关晓丽　叶　姝）

参考文献

［1］中华医学会糖尿病分会.中国 2 型糖尿病防治指南(2017 年版)［J］.中华糖尿病杂志,2018,1(4－67).

［2］叶任高,陆再英.内科学［M］.6 版.北京：人民卫生出版社,2004：787－820.

［3］李立明,饶克勤,孔灵芝,等.中国居民 2002 年营养与健康状况调查［J］.中华流行病学杂志,2005,26(7)：478－484.

［4］中华医学会内分泌学分会.中国成人 2 型糖尿病预防的专家共识［J］.中华内分泌代谢杂志,2014(4).

［5］刘志民,贝政平,汤如勇.内分泌与代谢疾病诊疗标准［M］.上海：上海

科学普及出版社,2014,9：69-78.

［6］周秀华.内外科护理学（下）[M].北京：北京科学技术出版社,2000：599-604.

［7］王吉耀.内科学（下册）[M].北京：人民卫生出版社,2005,7：881-891.

［8］陶红,朱大桥,丁小萍.内科护理查房[M].上海：上海科学技术出版社,2011,2：351-364.

［9］袁丽,武仁华.内分泌科护理手册[M].北京：科学出版社,2011：18-30.

第八章　风湿免疫系统疾病

第一节　类风湿关节炎——不死的癌症

　　谈到类风湿关节炎,大家会认为所有的关节疼痛均归属于类风湿,其实关节炎分很多种,而类风湿关节炎是众多关节炎中的一种,人们自然会联想到"不死的癌症"。这种疾病多见于中年女性,男女患病比例为1∶3,而我国女性患病率为0.32%～0.36%。类风湿关节炎虽然患病率不及糖尿病、高血压人群多,但它也是长期反复发作,并且发病时的疼痛是常人无法忍受的,因此对类风湿关节炎规范的治疗和健康教育及自我管理刻不容缓。

一、诠释类风湿关节炎

(一)类风湿关节炎概述

　　成为"不死的癌症"的元凶在风湿届有几类,而类风湿关节炎是其中之一,它是一种常见的以对称性、侵蚀性多关节炎为主要表现的全身性自身免疫性疾病,主要是腕关节和双手小关节易受累。对称性指的是两只手、两只脚趾、双膝关节等小关节在同一时间内发病,其关节变形成"天鹅颈和纽扣花"样。除有关节疼痛外,还有关节周围软组织肿胀或积液。发病时至少3个或3个以上关节如近端指间关节、掌指关节、肘关节膝关节、跖趾关节等存在关节炎。

(二)类风湿关节炎的发病原因

　　类风湿关节炎对患者的危害不容小觑,关节疼痛和畸形是本病最常见的伤害,关节难以忍受疼痛不仅影响患者的情绪还严重影响患者生活质量,严重者危及患者生活能力和生命,因此,了解"不死癌症"的元凶,可以帮助人们在平时的工作及生活保健中做好预防工作。

1. **感染**　由于关节腔隙内的各种病毒及细菌（结核分枝杆菌、EB病毒、巨细胞病毒等）的感染，引起自身免疫反应，诱发类风湿关节炎。

2. **遗传因素**　类风湿关节炎具有复合遗传病的特征，如果父母双方有一人患类风湿关节炎，那么他的小孩患病概率为2%～5%，单卵双胎同时患类风湿关节炎的相似率为30%～50%，从以上数据可以得出，类风湿关节炎发病率跟家族遗传有关。

3. **内分泌因素**　人体内的激素包括雌激素、孕激素、雄激素、泌乳素、催产素等性激素与都与类风湿关节炎发病相关，而雌激素、孕激素、雄激素及其他代谢产物的各自作用，服用避孕药的妇女及妊娠妇女患病率低，据报道，大约有75%的孕妇类风湿关节炎症状会减轻，而往往在产后上述症状又会复发。

4. **环境因素**　然而类风湿关节炎的发病率与地域有关着非常密切的关系，如：温热带、阴冷潮湿地区患病率高于气温干燥的地区。所以，阴寒潮湿的环境是类风湿关节炎的诱发因素之一。

5. **精神因素**　长时间辛苦工作以及熬夜、疲劳等可引起交感神经兴奋，内分泌失调。人体在遇到重大精神创伤刺激以后，身体内会出现各种激素水平失衡，导致促炎性因子分泌增多。因此患者如果自身带有类风湿关节炎易感基因时，容易促使类风湿关节炎的发作。

6. **生活习惯**　不良生活习惯也会诱发类风湿关节炎，如吸烟、饮酒、每日饮用超过3杯咖啡等。

二、类风湿关节炎的临床表现

1. **关节内症状**　类风湿关节炎最常见的临床表现为对称性、侵蚀性多关节肿胀、疼痛以及晨僵。晨僵是指患者在清晨起床时关节僵硬、肿胀，出现活动困难，需要进行性的活动，大约需要1小时以后才能逐渐恢复关节活动，严重的时候需要4～5小时逐渐恢复关节活动。

2. **关节外症状**　类风湿关节炎患者还会出现皮肤色素沉着、贫血、血小板增多、肺间质病变、胸膜炎、心包炎等损害。极少患者可出现类风湿结节,多见于肘关节背侧、指关节、骶骨突、枕骨突和腓肠肌腱等处。

三、类风湿关节炎的检查

(一)实验室检查

多数类风湿关节炎患者实验室检查表现为血类风湿因子阳性、抗环瓜氨酸肽抗体阳性、血沉加快、C反应蛋白增高。

(二)影像学检查

1. X线检查　关节X线片可见关节软组织边缘模糊,肿胀,关节融合,脱位关节间隙变窄,关节面毛糙以及骨破坏等。

2. CT检查　胸部CT可以发现肺间质变化,提示间质性肺炎等。

3. MRI检查　手关节及腕关节的MRI检查可帮助疾病前期诊断,可提示早期的滑膜炎病变,可以帮助类风湿关节炎患者早期发现骨关节是否遭到破坏。

4. 超声　关节超声其特点为简易性、无创性,对于滑膜炎、关节积液以及关节破坏可帮助诊断。

由于类风湿关节炎属于慢性、进行性、侵蚀性疾病,容易造成患者残疾,并丧失生活自理能力。因此,类风湿关节炎需要治疗的时间较长,可长达数年至数十年,有时甚至是终身。所以,类风湿性关节的规范持续的治疗不容忽视。

四、类风湿关节炎的规范治疗

目前,国内外所用药物,包括植物药都不能有效的控制关节损坏,仅仅只能减轻疼痛、延缓关节畸形及控制并发症的发生。在风湿免疫界,对于类风湿关节治疗的宗旨:简单来说,就是提高患者的生活质量及延长患者生存时间。随着风湿免疫学科的不断发展,治疗的方法也日趋先进,包括药物治疗、生物制剂治疗、外科治疗、中西医结合治疗和心理康复治疗等。可根据不同的患者选择不同的治疗方法，对患者进行综合有效的干预。

（一）首选药物治疗

药物治疗是类风湿性关节的主要治疗方法之一，其主要为了控制炎症反应、减少反复发作的次数，在长期治疗过程中需要在医生的指导下定期复查，调整药物的用量及观察患者在用药的过程中有无明显的毒副反应，还可使患者保持原有活动功能、工作能力及心理社会支持状态。在治疗过程中首先应确定曾经是否用药、用的什么药。在疾病反复发作的过程中有 35.2% 的患者工作能力障碍，80% 的患者在患病 20 年后丧失劳动能力。所以经医生诊断后，每一位类风湿关节炎的患者均需要药物治疗。在确认该患者需要用药物进行控制疾病的进展时，医生会根据患者疾病发展的情况向家属及患者建议不同药物治疗方案。其次，根据医生对疾病类型的分析、提供药物作用和不良反应的相关知识。

（1）如非甾体类抗炎药（西乐葆、乐松、扶他林）为治疗类风湿关节炎首选药物。它具有抗炎、止痛、退热及减轻关节肿胀，改善全身症状的重要作用。

（2）其次是有改善和延缓病情抗风湿药（甲氯蝶呤、柳氮磺吡啶、来氟米特、羟氯喹等）。

（3）糖皮质激素（甲强龙、强的松、美卓乐等），糖皮质激素对关节疼痛、肿胀者效果明显，在关节炎急性发作时或并发有心脏、肺、消化系统和神经系统等多脏器衰竭的重症监护患者，其剂量依病情严重程度而调整。小剂量糖皮质激素可缓解大多数类风湿关节炎患者的临床症状，可以认为是抗风湿药起效前的"纽带"作用，或者是非甾体抗炎药治疗不满意时的短期措施，一般不采用此药单独治疗类风湿关节炎。激素治疗类风湿关节炎的原则是：无须用大剂量时则用小剂量；无须长期用尽量短期用，但在治疗过程中，切记补充钙剂和维生素 D 来防止骨质疏松。关节腔注射激素可以减轻关节腔内炎症，改善关节功能和活动度。但 1 年内不宜超过 8 次。过多的关节腔穿刺者除了并发感染，还可发生关节炎。

（4）植物制剂（雷公藤、白芍等）此药物对缓解关节肿痛有效。

上述的药物需在家属及患者知情同意下正确选择合适自己病情的药物进行服用。所选择药物应达到控制疾病发展,减轻疼痛,延缓关节畸形,延长生命为目的。由于抗风湿病的药物需要坚持长期服药,大多药物都会有不同程度的不良反应,其主要内容包括胃肠道症状、肝肾功能损害、心血管不良事件的发生、骨髓抑制及皮疹等。患者在用药期间需要每月监测血常规、肝功能、C反应蛋白等,一年内需要每月复查,根据患者检查结果,遵医嘱及时地调整患者的用药后,每3个月复查一次,多数不良反应是短暂性的,可通过缓慢减少服药剂量来降低不良反应的程度。除此之外,尽可能单一药物小剂量治疗,在病情不受控制的情况下,可根据医嘱适当的增、减药物或停药、换药以及考虑选用合理的联合治疗。

(二) 生物制剂治疗

在传统口服药物足量,足疗程(3～6 个月)治疗未达标者考虑用 TNF - α 及白介素 - 6 及其他生物制剂治疗(类克、益赛普、恩利等)生物制剂治疗的总的有效率达 50%～75%,是当前最有效的治疗药物之一,在用生物制剂之前患者需要做治疗前的筛查包括(肿瘤、肝炎、结核等),TNF - α 拮抗剂的最重要的不良反应为输液反应,有恶心、头疼、皮肤瘙痒、低血压、呼吸困难等不同程度反应,所以在用药的过程中需要缓慢输入(时间大于 2 小时)并且监测血压及心率的变化(每小时检测血压及心率一次)。在用药期间需要检测患者的血常规及肝肾功能,并给患者做好宣讲。

(三) 手术治疗

类风湿关节炎患者在内科的正规治疗后,病情仍然不能有效的控制,为防止关节的进行性的破坏,防止畸形,减轻患者的痛苦,改善患者的生活质量可考虑手术治疗。但手术不是根治类风湿关节炎的手段,因此手术后仍然需口服药物或注射药物进行辅助治疗。手术治疗的方式有:① 滑膜切除术:早期疾病者可用滑膜切除术,随术后时间的逐渐延长而减退,一些残留滑膜可增生,再次影响关节功能。② 人工关节置换术:是一种挽救关节畸形和缓解症状的手术,术后 10 年以上的成功率达 90% 以上,对减轻类风湿关节炎关节肿痛、关节磨损、活动困难、改善生活自理能力有非常明显的作用,特别是对中晚期、关节严重破坏、患者,由于关节的疼痛、畸形、活动障碍不能正常学习、工作和生活的患者非常有效。③ 其他软组织手术:软组织松解术,非活动期的类风湿结节一般不需要手术治疗,只有类风湿结节较大,并且疼痛症状较重,经保守治疗效果不佳或无效,需手术切除。以上手术治疗需要经过内外科医生的严格评估方科进行。

五、类风湿关节炎的健康教育

在医院,我们每天对各种患者进行健康教育,随着网络信息的发达,信息资源的共享,做健康宣教越来越困难,正规的医学知识被江湖郎中和虚假信息贩子所掩埋,我们给患者传播的健康知识容易被患者所质疑,因此传播正确的健康信息是我们面临的挑战。而类风湿关节炎患者也会对此病存在一些误解,因此宣教刻不容缓。

(一) 类风湿关节炎的常见误区

1. 误区一:关节疼痛就是类风湿关节炎　类风湿关节炎的主要症状是疼痛和晨僵,其他关节炎也可引起疼痛和晨僵,如骨关节炎(出现非对称性关节疼痛,无晨僵),痛风(关节炎好发一个部位,而且急性发作,尿酸增高),强直性脊柱炎(主要侵犯骶髂关节及脊柱,部分出现非对称性的大关节炎症)等都不是类风湿关节炎的范畴,所以关节疼痛不一定都可确诊为类风湿关节炎。

2. 误区二:"不死的癌症"恐惧症　大多数患者在明确诊断为类风湿关节炎后出现治疗误区,认为一旦戴上"类风湿关节炎"这顶帽子,就无法医治,很多人去寻找民间的偏方来进行治疗。结果错过了稳定病情的最佳时间,造成关节畸形、功能丧失。因此,消除患者对疾病认识的误区可为患者赢得最佳的治疗时间。

3. 误区三:"不死的癌症"治疗误区　少数患者在疾病未明确诊断之前认为其就是类风湿关节炎,住院检查期间会要求医生给予输液治疗,更有甚者在等待检查结果会说:"我都来了好多天了,为什么不给我输液?"这让患者产生住院就该输液的治疗误区,待明确诊断疾病后,又要求药物加大剂量服用,殊不知,这样的要求不仅对治疗无帮助反而增加健康风险,药物的不良反应大于作用,从而导致疾病控制不佳,药物的毒副作用突出,不利于疾病的治疗康复,因此,在治疗中需告知患者严格遵守医嘱,遵循用药原则,不可随意调整医生的用药,定期复诊是关键。

4. 误区四:生物制剂治疗有依赖性　患者在经过严格的筛查后,运用生物制剂治疗效果显著,但随着网络技术的发展,信息的共享,少数患者认为生物制剂的不良反应大,会产生依赖,有的甚至自行停药,造成疾病控制不佳,反复发作,关节畸形等并发症提前出现,在运用生物制剂治疗时健康教育是关键,让患者深入了解生物制剂是首要措施。

5. 误区五:等待关节变形用手术治疗　少数患者认为内科的长期服药治疗麻烦,就等待着关节出现畸形再行外科手术治疗解决问题,殊不知,对于类风湿关节炎的手术治疗是在内科治疗的基础上为了改善患者的生活质量而采取的治疗手段,但并不能根治。

6. 误区六:不痛即为治愈　部分患者在初期治疗的过程中遵医行为非常好,按时按量地用药复诊,1年后患者突然疾病发作,询问才知,患者认为治疗效果很好,现在不疼了,工作、生活、学习均不影响,认为治愈了,所以自行停药,造成疾病的再次发作。然而类风湿关节炎只能控制,不能根治。即使疾病得到有效的控制,也不能随意停药,需要在医生指导下用维持量控制疾病的复发。

7. 误区七:药物有不良反应,不能长期服用　很多患者类风湿关节炎控制不佳,反复发作,主要担心药物的不良反应,对于中老年女性来说,除了类风湿关节炎需要用药,还伴有其他的疾病需要用药,每天吃大把的药会对肝肾功能造成损害,胃炎等,患者出现自行减量和停药的情况。所以需告知患者正确的用药不仅不良反应小,治疗效果好,还能有效控制并发症的发生,终身受益。

(二) 树立"天鹅颈、技工手"患者的自信

少数患者因遵医行为比较差,病情控制差,并发症的提早出现,如"天鹅颈、技工手"等关节的变形,关节功能的丧失,因自我形象的紊乱,出现自卑心理,不愿参加任何的工作和社交活动,也不愿意再接受治疗。因此这类患者的健康指导需遵循以下原则：① 讲解类风湿关节炎的来龙去脉，让患者认识到类风湿关节炎是什么。② 介绍遵医行为好的患者现身说法，让其知其然。③ 做好患者家属的教育工作，让家属共同参与患者的治疗及社交活动中。④ 请专业的心理咨询师对患者进行心理疏导。

（三）如何合理地"吃"

类风湿关节炎患者因长期服药，关节疼痛所造成的活动减少以及情绪的低落等因素引起食欲减低、消化功能减弱等饮食问题也是类风湿关节炎患者急需要关注的问题。我们平日里所摄取饮食是身体新陈代谢所必需营养素及体内所能力需的主要来源，优质合理的饮食不仅可以维持正常的生理功能，还可以增强体质，以及辅助药物，达到治疗疾病的最好的效果。所以类风湿关节炎患者不仅注重合理饮食更需要优质的饮食。但类风湿关节炎患者应注意以下几种饮食的禁忌：高脂肪类食物（红烧肉、奶酪等）、海产类食物（海带、海参、海鱼、海虾）、过酸、过碱类食物、含糖量高的食物、咖啡、茶和酒等饮料、茄属植物（茄子等）。值得特别提醒患者的是类风湿关节炎患者服用药物期间，注意加强保护性饮食，尤其是服用存在胃肠道反应的药物时。应用糖皮质激素的患者，糖类及脂肪要少用，食盐用量也应比正常人少。

（四）类风湿关节炎中医之路

中医中草药对类风湿关节炎的治疗在中医学典籍中早有记载，主要包括内服和外敷两种方法，内服主要有药酒、中成药等，外敷有药膏敷贴、中药煎汤熏泡、药枕药垫等。运用中医治疗应在正规中医的指导下用药，切勿听信"赤脚大仙"的谗言，免得耽误治疗。同时中医治疗也需要定时负责，调整用药。

六、类风湿关节炎的自我管理

（一）用药管理

就类风湿关节炎而言，最关键的治疗措施就是合理规范的用药，俗话说得好："慢性病患者可以一日不吃饭，不可一顿不用药"，说明类风湿关节炎患者在出院后用药的重要性及自我管理用药的必要性。

（二）情绪管理

无论是疾病还是健康,情绪都有着不可预估的力量,它可以使你精神抖擞,也可以使你萎靡不振,类风湿关节炎患者保持良好的情绪是治疗疾病有力的精神武器,可以使治疗达到事半功倍的效果。家属的积极照护和良好的家庭关系也可是的患者治疗疾病的信心倍增。

（三）气候影响

容易使疾病复发的季节,特别是季节变化交替时,类风湿关节炎最易复发,患者需特别注意保暖防寒,观察身体变化,如关节疼痛、发热、感冒等,均可诱发类风湿关节炎的发作和病情的加重。

（四）复发

类风湿关节炎复发时出现关节的疼痛、肿胀、皮温增高、活动受限等,应及时就医,检查血常规、肝肾功能、C-反应蛋白及类风湿因子及关节超声,如炎症指标高,说明疾病复发,应主要治疗,调整药物剂量。

（五）运动管理

类风湿关节炎关节炎不同于其他的疾病,在疾病的活动期尽量制动,可卧床休息1~2周,待炎症消退(血沉下降、C-反应蛋白降低等)即可做康复功能锻炼,其目的是缓解疼痛和肌肉痛性痉挛,预防畸形,保护受累关节的活动度,保持肌肉力量,预防心肺并发症,使受累的关节能够活动并保持功能良好。

1. 常做关节拉伸运动　如果类风湿关节炎患者每天都做拉伸关节的运动,可有效减少关节疼痛感的次数,做拉伸关节运动时,应从上至下逐步拉伸全身所有关节,拉伸时不可强拉,以自身能够承受为度。如拉伸时明显感觉疼痛不适应停止拉伸。晨僵患者可以先在床上简单活动后起床可以冲个热水浴(缓解关节僵硬),然后再做拉伸运动,如做一些伸手、握拳、指关节屈曲及指关节分开闭合等动作。

2. 保护关节注重细节　避免指关节过度受力,关键是在一些被忽略的琐事中,如尽量不用物件的把手(如水杯、水瓶、篮子等),应该用双手的掌面合力拿起物件。不要让手指用力按夹子、指甲剪、洒水壶按钮、吸尘器按钮等,不要用一两根手指拉、拽、勾物品,不要长时间地写字、做针线活等。起床时,不要在身体僵硬的状态下用拳头撑起身体,而应将双手做简单的活动后用手掌支撑身体,慢慢坐起。

3. 锻炼时常换体位　类风湿关节炎患者应坚持每周锻炼身体不少于 3 次,每次锻炼时间不少于 30 分钟,适合锻炼的项目包括骑自行车、快走、游泳、太极拳、手背负重上台等。初次开始锻炼时,时间及强度均可减少,以后循序渐进地增加锻炼的时间和强度。锻炼中尽量不要频繁地更换体位或长时间不更换体位,避免功能锻炼无效及过度的两个极端。如果在锻炼的过程中出现任何的不适感,应停止锻炼。

七、类风湿关节炎的宣教

(一)健康从"心"开始

做好类风湿关节炎患者的治疗前、中、后的心理护理,向患者和家属讲解类风湿关节炎的发病原因、临床表现以及治疗的重要性和必要性,告知早期使用生物制剂的优势及不正规治疗的危害,告知患者及家属早期规范的治疗不仅可以减轻疼痛还可降低致残率。在患者选择药物时,在告知患者生物制剂价格贵时,患者会出现情绪紧张焦虑,担心疗效及不良反应,护理人员应采取心理疏疏导方法,消除患者不良情绪。

(二)用药前病评估

在用生物制剂注射前首先需要评估患者一般情况,包括患者肢体活动度及关节疼痛的性质、持续时间、伴随的其他症状及体征有无功能障碍等。询问患者有无结核、肝炎、肿瘤等病史,近一周内是否感冒、发热等感染征象,是否接种活疫苗,近一月内是否监测血常规、肝肾功能,是否查肝炎抗原抗体。检查结核菌素结果、胸部 X 线片等,评价患者是否存在感染或潜在的感染风险,记录患者肿瘤病史、药物过敏史等。

（三）药物配置和输注

在药物配置过程中,应严格按照生物制剂配置标准进行操作,粉剂药物溶解时溶媒应沿药瓶内壁缓慢注入,不可摇晃,静置后待粉剂完全溶解后方可进行皮下注射。需要溶解后皮下注射的药物,如恩利、注射用重组人Ⅱ型肿瘤坏死因子受体抗体融合蛋白、强克等药物在配制时,单支剂量药物溶解所的注射用水量不超过 1 mL,配置好后立即皮下注射。静脉滴注药物如注射用英夫利西单抗、雅美罗等应使用专用输液装置,按标准输注流程调节速度,减少输液反应发生。

静脉滴注的药物在输注过程中需全程监控,观察患者的不良反应,如低血压、发热、过敏等如发生上述不良反应,立即通知医生,遵医嘱对症处理,保留剩余药液及输液装置备检。如为皮下注射生物制剂应密切观察注射部位有无出现硬结、红肿、疼痛、局部瘙痒和皮疹。

（四）用药后指导

患者注射完生物制剂后,当日应尽量避免洗澡,保持皮下注射部位的清洁,如出现皮肤硬结、红肿、疼痛、局部瘙痒和皮疹,不可搔抓皮肤以免破溃导致感染,注意观察局部皮肤情况,如上述症状加重应及时就诊。

（五）随访管理

根据患者应用的生物制剂不同,分别给患者建立生物制剂使用档案,包括患者的联系方,出院后进行定期电话随访。建立微信群,随时关注患者在用药后及用药期间的情况,患者也可在微信群里提问或者预约注射时间,护理人员也可在群里分享一些相关的知识。患者也可在有问题时及时沟通和解决,提高治疗依从性。

八、类风湿关节炎的防未病

相关数据显示我国的类风湿关节炎患者正在逐年增加。如何预防是重点,类风湿关节炎实际上是个穷人病,与个人所居住的环境密切相关,因此,不宜住地下室等阴冷潮湿的地方。每天注意保暖、驱寒。尤其是冬天要注意保暖,晚上睡觉时可以穿棉袜子睡觉,避免着凉。不要在风口处休息。避免淋雨,如受雨淋寒气入体时,每日可以做热敷或按摩,特别是感觉关节部位冰冷疼痛时,可以热敷,切不可过烫。有条件患者每天洗澡时最好用浴缸,这样可以一边浸泡一边活动关节,浸泡时如水温较高泡的时间可以短点,如水温稍低,则可泡时间长些。原则上以 20 分钟为上限,70 岁以上的老人或有高血压和心脏病的人每次不可超过 5 分钟,间隔 10 分钟之后才可以再度浸泡,同时尽量不要全身浸入水中。每天保持心情愉快,良好的心情有助于疾病的预防和康复。

第二节　系统性红斑狼疮——
美丽的毒蝴蝶

提到系统性红斑狼疮,人们自然想到的是鼻梁和脸部的蝴蝶形的红斑,因此有人称系统性红斑狼疮为"美丽的毒蝴蝶"。系统性红斑狼疮好发于生育年龄女性,多见于 15～45 岁年龄段,女∶男(7～9)∶1。据我国一次调查报告显示,系统性红斑狼疮的患病率为 70/10 万人,其中女性患病率高达 113/10 万人。但是随着医疗技术的快速发展,如若能正确认识、有效管理,系统性红斑狼疮绝非洪水猛兽般不可抵御。下面就让我们一起深入了解抵御之法吧!

一、诠释系统性红斑狼疮
(一)系统性红斑狼疮概述
系统性红斑狼疮是一种自身免疫性疾病,具有复杂的免疫异常,以产生多种自身抗体为其免疫特点。主要表现有面部蝶形红斑、皮疹,以及其他各个脏器的受累等。
(二)系统性红斑狼疮的病因
系统性红斑狼疮发病原因尚不完全明确,可能与以下因素有关。
1. 遗传因素　系统性红斑狼疮多呈家族遗传现象,至亲之间可有较高的发病率,而且其家族成员易伴发其他自身免疫系统疾病。可分为内源性因素(多与雌激素促进抗 DNA 抗体形成加重狼疮有关)和外源性因素(多与感染有关,如细菌和病毒感染)。

2. 环境因素　阳光(紫外线)、药物、化学试剂、微生物病原体、激素水平等(女性患者明显高于男性)。

(三)系统性红斑狼疮临床检查

1. 实验室检查

(1)血常规:白细胞升高、血小板减少、C-反应蛋白升高、血沉增快等。

(2)免疫学检查:补体 C3、C4 下降,抗核抗体(ANA)、抗 SSA 抗体、抗 SSB 抗体等抗体均可出现阳性。

(3)尿液检查:尿常规可有不同程度的蛋白尿、血尿和脓尿,24 小时尿检查蛋白＞150 mg 即协助诊断狼疮性肾炎。

2. 影像学检查

(1)CT 检查:可以发现肺间质变化,提示间质性肺炎。

(2)腹部 B 超检查:协助诊断。

二、系统性红斑狼疮临床表现

1. 全身症状　所有的家庭成员奋力杀敌,然敌众我寡,健康卫士终败下阵来,系统性红斑狼疮不明原因的发热常常是患者的早期临床表现,乏力、疲劳、厌食、体重下降、萎靡不振和嗜睡等是患者常见却又经常忽视的临床症状,多是狼疮活动的先兆,在临床要特别注意青年女性的上述症状。

2. 皮肤和黏膜　皮肤的改变较为常见,典型的皮损为面部蝶形红斑,其分布于面颊、高出皮面且痒痛。还表现为其他部位的皮疹、光(紫外线)过敏,多出现在皮肤暴露的部位,口腔溃疡、表皮血管毛细化、皮肤颜色加深及脱发等。

3. 骨骼肌肉　风湿病大多都有关节疼痛和受累,系统性红斑狼疮也不例外,表现为对称性的时有时无的关节疼痛、全身肌肉无力、酸痛等,严重者可导致股骨头坏死。

4. 心血管受累　表现有心包炎、心肌周围血管病变导致心肌炎或充血性心力衰竭等。心包炎是系统性红斑狼疮心脏受累的常见形式,表现为心前区疼痛、咳嗽、呼吸均可加重。血管炎也是系统性红斑狼疮的基本病变,可累及到大、中、小血管,以小血管受累多见。重者可发生动、静脉的血栓。

5. 呼吸系统受累　表现为呼吸困难、换气困难、咳嗽、憋气感,可患有胸膜炎、胸腔积液、肺间质病变,即胸片显示一片白色,俗称海绵肺,肺动脉高压,严重可导致呼吸衰竭。

6. 肾脏受累　肾脏受累是系统性红斑狼疮患者最常见的临床表现,是影响系统性红斑狼疮远期预后的原因,通常表现有下肢水肿,小便时,发现尿液有大量大小不等的泡沫,可出现狼疮性肾炎或肾病综合征等,严重时可导致尿毒症,尿毒症为系统性红斑狼疮死亡原因之一。

7. 中枢神经系统受累　系统性红斑狼疮神经系统受损率为20%～70%,狼疮脑病为系统性红斑狼疮严重并发症之一,可诱发癫痫,其表现可有牙冠紧闭、抽搐、胡言乱语、睡眠昼夜颠倒、认知功能障碍、痴呆和意识改变。

8. 血液系统受累　表现有贫血面容、白细胞计数及血小板减少、淋巴结肿大和脾大。

9. 消化系统受累　表现有恶心、呕吐、腹泻,严重者有腹水、肝大、肝功异常及胰腺炎。

三、系统性红斑狼疮临床治疗

系统性红斑狼疮患者首先要正确认识疾病,一旦确诊应对症治疗,去除各种影响疾病预后的因素,如控制高血压,防治各种感染等。狼疮的治疗分为轻型的药物治疗和重型的药物治疗,轻型的患者虽有疾病活动,但症状轻微,仅有光过敏,皮疹,关节炎而无内脏损害,重症狼疮的治疗分为诱导缓解和巩固治疗,诱导缓解的治疗在于迅速控制病情阻止或逆转内脏损害,力求疾病完全缓解。

1. 首选药物治疗　首选糖皮质激素(甲泼尼龙、泼尼松、美卓乐等)。系统性红斑狼疮病情复杂多变,治疗需要严谨,一般医生在用药剂量上也严格掌握。原则上,在疾病急性期必须使用激素控制病情。很多患者谈激素而色变,这可以理解。系统性红斑狼疮激素治疗比较时间漫长,加之激素使用时会有不良反应,如引起两高一重(体重增加、血压高、血糖高)以及骨质疏松、胃出血等,令人畏惧。但其实,激素是把双刃剑,好与不好,关键看怎么用。在医生的指导下,激素的不良反应很多会被避免掉,从而有效地控制疾病的发展。一旦病情控制,激素的用量必须减量,而减量过程中病情又容易复发,所以激素的减量过程应由专业的专科医生控制,何时减,减多少,都是很专业的,切记不可自作主张,随意减停激素。一旦减停不合适,病情会全面复发,这样就前功尽弃,需要从头再来。

2. 抗疟药氯喹或羟基氯喹　应用此药,一般会联合帕帕夫林一起用,对皮肤有皮疹、低热、关节疼痛、心血管系统病变、轻度贫血和血白细胞计数减少及合并干燥综合征者有效,有眼炎者慎用。长期应用对减少激素剂量及控制病情发展有帮助。主要不良反应为心脏传导障碍和视网膜色素沉着,用药超过 6 个月,应每半年做一次心电图和眼底检查。

3. 免疫抑制剂　系统性红斑狼疮病情控制康复期时,激素减到比较小的剂量后,就要加用免疫制剂,如甲氨蝶呤、羟氯喹、硫唑嘌呤、环磷酰胺、霉酚酸酯等。这些药物都在临床上应用应严谨,在控制疾病同时,也有不同程度的不良反应,所以也必须严格遵从医嘱,并定期复查血液指标,为医生提供改变药物剂量的依据。① 环磷酰胺(CTX)与激素连用可以有效地控制疾病,特别在肾脏、呼吸系统、血液系统有并发症者有效。用时也有不良反应,如消化系统,出现恶心、呕吐、反酸等,骨髓抑制、出血性膀胱炎、脱发、性欲减退、女性出现闭经等。② 硫唑嘌呤口服,对出现肝脏、肾脏、皮肤病变者有效。不良反应有消化道不适、骨髓抑制、脱发及过敏反应等。③ 甲氨蝶呤(MTX)静点或口服,主要用于出现各种不同程度非化脓性炎症,有增强光过敏的不良反应。④ 环孢素 A(CSA)口服,目前主要用于对其他药物治疗无效的系统性红斑狼疮患者。⑤ 长春新碱静脉滴注,对血小板减少有效。现在已经很少见。

4. 其他治疗　大剂量丙种球蛋白冲击,血浆置换,适用于重症患者,一般常规不能控制或不能过敏者禁用。

四、系统性红斑狼疮的健康指导

系统性红斑狼疮带给患者的身心伤害巨大,首先要消除恐惧心理,明白规律用药的意义,学会自我认识疾病活动的表现,配合治疗、遵从医嘱,定期随访。懂得长期随访的必要性。避免过多的紫外线暴露,使用防紫外线用品,避免过度疲劳。

(一) 被系统性红斑狼疮折磨之人应该吃什么

在风湿免疫病学里,一般无严格饮食禁忌的,而系统性红斑狼疮是其中一个特别注重饮食的疾病之一。一般给予高蛋白质、高热量、高维生素、低盐饮食,忌食菌类(蘑菇、香菇等)、烟熏类、豆荚类(四季豆、毛豆等)、感光类(芹菜、香菜、无花果等)食物,忌海鲜及辛辣食品,戒烟酒。在日常饮食中应注意以下几点。

1. 不食用或少食用具有增强光敏感作用的食物　如无花果、紫云英、油菜、芹菜等。如果食用后应避免阳光照射,做好防护措施。

2. 蛋白质　对于无肾功能损害的尿蛋白患者,应及时补充足够的蛋白质;对于肾功能损害者要限制蛋白质的摄入。这样减轻肾脏负担,延缓肾功能衰竭的进程。一般以优质动物蛋白质为主,植物蛋白质严格限制,尤其是豆制品少食或禁食。

3. 低脂饮食　系统性红斑狼疮患者日常活动比较少,消化功能差,宜吃清淡易消化的食物,不宜食用含脂肪较多的食物。

4. 低糖饮食　因系统性红斑狼疮长期使用激素药物,易引起胰岛功能紊乱,血糖增高,应适当控制饭量、含糖较高的食物。

5. 低盐饮食　因使用糖皮质激素或肾脏损害患者易导致水肿,故应低盐饮食。

6. 高钙饮食　长期服用激素药物,会导致骨骼改变,钙含量下降,流失,造成骨质疏松,故多食高钙及富含维生素食物,如水果、蔬菜等。

（二）药物指导

目前系统性红斑狼疮无根治办法,但恰当的激素治疗可以缓解病情及避免并发症的发生,需要强调的是医务工作者掌握好激素对疾病的治疗风险与效益之比;患者应严格按照医生的指导进行治疗,按时、按量服药。但长期服用激素会出现盐、糖、蛋白质、脂肪等代谢紊乱,表现为向心性肥胖、水牛背(后背脂肪堆积,四肢消瘦)、满月脸(脸部水肿,皮肤紧绷)、高血糖、高血压、高血脂等。免疫力下降,机体抵抗力减弱,容易感染。自行减药会引起疾病的加重。

（三）树立系统性红斑狼疮患者的自信

爱美之心,人皆有之,大多"蝴蝶花"患者会因为脸部红斑,出现血管炎症状,即表皮血管毛细化,皮肤变薄,因此不能用化妆品,只能用清水洗漱,或者是因为长期服用激素肥胖等自我形象紊乱后会减少出门,户外活动,心扉闭锁,减少和家人朋友相聚和交流。长期会导致焦虑、自卑的心理,也不愿意再接受治疗。因此这类患者的健康指导需遵循以下原则。

（1）讲解系统性红斑狼疮的疾病知识,让患者认识到系统性红斑狼疮是什么。

（2）介绍遵医行为好的患者现身说法,让其对抵抗病魔增加信心。

（3）讲解面部皮肤的改变、满月脸、水牛背、向心性肥胖等只是暂时的,其可随后续的治疗,激素的减少,慢慢好转。

（4）做好患者家属的教育工作,让家属共同参与患者的治疗及社交活动中。

（5）请专业的心理咨询师对患者进行心理疏导。

（四）关于育龄期系统性红斑狼疮患者生育指导

在生育问题上,由于系统性红斑狼疮患者往往是年轻女性,所以非常重视。据文献报道,系统性红斑狼疮合并妊娠,特别在疾病活动期及有肾脏损害的情况下,往往导致子痫前期、流产、早产和胎儿先天性心脏病等。以往,系统性红斑狼疮患者生孩子确实是很危险但现在,很多狼疮患者都顺利生下小孩。生育的前提是:病情稳定3 年或 3 年以上,激素剂量维持在 10 mg 以下。停止使用其他影响胎儿的药物(环磷酰胺、甲氨蝶呤等)半年以上。如果符合以上条件,可以在医生的指导下,做些特殊抗体检查,并请妇产科医生监测,以保证顺利生育。因此,系统性红斑狼疮患者不是不能生育,而是需要在医生的指导下,有条件、有计划地生育。

五、系统性红斑狼疮的院前急救

系统性红斑狼疮患者在家发作时,会并发狼疮脑病、间质性肺炎及狼疮性肾炎。即出现癫痫、抽搐,憋气、呼吸急促、换气困难、全身水肿、少尿或无尿等。家人应从容面对,主要做到防窒息、防自伤、防伤人、防止使用不当措施,具体措施如下。

(1) 立即拨打"120"急救,说清楚现处地址,发病者此时症状。

(2) 如果发生抽搐、口吐白沫,应立即让患者躺平,解开衣领、衣扣,头偏向一侧,尽快用身边坚硬东西(勺子、筷子)塞入患者上下臼齿之间防止咬伤,使口腔分泌物引流出,防止误入气道,引起吸入性肺炎。同时,将患者下颌托起,防止气道堵塞,引起窒息。

(3) 如果发生呼吸困难,应将发病者坐位或卧位时头部取侧卧位,颈部后仰,将下颌抬起,指导患者用鼻子深吸气,嘴巴慢慢出气,或者用纸袋子抱住嘴巴,指导患者做深呼吸。

(4) 注意保护防止患者自伤,等待急救车送医院救治。

(5) 如果发生急性肾衰,减少摄入量,立即就医,早期着重病因治疗,防止发展,及时治疗原发病,控制出血量、失水量、失钠量、过敏等原因,预防发生休克,去除中毒物质和应用解毒药物。严重者可进行血液透析。

六、系统性红斑狼疮的防治

对于患有系统性红斑狼疮的患者要求有"既患之,则治之"的意识。系统性红斑狼疮也是一种慢性病,需要做好接受长期的、系统的、规律的治疗的准备。疾病在发作期,积极配合医生的治疗,让疾病得以快速的控制期,在控制期,要按时按量服药,每月按时预约复查,发查结果将是医生判断疾病控制效果的依据,也是判断增减糖皮质激素的最主要的依据。医生一般会从治疗量,根据每次复查结果,慢慢减量,一般在疾病前期,每次会最多减少 5 mg,到后期,每次减少 2.5 mg,到后面会有一段时间服用维持量就好,这个维持量也是身体所需要的那个最少的剂量。如果整个控制疾病的过程中,没有什么意外,这个调整药物大概需要 2～3 年的时间,在这个过程中糖皮质激素的一些副作用也会慢慢好转,如面部水肿、肥胖等。在日常生活中,要避免过度疲劳,注意休息,饮食上最好合理安排。生活作息有规律,晨晚锻炼,增强体质,避过烈日,出门做好防晒,戴遮阳帽,穿长裤长袖等。

(盛　荣　王园园　杨斯淇　王　玲)

参考文献

[1] 徐军.类风湿关节炎防治问答[M].北京:金盾出版社,2015:1-6.

[2] 徐沪济,贝政平.风湿免疫性疾病诊疗标准[M].上海:上海科学普及出版社,2015:15-19.

[3] 李思明.FGF21 蛋白抗风湿性关节炎研究[M].北京:科学技术文献出版社,2017:57-62.

[4] 姜志宇.类风湿关节炎患者家庭护理与康复指导体会[J].中国医药指南,2012(34):316-317.

[5] 赵鑫,欧阳如莉.关节炎及风湿性疾患的多种疗法[M].沈阳:辽宁科学技术出版社,2003(3):164-168.

[6] 孙士斌,周慧敏.系统性红斑狼疮的病理改变[J].家庭医生报,2005.

[7] 郑文洁,赵岩,魏丽,等.系统性红斑狼疮与血栓/栓塞[J].医学研究杂志,2004,33(3):12-15.

[8] 张丽红,林琼真.狼疮性肾炎的病理分型进展[J].河北医药,2005,27(2):93.

[9] 费军.系统性红斑狼疮胸部受累的临床、病理及放射学表现[J].国际医学放射学杂志,2002,25(1):18-21.

[10] 黄永东.系统性红斑狼疮的消化道表现[J].海南医学,1996,2:74.

[11] 陈伟伦,姚翠霞,林永明,等.系统性红斑狼疮并发感染的特点及影响因

素分析.当代医学,2014,20(6):29-30.

[12] 张立勋.类风湿因子的测定在系统性红斑狼疮中的意义[J].医学信息(医药版),2010(1):1-2.

[13] 谭怡忻,陆前进.系统性红斑狼疮与妊娠[J].中国医学文摘皮肤科学,2016,33(5):602-608.

第九章　常见恶性肿瘤

第一节　肿瘤的概述

随着癌症发生趋势的年轻化、日常化,由遥不可及演变成随处可见的疾病,引起人们高度的关注,但由于疾病的复杂及专业性,往往在认知过程中有很多困惑,本章节将采用简单易懂的专业解析,带领大家对常见相关信息的正确认知。

一、定义

肿瘤是指机体在各种致瘤因子作用下,局部组织细胞增生所形成的新生物,因为这种新生物多呈占位性块状突起,也称赘生物。

二、发病机制

人体是由细胞组成的有机体,每个细胞各有功能,通过生长分裂、结合、形成组织和器官,就是人们常说的基因。

许多人都说,人体内都有癌细胞,只不过没发展起来。从医学上来讲,如果能查出癌细胞,就可以诊断这个人患癌症了。所以,这种说法并不正确。确切的说法应该是:每个人体内都有原癌基因,绝对不是人人体内都有癌细胞。原癌基因主管细胞分裂、增殖,人的生长需要它。为了"管束"它,人体里还有抑癌基因。平时,原癌基因和抑癌基因维持着平衡,但在致癌因素作用下,原癌基因的力量会变大,而抑癌基因却变得弱小。因此,致癌因素是启动癌细胞生长的"钥匙",主要包括物理因素、化学因素、生物因素、社会心理因素和遗传因素等。多把"钥匙"一起用,才能启动"癌症程序";"钥匙"越多,启动机会越大。肿瘤细胞由"叛变"的正常细胞衍生而来,经过很多年才长成肿瘤。"叛变"细胞脱离正轨,自行设定增殖速度,累积到10亿个以上我们才会察觉。癌细胞的增殖速度用倍增时间计算,1个变2个,2个变4个,以此类推。例如,胃癌、肠癌、肝癌、胰腺癌、食管癌的倍增时间平均是33天;乳腺癌倍增时间是40多天。由于癌细胞不断倍增,癌症越往晚期进展得越快。

三、常见肿瘤

　　总体上来说,肿瘤是一个年龄相关的疾病,随着生活水平和医疗水平的提高,无论是全球还是中国的人均寿命都在逐渐延长,随之而来的就是肿瘤的发病率不断升高。除了与年龄相关之外,肿瘤的类型与人种、地域、生活水平等因素都密切相关。因此,不同国家、地区之间常见的肿瘤谱不相同,同一国家或地区的不同时间段的常见肿瘤不相同,不同年龄段的人群的常见肿瘤也不相同。

　　从生活水平的角度来看,在经济欠发达地区与感染、食物霉变等因素相关的肿瘤相对多见。如肝癌、胃癌等肿瘤在我国的发病率远高于欧美。同时,随着生活水平的逐渐提高,这些肿瘤的发病率在我国也在逐渐下降。在经济发达地区与肥胖、缺乏运动相关的肿瘤相对多见。如肠癌、乳腺癌、前列腺癌等肿瘤在欧美的发病率远高于中国。同样,随着中国经济的快速发展,尤其是在上海、北京等国际化大都市里,这些肿瘤的发病率也是在呈逐年升高的态势。

　　2016年在全球癌症顶级杂志发表了中国国家癌症中心公布的统计数据,2015年中国恶性肿瘤发病排名为肺癌、胃癌、食管癌、肝癌、肠癌、乳腺癌、其他部位及非特异性癌症、脑癌、宫颈癌、胰腺癌、甲状腺癌、淋巴瘤、膀胱癌、白血病、肾癌、子宫内膜癌、鼻咽癌、前列腺癌、胆囊癌、卵巢癌、唇癌、口腔癌、咽癌、骨癌、喉癌、其他胸部器官癌、皮肤黑色素瘤、睾丸癌,共28种。这是目前我国肿瘤发病情况的最权威数据。

　　不难看出,肺癌、胃癌、食管癌、肝癌、肠癌和乳腺癌是我国目前最常见的恶性肿瘤。无论是肿瘤的预防还是排查,都应该重视这几个最常见肿瘤。

四、恶性肿瘤与良性肿瘤区别

任何肿瘤都有害于健康，但是对人体造成的危害程度不同。医生根据肿瘤的病理学形态、生长方式以及对患者的危害程度，把肿瘤分为恶性和良性两大类。良性肿瘤的瘤细胞在形态和功能上接近于相应组织的正常细胞。肿瘤多缓慢、膨胀性生长，压迫周围正常组织，可以形成包膜，所以分界清楚。肿瘤在局部生长，产生压迫和阻塞等症状，但瘤细胞不会从原发部位脱落转移到其他部位形成新的转移瘤。因此，良性肿瘤大多数可被完全切除而不复发，能完全治愈，对人体危害较小。

恶性肿瘤细胞的结构和功能与正常细胞有较大差异，形态怪异，功能减弱、增强或丧失。肿瘤生长速度快，常侵入周围正常组织，分界不清。瘤细胞很容易从瘤体上脱落，通过淋巴管、血管或其他腔道运行到各处形成新的转移瘤。恶性肿瘤除引起压迫和阻塞症状外，还可能合并出血、坏死、发热等。不少恶性肿瘤患者，尤其在疾病晚期可极度消瘦，称为恶病质。由于恶性肿瘤呈浸润性生长，难以完全切除，术后容易复发，而且肿瘤常常转移到局部淋巴结或向全身播散，难以彻底治愈，最终往往可导致患者死亡。

然而所有的疾病不是绝对的，譬如说有一些脑部肿瘤就其细胞形态与生长方式是良性的，但不及时治疗也可引起严重症状与并发症，如垂体肿瘤可引起失明、内分泌紊乱，最终也可导致患者死亡。此外，某些良性肿瘤在某些情况下也可发展成为恶性肿瘤。

五、恶性肿瘤的病因和危险因素

恶性肿瘤产生的原因是非常多的，如经常接触一些电离辐射或者 X 射线的辐射、生活习惯、环境因素、自身免疫等都可能会导致患者出现恶性肿瘤的产生，所以应该进行合理的调整，在工作和日常生活的过程中，对于已知的不利因素，尽量避免，创造一个有科学依据的预防方式。

1. *行为生活方式*　吸烟与多种癌症有关。研究表明，吸烟年龄越早、数量越多，发生肺癌的风险越大。饮酒与口腔癌、咽癌、喉癌、食管癌、直肠癌、肝癌有一定联系。

2. 膳食因素　一般认为膳食粗糙、长期缺乏微量元素和维生素 C 者,发生食管癌和胃癌的危险性增加;过多摄入精制食品,能量、脂肪、蛋白质摄入过多和膳食纤维摄入过少,发生结肠癌的危险性增加。食物中硝酸盐、亚硝酸盐多,食品煎炸、烘烤等烹调加工过程产生苯并芘、杂环胺等与人类肝癌、食管癌、胃癌发生也有一定关系。

3. 社会心理因素和精神因素　特殊的感情生活史、个人的性格特征以及长期紧张、忧郁、绝望和难以解脱的悲哀等,与癌症的发生有一定的关系。德国哈默博士在分析 500 例癌症病人后提出,当一个人内心冲突并感到在社会上孤立时,癌就生长。有人报道,在癌症发病前有明显心理冲突者占 72%。

4. 环境因素　一般认为,化学因素在各种环境致癌因素中占首位。环境中的化学致癌物可来自烟草、食品、药物、饮用水,以及工业、交通和生活污染等。电离辐射可引起多种癌症,日本广岛和长崎原子弹爆炸后三年的幸存者中,白血病的发病率明显增加;紫外线长期过度照射是引起皮肤癌的主要原因。生物性致癌因素有病毒、真菌、寄生虫等。已有明确证据证明乙型肝炎病毒和丙型肝炎病毒是原发性肝癌的致病因子,幽门螺旋杆菌是胃癌的致病因子,埃及血吸虫是膀胱癌的致病因子,人乳头状瘤病毒 16 型和 18 型是宫颈癌的致病因子。

5. 药物　己烯雌酚可诱发阴道癌、子宫内膜癌;长期使用睾丸酮可诱发肝癌;烷化剂药物,如环磷酰胺可诱发膀胱癌等。

6. 遗传因素　肿瘤与遗传有关的证据越来越多,肿瘤遗传易感性的生物机制可能与癌基因、抑癌基因、DNA 修复基因和影响致癌物代谢的基因多态性有关。目前已明确的遗传性肿瘤有 I 型神经纤维瘤、家族性肠息肉等,而胃癌、卵巢癌、白血病、乳腺癌、肝癌、肠癌等常见肿瘤,则有家族聚集现象。

六、肿瘤的治疗方法

对于市面上五花八门的治疗方法,让人眼花缭乱,对于患者来说对治疗前景的不了解和病急乱投医的现象,往往会在选择上误入歧途,对时间就是生命的患者来说,会错过最佳治疗时间,造成不可挽回的局面。在相关治疗的选择方面,2006 年亚太地区国际肿瘤生物学与医学大会上,专业人员一致呼吁,肿瘤规范化治疗刻不容缓。

　　肿瘤的治疗方法有很多种,如手术、放疗、化疗、生物治疗、分子靶向治疗、中医中药治疗、热疗等等。目前肿瘤的治疗趋势是规范化与个体化相结合的综合治疗。具体来讲,就是要根据肿瘤的病理类型、侵犯范围(病期)和发展趋向,结合患者的身体状况,有计划、合理地应用现有的治疗手段,以最经济的方式,适当的治疗费用,给肿瘤患者提供最合适的治疗方法,以期较大幅度的提高治愈率,减轻痛苦,改善患者的生存质量。并不是所有患者都需要多种手段的综合治疗。有些播散程度很低的肿瘤,如皮肤癌在局限期,单一治疗包括手术、放疗甚至局部用药,都能达到治愈的目的,无须再追加其他治疗手段。一些很早期的肺癌和乳腺癌,单一手术治愈率可达 90% 以上,也无必要追加放化疗。强调有计划、合理地应用现有的治疗手段,就是要求治疗前多商量讨论,充分估计患者最大的危险是局部复发还是远处转移,最大限度地做到合理安排,而不是治疗手段的简单叠加。肿瘤的治疗应当以提高"生活质量"为核心,参考国内外各种肿瘤的治疗规范,来选择个体化的治疗方案。

第二节　排查——远离肿瘤的法宝

　　目前在我国,恶性肿瘤死亡居首位的是肺癌,其次为肝癌、胃癌、结直肠和乳腺癌等,面对这些恶疾的不断入侵,人们的健康防范意识得到了大大的提高,首先想到的是简单、便捷的各种体检,但是由于人们缺乏对各项检查意义的理解,造成某些检查项目"广受拥戴"或"门庭冷落"或被"神话"的种种局面,对于这种错误现象的存在,以及市面上花样繁多、价格不等的各种体检套餐,到底应该如何甄别选择呢? 首先,为大家科普在排查中常见的误区有哪些。

一、常见肿瘤排查的误区

体检,也称身体检查、理学检查或健康检查,是医生运用自己的感官、检查器具、实验室设备等来直接或间接检查患者身体状况的方法,其目的是收集患者有关健康的客观资料,及早发现、预防疾病隐患。但人们往往对体检认识不是特别清楚,对体检存在着不少的误区,主要有以下几个方面。

(一)误区一:"万能体检"能查出所有疾病!

很多人认为,每年一次的健康体检,就可以把各种肿瘤筛查出来,其实一般的健康体检主要目的是针对受检者体内的主要大器官,如肝、胆、肾、心脑血管的功能进行检查和评估,以发现常见疾病和慢性代谢性疾病为主。

而防癌排查体检则是更专业、更个性化的体检方式,主要目的是早期发现肿瘤,判断受检者患肿瘤的高危因素,从而预防肿瘤的发生,筛查的方法、技术手段都有很大的差别。

(二)误区二:X线片能看出肺癌!

很多的体检套餐内,都会有X线片拍摄的项目,由于认知片面不全,人们广泛认为,通过X线片透视,便能看出肺癌的病变。其实,对于狡猾的肺癌,这里明确地告诉大家,那是绝对不可能的! 首先,X线片的分辨率低,对于肺部小或密度低的病变是无法显示的,达不到早期筛查肺癌病变水准技术的标准。其次,由于人体解剖结构的因素,有一部分肺组织被其他器官所覆盖遮挡,同时也因为X线片单一成像的问题,那么这部分隐蔽的肺组织就会被漏诊。所以对于肺癌的检查,国际上公认应该采用胸部低剂量螺旋CT,它的优点在于能够早期发现病变。而在国际上也有临床研究,比较X线片和CT对肺癌筛查的效果,临床研究表明CT检查发现的I期肺癌是X线片检查的6倍,因此,对于肺癌的筛查排除,还是推荐CT检查。早期筛查中低剂量螺旋CT薄层重建技术的应用效果显著,能够将肺低密度结节、小结节边缘和内部特征清楚地显示出来,诊断价值较高,有良好的应用价值。

(三)误区三:常规妇科检查正常,一劳永逸!

普通的妇科检查只是简单检查是否有生殖系统疾病,并不能排除妇科肿瘤的发生。如常见的妇科肿瘤宫颈癌,医生通过肉眼直视或借助阴道镜检查可以直接观察到子宫颈的外形,是否有出血等信息,对于疾病诊断时还需要进行宫颈刮片或活检来进行诊断。对于女性,结婚一年以上,以及有性生活史两三年以上的女性,需要定期进行宫颈脱落细胞的检查。宫颈脱落细胞检查的意义在于,可以在病变尚未发展到肉眼可明显观察到的情况下及时发现病变的发生,是检查宫颈癌前病变和宫颈癌的一个最简单,没有痛苦,又比较方便的一个方法。这是目前最有效、最简便易行的早期发现宫颈癌的办法。

在进行体检时女性除了盆腔 B 超检查,还应结合相关的肿瘤标记物检查,如常见的卵巢癌的 CA - 125 血清学检查以及 CT 或 MRI 等,全面的检查结果,对临床医生的判断提供很大的帮助,对妇科肿瘤基本能达到一个有效的筛查。

(四)误区四:难以接受的胃肠镜检查,能不做就不做!

胃肠镜检查是早期筛查排除胃癌、肠癌最有效、最安全的方式,但是在普通体检中由于价格等问题往往并不包含在其中。同时,由于胃肠镜检查带来的不适感,让很多人非常抗拒,所以胃肠镜的检查率相比其他项目的检查率要低。

当然,也有很多人不愿意做胃肠镜,是因为感觉自己能吃能喝身体没毛病就不需要进行检查。对此,相关文献数据阐述,多数消化道肿瘤早期可无任何症状表现,超过六成的患者等到有症状来就诊时已到中晚期,甚至失去手术的资格,因此,对于消化道高危人群,如胃癌的高发地区以及反复出现上消化道不适、消瘦、不明原因的贫血等症状,有胃癌家族史、患有慢性萎缩性胃炎、胃溃疡、胃黏膜肠化和不典型增生及做过胃部切除术的病人,在病情没有变化时,最好也要定期进行胃镜检查,以便早期跟踪判断病情。即使是健康人,建议40 岁后每年也要做一次胃肠镜检查,以便及早进行消化道肿瘤排查。

(五)误区五:肿瘤标志物正常代表没有肿瘤!

很多人在体检时,指明要进行肿瘤标志物检查,看到标志物正常就沾沾自喜认为万事大吉,标志物升高则认为患上了肿瘤,惊慌失措,其实,这两种想法都不正确。

不可否认,一些特异性的肿瘤标志物升高,确实能在一定程度上及早发现癌症,但是目前没有100%的特异性肿瘤标志物,存在假阳性或假阴性的可能,因此一定要结合其他辅助诊断指标进行判断,不要掉以轻心。如女性妊娠时AFP会升高,不能简单地认为AFP的升高就是肿瘤造成的。但AFP 60%～70%原发性肝癌患者甲胎蛋白可升高,为肝癌的早期诊断提供重要依据,特别是有乙肝、肝硬化的患者应定期监测。

1. 癌胚抗原(CEA)　胃肠道肿瘤,特别是肠癌,癌胚抗原会升高。癌胚抗原对手术后监测有重要意义,肠癌患者经过治疗癌胚抗原可下降或恢复正常,如果手术后癌胚抗原持续升高,就要考虑复发、转移的可能,所以应定期监测。

2. 糖类抗原19-9(CA19-9)　对于诊断胰腺癌的临床应用价值较高,高敏性为91.7%,特异性为85%。也可以肝胆系统良性疾病中升高,甚至在部分人中的升幅较大。

3. 糖类抗原125(CA-125)　80%～90%女性卵巢癌患者糖类抗原125可升高。但也有不少非卵巢癌的恶性肿瘤可升高,如胰腺癌、肝癌、胃肠癌、乳腺癌。

所以肿瘤标志物正常,不能排除没有肿瘤,肿瘤标志物升高也不能代表体内一定有肿瘤,因为每种检查都有其特异性!最后的诊断还是需要结合其他临床检查或者各种穿刺活检,当发生不可理解的问题时,还是应该在第一时间,由专业临床医生进行最后诊断,不要盲目猜测,进而引起不必要的心理负担。

(六)误区六:神坛上的PET-CT能照出所有肿瘤!

近年来,PET-CT经过大众的口口相传,成为防癌体检中的"宠儿",成为检查中能发现全身疾病的"神话",所以很多人会花大价钱,就为了能做一次PET-CT,认为这个"全身照"能看到全身的任何疾病,对此,医生给予绝对的否定。

现在为大家科普这个能拍"全身照"的宠儿为何不能看到所有的疾病,因为PET-CT的检查原理是利用癌细胞对葡萄糖的需求量来判断是否有肿瘤,因此,在检查时,医生会给受检者注射有放射性的氟代脱氧葡萄糖(FDG),再通过影像学,看 FDG 在身体哪里聚集的多,表明哪里有癌细胞聚集。这种方法的确能早期发现部分病灶,但是对于那些不聚集 FDG 的癌细胞则束手无策,同时对于特定部位的肿瘤,如肺癌的早期发现,胸部 CT 有着其他检查无法相比的优势,颅内肿瘤病变通过 MRI 可以很好地显影等,影像学检查能够看到形态,却不能定性,也就是说影像学认为是肿瘤的病变可能通过病理提示是炎症等,所以影像学检查,包括 PET‐CT 检查也不是肿瘤排查的万能方法。

　　——否认了大家那么多不可行,不可信的方法后,大家肯定迫切想了解应该从哪些方面入手呢? 那么现在第一步要做的是纠正大家根深蒂固的错误想法,由于现在人们对健康意识的提高,以及网络媒介平台的发展与获得信息的便捷,很多人在身体信号发生问题时,往往在第一时间不是去正规医院就医,而是盲目借助网络平台的各种信息进行自我解答,更甚者在医院得出检查结论后,却不相信医生,而是参照五花八门网络信息进行自我诊断,往往耽误最佳治疗时机。所以把大家从盲区认知以及万能体检的幻象中拉下的时刻,大家不要灰心,现在带着大家一层层地揭开肿瘤世界的神秘面纱,正确了解肿瘤学的筛查与排除,正确防范敌人的侵袭,方可保障自身的健康。

二、肿瘤筛查做哪些检查?

　　肿瘤的排查,需要针对个性化,而不是千篇一律地进行,首先把握好每个人的特征,包括基本资料,如性别、年龄、职业、个人史,家族史等。对于 35 岁以下如没有症状或特殊情况可以不需要进行肿瘤的排查,对于大于 40 岁以上的人群,肿瘤的排查要作为体检的重要项目,如对于家族近亲中有肠癌的患者,子女可能会从父母那里继承一些肠癌的易感因子,那么建议肠镜的检查要早于一般人群;对于吸烟超过 400 年支的人群,肺癌的筛查尤为重要;对于职业会接触石棉的人群,需要警惕胸膜间皮瘤等恶性疾病;有肝炎病毒感染的人群,肝癌的排查就需谨慎等。最后,还需要考虑患者的症状和客观检查的异常,如不明原因消瘦、反复腹部不适,就需要进行消化道肿瘤排查,对于女性不明原因的出现乳房肿块,需要专科医生进行临床检查后进行辅助检查等。针对个体的症状及时请具备资质的临床专业医生进行判断并给予有效的检查,防止延误病情。

三、常见肿瘤的排查

经过对相关知识的了解,大家应该相对从容了很多,对于肿瘤的恐惧感往往是因为在我们毫无防范中的突然降临所造成的,在了解到很多疾病是能预测的情况下,早发现进行排查就显得尤为重要,接下来为大家介绍对于常见肿瘤,应该用哪些的有效手段进行排查。

(一)肺癌

肺癌治疗成功的关键在于早期诊断,早期诊断的关键在于加强宣教,及防癌知识,尽量缩短肺癌的确诊时间。具体来说,中、老年人,特别是男性,更应该警惕肺癌的发生。

1. 高危人群

(1)长期吸烟患者,吸烟量>400年支的人,属于肺癌的高危人群。计算方法为患者的吸烟年支数,如患者每日吸烟20支,吸烟史20年,即为20×20＝400(年支)。

(2)肺癌家族史,相关研究发现,由于遗传继承的一些突变基因,会增加肺癌的发生率,如直系亲属发生肺癌,需要定时进行肺癌的排查。

(3)肺部有慢性疾病,如肺结核、矽肺、尘肺病等,发生肺癌的概率比普通健康人群明显增高。

(4)职业暴露,职业上经常接触某些致癌物质,如铬、氡、石棉、砷化物、焦油等,发生肺癌的概率较未接触人群增多。

(5)年老患者,随着年龄增大,各个器官功能的退化,发生肺癌的概率也会相对增加,在体检时应把肺部检查纳入体检项目。

(6)刺激性咳嗽持续2～3周,抗炎治疗无效或原有慢性呼吸道疾病,咳嗽性质改变者。

(7)持续痰中带血而无其他原因可解释者。

（8）不明原因的持续胸痛。

中、老年人出现以上可疑症状，应及时到医院检查。如拍胸片、从痰中找到癌细胞，必要时行胸部 CT、纤维支气管镜检查，以便早发现、早治疗。

2. 排查建议　针对肺癌的早期排查，在生活中如果肺部出现了不适或可疑症状，不论是否在高危人群因素中，都应积极进行肺部疾病的原因查找而进行排查。对于平时身体自我感觉良好，没有任何症状的人群，同时也不属于高危人群的患者，也应每年定时进行体检，并找专业医生给予指导。

（二）胃癌

相关临床实践证明，早期胃癌经手术切除后，预后良好，手术后5 年存活率日本报道为 92.2% 我国为 82.2%，小胃癌及微小癌术后5 年存活率可达 100%。然而胃癌初期的症状不明显，大多数症状特异性不强，有时候甚至没有任何不适症状，所以当生活中胃部反复出现不适，有可疑症状或属于高危的人群，都需要及时或定期去医院进行胃镜的检查。

1. 发生以下情况需注意

（1）反复性腹部不适：出现原因不明的反复性消化不良症状，食欲迅速下降，进食后腹部饱胀感及不适感，同时，体重明显降低。这些症状与胃部的一些良性疾病症状相似，患者往往会采用自行服药进而获得暂时性的缓解，使其对生活不造成影响，疏于警惕，不会进一步筛查，导致延误病情。

（2）短时间出现明显消瘦、乏力：很多患者在就诊时会主诉近阶段消瘦乏力，自认与工作压力、生活环境等因素有关，不会引起过多的关注，其实这是由于体内肿瘤在生长发展过程中需要大量的营养供给，占用了患者本身的正常营养需要所致，对于患者既往无甲亢、糖尿病、刻意减肥等，如在生活中突然出现了明显的体重下降，那么应该及早就医诊治，请医生排除相关疾病的可能。

（3）黑便、呕血：针对既往有胃溃疡病史、生活饮食不规律、酗酒等患者，发生胃部出血时，不可大意，切不可自行服药，应争取第一时间去医院进行详细全面检查。例如当胃部发生少量出血时,大便常规检查会有粪便隐血阳性提示,由于出血量很少,对患者不会产生明显的不适,所以往往不会引起注意。但由于长期反复出血可导致血红蛋白的下降,会出现头昏、乏力、皮肤苍白等症状。当病情进展到胃癌会因肿瘤的破裂而引起大量出血,患者会有黑便或者呕血症状,这就需要进行紧急的对症处理。

2. 高危人群

(1) 由于生活饮食喜爱高盐的习惯,在我国的沿海地区、长江中下游等地的人群是我国胃癌的高发地区。

(2) 反复出现腹部不适、不明原因的出血、消瘦等直系亲属有胃癌患者。

(3) 既往有胃溃疡、萎缩性胃炎、手术后残胃等。

(4) 幽门螺杆菌感染患者,年龄大于 40 岁。

3. 排查建议　进行胃镜、肿瘤标志物、血常规、粪常规检查等。日常生活中出现反复胃部不适,不明原因的贫血、消瘦,上消化道出血等疾病,及早在医院进行排查,避免时间拖延,争取早发现、早治疗,对疾病的康复有着极大的影响。对于高危人群,应尽早改变生活习惯,在没有不适症状时,定期做好筛查工作,以保障健康的生活。

(三) 肠癌

临床中经常遇到很多患者在出现大便带血的症状时,都以为是"痔疮"而未重视,待疾病进展发生严重变化就诊时,往往错过最佳治疗时间,如果在最初能引起足够的重视,对后期治疗的效果会有重大的影响。所以在生活中如果腹部出现不适、隐痛、腹胀、大便习惯改变,大便性状改变,大便时出血,或便秘、腹泻或者交替出现,继而出现贫血,自我感觉疲乏无力,在腹部摸到肿块,应警惕肠癌的可能。对于确诊有痔疮的患者,如果大便带血的血量及性状发生较大改变,也应引起注意,及早就诊,防止贻误病情。

1. 高危人群

(1) 肠癌高发区的中老年人(>40 岁),三高饮食和肥胖人群。

(2) 肠腺瘤患者。

（3）肠癌患者亲属。

（4）林奇综合征（遗传性非息肉病性大肠癌，家族性腺瘤性息肉病患者）。

（5）溃疡性结肠炎、克罗恩病患者。

（6）盆腔接受过放疗的患者。

（7）既往肠癌病史的患者，有研究表明，有 2.5%～11% 的肠癌患者在手术后可在余留的肠道中再长出新的肠癌。

（8）有肠道症状的人群，如有反复便秘，腹痛，便血患者、肠炎等。

除了上述情况，对有吸烟，酗酒，乳癌或女性生殖系统癌症患者，肾癌或膀胱癌患者，免疫功能缺陷患者，糖尿病患者也应该引起注意，因为他们患肠癌的风险也比一般人要高。

2. 排查建议　进行肛门指诊、肠镜、肿瘤标记物、粪常规检查等。日常生活中对于未产生不适症状的人群学会自我观察，如观察大便习惯、大便性状等。对于有症状的人群，需要尽快进行相关检查，如肠镜、肿瘤标记物和粪常规等。针对高危人群，需要比常规人群较早进行肠癌相关检查的排查。有肠癌相关遗传疾病的人群，更加应该积极进行排查，必要时可行预防性手术。

（四）肝癌

早期肝癌无特异性症状，但慢性肝炎或肝硬化的患者，如右上腹或肝区出现刺痛或疼痛加剧，食欲减退，进行性消化不良，伴有顽固性腹泻及体重明显下降时，应高度警惕。

乙肝病毒感染是肝癌病因的常见原因，我国是乙肝大国，既往约 1/10 的人群感染乙肝病毒，随着近年来乙肝疫苗的接种，感染的比例虽然得以大幅下降，但还是积累了大量的乙肝患者，在乙肝疾病的基础上，进一步发展演变成肝硬化，最终导致成肝癌。其次，黄曲霉素、大量酒精摄入引起的酒精性肝硬化以及家族中有肝癌患者，发病率也会高于普通人，这些都是引起肝癌的因素。

1. 高危人群

（1）既往慢性肝炎病史，或乙型、丙型肝炎血清学标记物阳性。

（2）有可疑症状人群，右上腹或肝区出现刺痛或疼痛加剧，食欲减退,进行性消化不良,伴有顽固性腹泻及体重明显下降等。

2. 排查建议

(1) 肝癌的常规监测筛查指标是甲胎蛋白联合 B 超。

(2) 一般风险人群,每年一次体检常规 B 超,高危人群建议 3～6 个月进行 AFP＋B 超检查。

(3) 肝癌的发病率男性是女性的 3 倍,因此男性更应注重筛查。

(4) 根据肝癌发病特征,排查时间男性 35 以上,女性 45 岁以上。

(五) 乳腺癌

乳腺癌是女性朋友的噩梦,乳腺癌是我们国家女性发病率第一位的肿瘤,而乳腺癌的疗效是跟分期有关系的,在我们国家二三期患者比较多,而一期的患者比较少,一期占 20% 左右,而在西方国家和一些发达国家,一期的患者占 50%～60%。

1. 早期表现　患侧乳房出现无痛性、单发的小肿块,肿块质感硬,表面不光滑,不容易推动,与周围组织分界不清。若累及 Cooper 韧带,可使其缩短而导致肿瘤皮肤凹陷,即产生所谓的"酒窝征"。若肿瘤继续增大,皮下淋巴管被癌细胞堵塞,引起淋巴回流障碍,出现真皮水肿,皮肤呈"橘皮样"改变。发生这些症状必须要引起重视,尽早去医院进行进一步检查。

2. 高危人群

(1) 家族中有乳腺癌的患者。

(2) 既往有小叶原位癌或中重度不典型增生。

(3) 既往接受过胸部放疗。

3. 排查建议　乳腺癌的排查可早期发现乳腺癌,可对乳腺癌的预后有很大的帮助。有任何可疑乳腺癌症状,均应进行排查。对于家族中有直系乳腺癌患者,发病年纪轻的患者,家族中有男性乳腺癌患者或卵巢癌、输卵管癌等患者均需要提前进行排查。相关研究发现,将血检验阳性率较高的几个标志物进行组合,利用 ELISA 和 FQ－PCR 方法客观定量分析各指标,发现 CA15－3、TGSF 和 C－erbB2 联合对诊断早期乳腺癌(Ⅰ期和Ⅱ期)阳性率达 76.9%,既保证较高阳性诊断率，又不增加患者经济负担，CA 15－3、TGSF、C－erbB2 4项指标联合检测值得临床应用。

乳房自检：日常生活中女性自我乳腺检查尤为重要。乳房自检可在睡前或沐浴是进行，观察双侧乳房的外形、大小是否对称，乳头位置是否在同一水平，有无内陷或偏向一侧，查看乳房局部是否有凹陷或隆起，乳头有无溢液或溢血等。用对侧手触摸乳房有无肿块，顺序依次是内上、外上、外下、内下，最后触摸乳晕下的深层组织。正常的乳房摸起来感觉柔软，有弹性，摸不到肿块或硬结。检查的次数不必过于频繁，一般30岁以上妇女每月1次，最佳时间选择在行经后的几天进行。

随着技术的进步，目前排查肿瘤的方法越来越多，但是肿瘤的排查还是要靠患者自己日常生活中去发现，可能并不能一味地依靠医学技术来排查肿瘤。肿瘤的排查是一条漫长的路，只有患者与医护人员一起并进，才能及时揪出隐藏的肿瘤！

第三节　化疗——恶性肿瘤的持久战

在临床上，经常会遇到很多患者会说："患了肿瘤，治疗过程很痛苦，放弃治疗算了。"癌症可怕的原因在于其持续高涨的死亡率。人们常把癌症称为"癌魔""不治之症"的说法，一旦发现自身患有癌症，就彻底放弃治疗，听天由命，白白流失了许多再生机会。得了癌症，应该赶紧治疗，而不是放弃治疗，破罐子破摔。临床统计资料显示，通过有效的整合治疗，早期癌瘤一般有80%～90%的治愈率。目前，治疗肿瘤主要有外科疗法（手术）、化学疗法（化疗）、放射治疗（放疗），传统的中医药治疗，外加现代微创治疗及生物治疗。化疗作为治疗恶性肿瘤的手段之一，在临床上广泛运用。因化疗周期长，副作用大，很多患者都不能坚持，但如果能顺利地完成化疗周期，对患者恶性肿瘤的治疗将起到很大的帮助。

一、何谓化疗？

化疗是化学药物治疗的简称，是利用化学药物阻止癌细胞的增殖、浸润、转移，直至最终杀灭癌细胞，达到治疗效果的一种方式。

在肿瘤学中，除了少部分药物是"驯化肿瘤"的诱导分化剂外，其他药物大部分是细胞毒性药物。许多化疗药物来源于自然，有些为人工合成。目前已有超过50多种化疗药物，如常用的顺铂、氟尿嘧啶、紫杉醇等。这些药物除了能够治疗肿瘤的共性外，它们还具有自己的特色，而临床医生就是这些药物工具的操作者，能根据患者自身的身体情况选择不同的药物、不同的治疗方案，真正做到量体裁衣，既能起到消灭肿瘤的目的又尽量降低毒副作用。

化疗是否能根治肿瘤要看肿瘤本身的化疗敏感度。化疗能治愈部分肿瘤，化疗的目的主要分为三层。第一层是治愈肿瘤，即使肿瘤消失；第二层目的就是控制疾病（抑制肿瘤细胞的生长和扩散）；第三层是对于一些到了中晚期的癌症，只能是缓解症状，提高患者的生活质量。

二、化疗的方式及流程

（一）化疗的方式

提到化疗，很多人想到的就是奄奄一息地躺在病床上静脉输注化疗药，但化疗就只有静脉输注化疗药吗？其实，静脉化疗只是化疗的一种途径，当然也是最常见、最重要的一种。按照化疗药进入人体的不同途径可分为静脉注射、肌内注射、口服、鞘内注射、动脉介入、腔内化疗等。经静脉全身化疗的药物分布于各组织，具有给药方便、价格相对低廉等优点，但亦有局部药物浓度低、全身毒性反应和不良反应大等缺点。在临床工作中，我们最常采用的是静脉化疗，对部分不能耐受静脉多药联合化疗或静脉化疗效果不佳的患者也会采用口服化疗或局部给药的方法。

（二）化疗的流程

患者化疗用药有差异，但流程大致相同，下面进行简单的罗列以便大家心中有数。

（1）患者办理入院，医生护士安排床位，进行生命体征的测量。

（2）医生询问病史，了解患者近期是否有发热、咳嗽、腹痛、腹泻等，进行体格检查，安排抽血化验、心电图、腹部超声等检查，若首次就诊或需疗效评估的患者应增加安排相应的影像学检查。

（3）肿瘤专科医生对血常规、肝肾功、电解质、血清肿瘤标志物进行分析，对疗效评估的患者进行影像学检查结果判读，制定化疗方案及辅助用药，与患者及家属沟通交流，交代注意事项，并对患者进行心理疏导，使其保持精神愉悦。

（4）实施化疗，观察有无不良反应并及时处理。

（5）完成化疗的患者进行总体情况评估，确定是否出院。

（6）办理出院，并安排出院后复查项目及下一周期化疗时间。

三、化疗前的准备

化疗前检查的主要目的是清楚地了解患者的病情，通过一些医学的检查来确定患者的患病位置及肿瘤大小、肿瘤的类型及分期。

化疗是一种治疗方法，在做任何疾病的化疗前，一定要检查患者的肝功能、肾功能、心功能、造血功能是否正常，如果不正常做化疗是很危险的，必须要等这几项达到相应的标准才能进行化疗，所以，每次在化疗前必须要检查这些指标，如果有不达标的项目，医生就会调整化疗药物用量。

化疗前需要做的检查还有血常规检查，要清楚地了解患者的白细胞情况，才能进行下一步的化疗，由于每一位患者病情的不同，化疗前做的检查项目都是不一样的，有的患者还需要化疗之前先做个 CT，做好病理检查，还要确定肿瘤细胞的类型，然后才能进行化疗。

化疗前的检查是极其重要的，患者千万不能没有通过检查就进行化疗治疗，那样的话只会对身体造成严重的伤害，而且对自己的身体也是不负责任的，疾病治疗前一定要积极地配合医生做好各项检查，才能避免更多伤害。

四、治疗过程中合理选择静脉化疗通路

静脉化疗是目前治疗恶性肿瘤常用的方法之一,根据治疗药物、化疗疗程、患者自身的情况,各种静脉通路的适应及禁忌证合理选择静脉通路,对患者顺利完成治疗计划是非常重要的。那么肿瘤患者应如何选择呢?

(一)静脉通路的种类

1. 外周静脉通路　如留置针(也叫套管针)。

2. 中心静脉通路　凡是导管尖端到达腔静脉者,均为中心静脉导管,如深静脉置管、PICC 留置管、输液港。

(二)输液通路的优缺点

1. 外周短期静脉器材:留置针(套管针)

(1)优点:费用-价格低廉;使用方便,护士操作步骤简单。

(2)缺点:一般使用不能超过 96 小时;堵塞率、脱出率高;静脉炎发生率高;药物可能过分刺激外周血管,发生静脉炎,易发药物外渗,引起皮肤组织损伤或坏死;患者反复穿刺最终可能没有可以穿刺的血管。

2. 中心静脉通道(CVC)

(1)颈内静脉、锁骨下静脉或股静脉留置管:其特点是自颈内静脉、锁骨下静脉或股静脉穿刺,需要去手术室由麻醉医生操作,一般适宜短期使用(小于 30 天)。

1)优点:适用于所有类型的静脉治疗,可用于监测中心静脉压,价格相对便宜。

2)缺点:插管可能发生血气胸。大血管穿孔,威胁到生命安全;感染的发生率高,使用期限短,患者不能带管出院。

(2)PICC-是经外周置入中心静脉导管

1)优点:适用中长期静脉治疗的患者,可使用 1 年左右;适宜化疗药物等刺激药物治疗;价格适中。

2)缺点:一般置管于患者手臂,导管外露并需要每周冲管,敷料需每周更换;对皮肤易过敏的患者可能引发导管周围皮肤炎症。

(3)输液港-是植入式中心静脉导管:通过植入患者皮下长期留

置在体内用于输液治疗,可以很好地实现肠外营养、化疗以及其他高渗液体的输入。该输液系统包括一条中央静脉导管,导管末端连接一种装置称为穿刺座,利用小手术方法将导管经皮下穿刺置于人体大静脉中,如锁骨下静脉、上腔静脉,部分导管埋藏在皮下组织,将另一端的穿刺座留置在胸壁皮下组织并缝合固定,手术后皮肤外观只看到一个小的缝合伤口,愈合拆线后患者体表可触摸到一个突出圆球,有 1 元硬币大小。

　　治疗时再次定位下针,适用输注高浓度的化疗药物、完全肠外营养、血液制品输注。因为导管末端在大静脉中,能够迅速稀释药物浓度,避免对血管壁的刺激和损伤,比一般静脉输液减少血管硬化的机会。

　　1) 优点:可长期使用,减少患者反复静脉穿刺的痛苦,如需连续输液治疗,患者只需每周更换留置针头即可;若患者不要静脉输液治疗,需每月进行冲管一次;患者皮肤表面看不见装置,患者可正常洗浴及游泳,感染风险低。

　　2) 缺点:置入难度大,需要至手术室由经过培训麻醉医生手术置入,植入过程长;拆除需再进行一次手术;输液港功能发生异常时纠正手段更为复杂更困难;价格比传统的 PICC、CVC 昂贵。

　　当患者在选择适合自己的输液装置时,首先,应咨询自己主管医生或责任护士,他们可根据您的病情及治疗方案提供适合您选择的输液装置。如早期肿瘤患者可选择中心静脉输液装置。其次,患者应根据自己血管条件选择合适的输液装置,血管条件差的患者在输液治疗过程中遭受穿刺失败次数多,从而更应选择中心静脉输液装置;再次患者应了解自己的治疗方案,需反复化疗患者,且化疗时间长患者,应选择中心静脉输液装置,有些化疗药物较刺激,若外渗对皮肤损伤严重,必须要选择中心静脉输液装置,以减少输液引起并发症的发生。

五、化疗后的不良反应

　　抗肿瘤药物在抑制或杀伤肿瘤细胞的同时,对机体的某些正常器官或组织细胞同样有毒害作用,主要是骨髓造血细胞、消化道黏膜上皮细胞和生殖细胞等。需合理应用抗肿瘤药物,提高临床治疗效果,预防或减少不良反应的产生,提高肿瘤患者生存质量。

(一)骨髓抑制

绝大多数抗肿瘤药物对造血系统都有不同程度的毒性。骨髓抑制是化疗药物最常见、最严重的毒性反应,其外周血白细胞、血小板的明显下降,可引发致死性感染与出血,并限制了化疗的进程,直接影响预后,因此对化疗过程中可能出现的骨髓抑制应予以积极的预防和处理。

(二)消化道反应

临床主要表现为恶心、呕吐、厌食、急性胃炎、腹泻、便秘等,严重时出现胃肠道出血、肠梗阻、肠坏死,还有不同程度的肝损伤。

消化道反应是化疗药物最常见的毒性反应,分为五级(表9-1)。

表9-1　化疗后消化道反应的分级

分级　　项目	恶心、呕吐	口腔炎	腹　泻
0度	无	无	无
I度	恶心	疼痛	短暂(<2天)
II度	恶心、呕吐可控制	溃疡能进食	能耐受(>2天)
III度	恶心、呕吐难控制	溃疡能进流质食物	不能耐受,需治疗
IV度	恶心、呕吐治疗无效	不能进食	血性腹泻

(三)神经系统反应

临床主要表现为外周神经包括肢体麻木和感觉异常、可逆性末梢神经炎、深腱反应消失、下肢无力。中枢神经包括短暂语言障碍、意识混乱、昏睡、罕见惊厥和意识丧失。植物神经包括小肠麻痹引起的便秘、腹胀。听神经包括耳鸣、耳聋、头晕,严重者有高频听力丧失。

(四)心血管系统

临床主要表现为心电图改变、心律失常,非特异性ST-T段异常,少数患者可出现延迟性进行性心肌病变。

（五）呼吸系统

临床主要表现为肺毒性包括间质性肺炎、肺水肿、肺纤维化、急性呼吸衰竭等。急性型可发生在治疗期间的任何剂量之间，初期发生干咳，X 线检查阴性，几天到几周 X 线片显示快速进行性改变，血氧值降低而需要给氧。急性肺毒性作用不可逆，慢性型主要与剂量有关，开始时患者出现干咳但不发热，当 X 线片显示进行弥漫性浸润改变时，应进行肺活检并停止治疗。

（六）泌尿系统

临床主要表现为肾损害包括肾功能异常，血清肌酐升高或蛋白尿，甚至少尿、无尿、急性肾功能衰竭。化学性膀胱炎包括尿频、尿急、尿痛及血尿、膀胱纤维化。

（七）变态反应

临床主要表现为皮疹、血管性水肿、呼吸困难、低血压、过敏性休克等。

（八）局部组织刺激反应

给药部位发生静脉炎。静脉注射时液体漏出血管外造成疼痛，引起局部皮肤组织溃疡，甚至坏死。

六、化疗常见不良反应的防治对策有哪些?

（一）外渗

抗肿瘤药物在输注过程中漏入或浸润到皮下会发生局部反应，包括局部渗漏引起组织反应或坏死，严重者可发生栓塞性静脉炎。这与抗肿瘤药物的组织刺激性有关。处理措施如下。

（1）一旦发生药物外渗，立即停止输液，将针头保留并接注射器回抽漏于皮下的药物。

（2）皮下注射解毒剂：局部外敷氢化可的松，肿胀严重的也可以使用 50% 硫酸镁局部湿敷；如疼痛不止，可用氯乙烷表面麻醉止痛。

（3）局部冰块冷敷 12～24 小时，可使血管收缩，减少药物吸收。冷敷时注意观察局部有无红斑、苍白等，防止冻伤。

（4）发生外渗的患肢要抬高制动，避免患处局部受压，外渗部位禁忌热敷，以免加重组织吸收导致局部水肿坏死。

一般而言，静脉炎的处理防胜于治。在使用强刺激性药物时，应将药物稀释到一定浓度，滴注时调节好滴速，不宜过快。选择深静脉或中心静脉置管对药物外渗有很大帮助。

（二）过敏反应

过敏反应可分为局部过敏反应和全身过敏反应。局部过敏反应表现为沿静脉出现的风团、荨麻疹或红斑；全身性过敏反应可表现为颜面发红、荨麻疹、低血压、发绀等。患者可主诉有瘙痒、胸闷、言语困难、恶心、失听、眩晕、寒战、腹痛及焦虑等。应用易发生过敏的抗肿瘤药物前，可预防性使用地塞米松等药物。

处理措施如下。

（1）立即停止使用引起过敏的药物，就地抢救，并迅速报告医生。

（2）立即平卧，皮下注射肾上腺素 1 mg，小儿酌减。如症状不缓解，每隔 30 分钟再皮下注射或静脉注射 0.5 mg，直至脱离危险期，注意保暖。

（3）改善缺氧症状，给予氧气吸入，呼吸抑制时应给予人工呼吸，喉头水肿影响呼吸时，应立即准备气管插管，必要时配合施行气管切开。

（4）迅速建立静脉通路，补充血容量，必要时建立两条静脉通路。

（5）发生心跳呼吸骤停，立即进行胸外心脏按压、人工呼吸等心肺复苏的抢救措施。

（6）观察与记录，密切观察患者的意识、体温、脉搏、呼吸、血压、尿量及其他临床变化，患者未脱离危险前不宜搬动。

（三）发热

大多数细胞因子和单克隆抗体也可引起发热反应。发热反应一般不需特别处理。如果有过敏反应发生，应及时补液，使用退热剂及激素处理，可避免发生严重后果。

（四）造血系统反应

在细胞毒药物中，几乎所有的细胞毒药物或多或少都会有骨髓抑制反应。皮质激素在某种程度上有骨髓保护作用。抗肿瘤药物引起骨髓抑制的程度与患者个体骨髓贮备能力关系密切。处理措施如下。

化疗前，医生会给大家做化验，如果白细胞不足 4 000/L、血小板不足 10 万/L 时，化疗就会停止，必须待白细胞回升后才能继续治疗。白细胞低的患者进行保护性隔离，或安置层流床内。当血小板计数$<50 \times 10^9$/L 时实施预防出血的措施。当血小板计数$<20 \times 10^9$/L 时，严格卧床，限制活动，防止摔伤。

（五）胃肠道反应

胃肠道反应也是常见的化疗不良反应，可表现为黏膜炎、食欲不振、恶心、呕吐、腹痛腹泻等，严重者甚至出现血性腹泻。食欲不振为化疗最初反应，出现于化疗后 1～2 天，一般无须特殊处理。孕酮类药物有助于改善食欲。

1. 恶心和呕吐　目前用于止吐的药物有：① 5 - 羟色胺 3 型 (5 - HT3)受体拮抗剂；② 甲氧氯普胺；③ 地塞米松；④ 氯丙嗪等。

2. 黏膜炎　在癌症治疗过程中，40%的标准化疗患者和 60%的骨髓移植患者可有口腔黏膜炎。直接口腔毒性一般发生于化疗后 5～7 天。体质衰弱和有免疫抑制的患者易继发真菌感染。在给予可能引起口腔炎的药物时，事先宜对患者介绍有关口腔卫生及护理的常识。

处理措施如下。

（1）持续而彻底的口腔护理，特别是进食后用复方硼砂液、3%重碳酸钠或 3%双氧水漱口。出现霉菌感染多伴有白斑或白膜，应以制霉菌素液漱口或用含制霉菌素的口腔涂剂局部涂布。口腔溃疡还可选用中成药如冰硼散、珍珠散等。

（2）合理调整进食，应进相当于室温的高营养流质或饮食，避免刺激性食物。急性期疼痛明显时可在进食前 15～30 分钟用抗组胺药物或表面麻醉剂如普鲁卡因或利多卡因止痛。

（3）加强支持治疗，纠正水盐电解质失衡。

3. 腹泻　如果出现化疗后的腹泻，处理措施如下。

（1）进低纤维素、高蛋白食物，补充足够液体。

（2）避免对胃肠道有刺激的药物。

（3）多休息。

（4）遵医嘱使用止泻药。

（5）必要时静脉补充液体和电解质。

（6）腹泻次数1日超过5次以上或有血性腹泻者应停用有关化疗药物。

4. 便秘　使用有神经毒性的化疗药物有可能导致便秘。处理措施如下。

（1）膳食富含纤维，多食新鲜水果和蔬菜，充分摄入液体。

（2）缓泻剂软化大便。

（3）必要时通过腹部X线片了解肠道情况。

（六）皮肤反应

常见的皮肤反应有脱发、荨麻疹、红斑浮肿、色素沉着症、皮疹等。一般发生在首剂化疗后2～3周，在停化疗后6～8周可逐渐长出。

七、患者在接受治疗期间的健康教育

（1）严格遵守陪护探视制度，保持周围环境的整洁，避免接触鲜花。

（2）若出现疼痛及时告诉医生护士。

（3）输液处如有疼痛或不适应及时告知。

（4）化疗期间应多饮水，多排尿。

（5）饮食上给予清淡易消化食物，少量多餐。忌烟酒，忌辛辣调味品及有可能引起黏膜创伤的食物。化疗期间，由于人体对化疗药物有较强的敏感性，因此大多数肿瘤患者都有在化疗后出现恶心、呕吐的问题，一般我们的建议是患者在化疗后的第一周饮食宜清淡，吃一些易消化的食物，避免饮食过甜或油腻的食物，便于胃肠道从化疗的打击当中恢复过来。而第二周开始,可适当进补,在食物的搭配和烹饪方法上变换花样,以多种方式促进患者的食欲,以补充所需的营养。进补的食物主要是以高蛋白、维生素较好,不建议吃脂肪高的食物。

(6)保持口腔清洁。起床后、临睡前、每次进食后、每次呕吐后用漱口水含漱2～3分钟。

(7)用药后胃肠道反应严重及时通知医生、护士。

(8)保持大便通畅,注意肛周清洁,如有便秘或腹泻等排便的改变及时通知医生。

(9)注意个人卫生。避免到人口密集的公共场所及和感冒的人群接触。

了解肿瘤知识,可以更科学有效地对癌症进行治疗,虽然治疗过程中患者的日常会很辛苦,但要积极配合治疗才能战胜疾病。

第四节　营养均衡抗肿瘤

癌症现已成为常见病、多发病,其吃、穿、住、行任何一个环节出现了问题都可能导致恶性肿瘤的发生与发展。那么,提到排在首位的"吃",您是否有过这样的疑惑:"这个吃了会得肿瘤吗?""平常多吃什么食物可以预防肿瘤啊?""这个要怎样烹饪才健康?""肿瘤患者又该怎么吃呢?"那么,肿瘤患者如何健康饮食呢?

一、肿瘤相关营养知识

(一)人体七大营养素与肿瘤的关系

营养素是指人类通过摄入食物获得生理必需的各种营养成分。对百姓而言,人体所必需的营养素可概括为七大类:蛋白质、脂肪、糖、无机盐(矿物质)、维生素、水和纤维素等。

肿瘤相关的消化系统功能障碍,常致消化、吸收不良,甚至排空障碍或梗阻,肿瘤患者往往有厌食、味觉异常和胃容纳差,甚至恶心、呕吐的发生。逐渐出现无意识的体重下降、营养不良，直至恶病质。肿瘤患者能量、碳水化合物、脂肪和蛋白质代谢均有很大程度的改变。肿瘤本身生长代谢所需要的能量消耗增加是肿瘤机体营养不良的另一个主要原因。摄取能量营养素能力下降而能量消耗越大，体重下降越明显。无有效营养支持，则机体呈负氮平衡。虽然肿瘤患者的营养状况对疾病转归和并发症发生等均产生重大影响，但应该清醒认识到肿瘤导致的营养不良不可能在短期内得到明显改善。营养支持的早期应以纠正电解质、维生素、微量元素失衡为主，机体各组分包括瘦体组织的改善和纠正是一个漫长的过程。

（二）生活中常见的容易致癌的烹饪误区有哪些？

油炸、爆炒等家庭常用的烹饪方法，虽能做出可口的菜肴，但在肿瘤医生眼里，这类烹饪方法可能制造更多的"致癌物"，特别是肺癌、食管癌以及肠癌都与不健康的烹饪方法有关。那么在家庭烹饪中，我们需要避免的容易致癌的烹饪误区有哪些呢？

1. 炝锅　首都保健营养美食学会名誉会长李刚曾经说过："炝锅所散发的股股香味，令人垂涎三尺；可蒸腾起来的油烟对身体的危害却不亚于雾霾天气。"

2. 煎炸　菜品味道较香，但多以肉类为主，如炸鸡、炸丸子、炸鱼、煎牛排等。煎炸这类食物时，肉类的蛋白质经过高温可产生致癌物，增加消化道肿瘤发生风险。

3. 缺少排烟装置，通风条件差　炒菜时产生的油烟中主要含有致癌物丙烯醛，也含有苯并芘，对呼吸系统有极大危害，如果长时间吸入会增加肺癌的风险。

4. 炒菜后不刷锅接着炒　看似干净的锅表面会附着油脂和食物残渣，当再次高温加热时，可能产生苯并芘等致癌物。而且不刷锅接着炒菜，原本在锅里残余的菜很容易烧焦，这也存在一定的致癌隐患。

5. 多次重复利用食用油　食用油最好只用一次，在控制好油温的情况下，最多2～3次。使用多次用过的油，里面会有残留苯并芘、醛类、杂环化合物等有害物质，易致癌。

6. 熏烤食品　包括烤鸡、烤鸭、熏鱼、火腿、腊肠等。炭火熏烤食品时,由于熏烟中含有大量的多环芳烃,在高温下可能随烟雾侵入食品中。

7. 少吃腌制、发酵食品　高盐的腌制蔬菜腌制后会产生大量的亚硝酸盐,亚硝酸盐是亚硝胺类化合物的前提物质,亚硝胺是公认的强致癌物,长期食用会摧毁胃肠道的正常功能,严重损伤胃黏膜,导致胃炎、胃溃疡等疾病,增加患胃癌概率。

(三) 肿瘤患者的膳食结构有哪些?

膳食是由多种食物组成,膳食中各类食物的数量及其在膳食中所占的比重成为膳食结构。根据膳食中动、植物性食物所占的比重和能量、蛋白质、脂肪、碳水化合物摄入量,当今世界各国的膳食结构大体上可以分为3种类型:动、植物性食物均衡结构型;以动物性食物为主的膳食结构型;以植物性食物为主、动物性食物为辅的膳食结构型。

世界癌症研究基金会多年致力于癌症的基础、临床以及癌症预防等方面研究,总结了全世界在癌症领域的研究结果,提出了具有广泛科学依据,从膳食和生活方式等方面预防癌症的14条建议:① 合理安排饮食;② 控制体重;③ 坚持体育锻炼;④ 多吃蔬菜、水果;⑤ 每天吃 600~800 g 各种谷物、豆类、植物类根茎,加工越少的食物越好,少吃精制糖;⑥ 不提倡饮酒;⑦ 每天吃红肉(指牛、羊、猪肉及其制品)不应超过 90 g;⑧ 少吃高脂食物;⑨ 限制食盐;⑩ 尽力减少霉菌对食品的污染;⑪ 食品保藏:易腐败的食品在购买时和在家中都应冷藏或其他适当方法保藏;⑫ 对食品的添加剂和残留物以及各种化学污染物应制定并监测其安全用量,并应制定严格的管理和监测办法;⑬ 不要食用烧焦的食物、直接在火上烧烤的肉和鱼;⑭ 对于饮食基本遵循以上建议的人来说,一般不必食用营养补充剂、营养补充剂对减少癌症的危险可能没什么帮助。

二、肿瘤患者营养支持治疗

(一) 肿瘤营养支持治疗的相关知识

1. 肿瘤营养疗法的定义　肿瘤营养治疗是以治疗肿瘤及其并

发症或身体状况,从而改善肿瘤患者预后的过程,包括营养诊断(筛查/评估)、营养支持(干预)、疗效评价(包括随访)三个阶段。

2. 肿瘤营养支持的原因　恶性肿瘤患者,尤其是消化道肿瘤患者,大部分伴有体重减轻、消瘦、甚至恶病质,从而导致不能进行针对肿瘤的放化疗及手术治疗。这既使得肿瘤患者生存期缩短、生活质量下降,又使得营养不良成为恶性肿瘤死亡的重要原因之一。因此,针对不能摄入或摄入量减少的肿瘤患者,营养支持在加快患者恢复、延长患者生存时间和提高生活质量上起到了很好的作用。营养支持治疗是为了给患者维持适当的营养、身体的组成、生理的功能、免疫的功能及生活的质量。

3. 适应人群　营养不良、厌食、消瘦是恶性肿瘤患者常见的症状,而严重的营养不良又是恶性肿瘤患者常见的死因。因此,营养支持治疗对于营养不良肿瘤患者来说有重要作用。对于有营养不良,而且需要化疗、放疗的患者我们应该给予营养支持;对于需要手术的营养不良的肿瘤患者,进行必要的营养支持来改善术前营养状态,从而使患者顺利度过围手术期。

4. 营养支持治疗的适应证　包括因放化疗而导致的恶心、呕吐、厌食,不能摄取足够的营养;发生肠瘘、严重感染的胃肠功能障碍等并发症;需施行姑息性手术或侵入性治疗,围手术期等。

5. 营养支持方式　营养支持的实施方法有肠内营养和肠外营养。肠内营养是经胃肠道用口服或管饲来提供代谢需要的各种营养素的营养支持方式。肠外营养指的是人体所需的营养素不经胃肠道而直接进入循环,以满足机体的需要。

(二) 肠内营养支持治疗

1. 肠内营养　是指需要少量消化过程或不需消化过程就能吸收的营养液,通过消化道置管(或造口)或少量多次口服的方法,为患者提供所需的营养素。

2. 肠内营养主要适用的人群

(1) 因口腔、咽喉、食管炎症及肿瘤不能经口进食的患者。

(2) 肿瘤患者放疗及化疗时、大面积烧伤及创伤患者因营养素需要量增加但经口摄食不足的患者。

（3）中枢神经系统疾病而不能或不愿进食的患者。

（4）适宜用肠内营养的胃肠道瘘患者。

（5）适宜用肠内营养的溃疡性结肠炎及克罗恩病患者。

（6）消化吸收不良患者。

（7）家庭肠内营养支持患者。

（8）先天性氨基酸代谢缺陷病。

（9）需要择期手术的营养不良患者。

（10）器官衰竭患者。

3. 肠内营养的优点和缺点

肠内营养的作用是保护与支持器官的结构与功能、维持机体的代谢、参与调控机体的生理功能、促进患者的康复。长期肠内营养的优点主要有以下几点。

（1）模拟正常人进食途径，营养物质经门静脉系统吸收输送至肝脏，有利于肝脏的蛋白质合成和代谢调节。

（2）肠内营养可以维持肠道黏膜结构完整、继续肠道消化和吸收功能，并有效防止肠道细菌易位，并帮助患者脱离肠内营养支持后更快适应正常人的饮食和消化。

（3）肠外营养可使内脏血流和心输出量增加，因而使代谢营养物质所需消耗的能量增加。

（4）肠内营养对技术和设备要求低、操作简单、费用低，患者在医院和家里都可以使用，依从性好。

肠内营养的缺点较少，主要并发症有腹泻、腹胀、胃食管反流和吸入性肺炎，电解质、维生素、微量元素和糖代谢异常也可能发生，肠饲管插入可能发生肠黏膜糜烂、穿孔，饲管常会发生堵塞，但引起严重功能丧失或死亡极为罕见。

4. 肠内营养并发症及处理

（1）胃肠道症状：腹泻、恶心、呕吐：相应的处理措施主要有：注意观察患者出现腹泻的次数及性状；使用接近正常体液浓度（300 mmol/L）的溶液；及时调整配方；营养液要新鲜配制，低温保存,常温下保存 8 小时,低温保存 12 小时,使用不超过 24 小时;营养液注意滴注速度及温度;危重症患者注意菌群失调;操作人员注意双手及物品清洁,避免人为污染。

(2)胃潴留:在每次输注前先抽吸,以了解胃是否排空,若停止喂养 1 小时,残留量>100 mL,提示有胃潴留,需要延长输注间隔,或行胃肠减压。

(3)代谢并发症:肠内营养可出现多种代谢性问题,包括液体、电解质、维生素及微量元素的缺乏或过多,最常见的是水中毒、高糖血症、低糖血症及高钠血症性脱水。治疗上不应继续补钠,而应限制液体摄入。

(4)反流和误吸:年老体弱者发生误吸易导致吸入性肺炎。为了减少误吸的风险,患者喂养时应抬高床头超过 30°,喂养结束后应保持这种姿势 30 分钟。

(三)肠外营养支持治疗

1. 适应人群

(1)胃肠道梗阻患者。

(2)胃肠道吸收功能障碍者。

(3)重症急性胰腺炎。

(4)严重营养不良伴胃肠功能障碍。

(5)严重的分解代谢状态,如大面积烧伤和感染。

疗效中等的适应证有:① 大手术、创伤的围手术期;② 肠外瘘;③ 严重营养不良的肿瘤患者;④ 重要脏器功能不全的患者。

2. 常见的肠外营养制剂

肠外营养制剂是按药品生产要求将各种营养素配制成符合标准的静脉输注混合液。

(1)葡萄糖溶液:为了提供足够的能量,在肠外营养液配方中常应用高浓度的葡萄糖作为肠外营养的能量来源。

(2)脂肪乳:必需脂肪酸在体内不能合成,因此在静脉营养时脂肪乳剂的供给不可或缺,同时脂肪乳有调节免疫功能的作用。

(3)氨基酸溶液是肠外营养的基本供氮物质,包括必需氨基酸与某些非必需氨基酸。除了可提供能量外,主要用于提供氮源,维持正氮平衡、促进体内蛋白质合成、组织愈合及合成酶和激素。

（4）水：人体只能短期耐受失水状态,缺水 3～4 日,即可出现脱水状态,成人失去相当于体重 10%～25% 的水分（体内总水量的 40%）就不能生存,儿童更为敏感。

（5）电解质：主要是用于维持血液的酸碱平衡和水盐平衡,以保持机体有恒定的内环境。

（6）维生素与微量元素：维生素参与糖、脂肪、蛋白质代谢及人体生长发育、创伤修复等。肠外营养一般只能提供生理需要量,有特殊营养需求的病人（如烧伤、肠瘘等）需要额外补充,否则可出现神经系统与心血管系统的损害和维生素缺乏症。

3. 肠外营养的优点和缺点

（1）优点：① 营养素较全面,直接经静脉系统提供人体必需的氨基酸、脂肪、糖等必需营养素;② 可使不能进食或进食很少的患者维持良好的营养状况,增强自身免疫力,帮助机体度过危险的病程,改善肿块患者的临床症状,改善生活质量,延长生命;③ 可根据患者实际情况制定个体化的全营养混合制剂;④ 肠外营养制剂对生产、配置技术较高,安全性较高。

（2）缺点：① 使用范围较肠内营养小,仅供院内使用;② 对输注速度和时间要求较高,否则易出现胸闷、气急、过敏等不适;③ 对患者输液途径要求较高,一般要求由中心静脉输入,深静脉置管有一定的感染及血栓风险;④ 有发生肠源性感染的风险;有淤胆及肝功能受损的风险;⑤ 如高血糖、低血糖、酮症酸中毒、高渗性非酮性昏迷;⑥ 价格较昂贵。

4. 肠外营养常见并发症及处理方式

（1）机械性并发症：包括置管失败、气胸、动脉损伤、空气栓塞、血胸、心包积血或心包填塞、心律不齐、中心静脉栓塞,膈神经、迷走神经、喉返神经和气管丛损伤,胸导管损伤和乳糜胸。这些并发症需要临床专业人员恰当处理,有的并发症需要紧急处理。

（2）感染性并发症：感染原因最多见的是导管来源和肠道来源。

（3）代谢性并发症：补充不足所致的并发症中,临床最常见的是血清电解质的紊乱,如低钾血症、低钠血症、低磷血症,还有微量元素、必需脂肪酸的缺乏。

（4）血栓性浅静脉炎：多发生于经外周静脉输注营养液时。可见输注部位的静脉呈条索状变硬伴红肿热痛。

（四）常见问题的应对措施

1. 食欲下降

（1）少食多餐,提供高能量、高蛋白质饮食或营养补充品。

（2）更换食谱,尝试用各种温和的调味料,经常变化烹饪方式与形态,增强色香味。

（3）餐前不宜长久坐卧不动,应做适量的运动（比如散步）来帮助增强饥饿感,同时可食用开胃食物。

（4）进餐时应保持愉快的心情,选择自己喜好的餐具,进餐时可以观看喜欢的电视节目或者播放轻音乐。

（5）用餐时少喝水,避免过早产生饱腹感,可先食用固体食物,再饮用液体汤汁或饮料。

（6）若感觉疲劳,应休息片刻,待体力恢复后再进食。

（7）尽量少摄入油腻食物。

（8）每天补充适量的维生素、矿物质、水分。

（9）多吃新鲜蔬菜水果。不但可以增加抵抗力,而且还可增加食欲。

（10）保持乐观情绪。

2. 腹胀　是因胃肠道消化能力下降和食物通过的时间延长所致,也与所进食物性质有关,少量多餐。餐前餐后坐起或适当行走,避免进食肥腻、油炸、产气食物。

3. 便秘　是因为缺乏膳食纤维、活动减少和药品所致,增加新鲜蔬菜、水果、全谷面包和麦片,也应增加进液量,必要时可用轻泻剂或灌肠;出现腹泻可能是因化疗、腹部放疗或肠道手术所致,可服液体使肠道休息,逐步增加无渣或少渣食物,再至正常饮食,避免进食油腻、辛辣、刺激、过冷以及含纤维素多食物。

三、肿瘤患者居家营养治疗五大问题

(一)需要忌口吗?

临床上,很多肿瘤患者和他们的家属特别关心的一件事就是忌口问题。民间有所谓的"发物"的说法,认为这些食物吃了会促进肿瘤生长,最后,只能吃白饭和青菜,那"忌口"到底有相应的科学依据吗? 所谓"发",是激发、诱发的意思,发物能够诱发某些疾病或症状。具体来说,食用某种食物,可能原来没病变致病;原来有病的,致旧病复发;在患病过程中,加重病情的,都可以称为发物。民间流传的发物主要包括牛肉、羊肉、公鸡、虾、螃蟹、无鳞鱼等肉类食品,以及蔬菜中的韭菜、香菜、茴香、葱、姜等辛香发散之物。其实对于很多患者,尤其是肿瘤患者来说,只要对这些食物不会产生过敏反应,吃了都是无害的。相反,肿瘤患者身体比较虚弱,非常需要补充营养,增强机体的免疫力。在放疗、化疗中却有许多患者因为限制了饮食中营养物质的摄入,造成营养不良,不能耐受放疗和化疗而影响了康复,甚至中断了治疗。总之,在临床实践中,没有见到因为吃了羊肉、鸡肉、鱼虾而引起肿瘤复发的例子。肿瘤患者在康复期需要多补充蛋白质、热量和多种维生素,使营养均衡。在治疗期间,应该更加注重营养搭配,在原有的饮食基础上增加含动物蛋白质丰富的食品。因此,专家认为,忌口是要的,但不能乱忌。忌口的依据是:含有致癌成分的食品不能吃;饮食中的营养成分要比例适当;口服中药时可能要忌口;具体病情具体对待:如消化系统肿瘤患者宜吃易消化、刺激少的食物,手术后应摄入足够营养促进伤口恢复;放疗时少吃狗肉、羊肉等燥热食物。

(二)需要大补吗?

每个肿瘤患者经过手术或化疗或放疗等治疗之后,说的最多一句话就是"元气大伤"。的确,不同的肿瘤治疗手段会造成不同的不良反应。经历手术的患者会有疲乏的感觉,化疗的患者一般都会出现吃东西没味道,有的甚至有恶心、呕吐的症状。如果是放疗的患者,放射部位在头颈部,则会出现不同程度的口干症状。放射部位在腹部、盆腔等部位,会出现大便异常的情况。很多患者和家属认为这

些治疗不良反应太大,需要冬虫夏草、野生甲鱼以及各类名贵药材"齐上阵",才是最有效的方法,其实并非如此。肿瘤患者经过放、化疗后,脾胃功能较差,大剂量进补佳品也很难被吸收。中医认为,肾是"先天之本",脾胃是"后天之本",所以先要保证肠胃消化功能良好,才能实现进补事半功倍的效果。因此,可以通过不同性味的食物,来达到进补目的。可以要求患者注重谷物类食物的摄入量,再通过水果、肉类、蔬菜来全面调养饮食,达到膳食均衡、增强体质的作用。而且,每位患者体质不同,人体所需营养物质也不同,并不一定缺的就是这些大补的食物,应该根据实际情况合理、适量补充各种食物。

(三) 剩菜可以吃吗?

很多患者不愿意浪费粮食,有吃剩饭、剩菜的习惯,也有些人为了方便会将一天甚至数天饭菜一次性做好,等到每餐食用前再加热。这种做法不仅会让食物中的营养物质大量流失,且会增加致癌的风险,对肿瘤患者极为不利。若剩菜储存条件不当,会产生大量的硝酸盐和亚硝酸盐,在胃内即可转化为致癌物质。剩菜放置于冰箱中冷藏,亚硝酸盐含量也会慢慢增加,只是较常温保存量少而已。有人认为夏天饭菜需要放置冰箱,冬天就无所谓,这种观点也是不正确的。冰箱内的冷藏温度一般为 $2\sim6℃$,可以减慢食物的腐坏,而室内常温很难达到此温度,对食物保存不利,不仅会增加细菌的繁殖,而且会增加亚硝酸盐等致癌物质的含量。

另外,在日常生活中,常有人把剩下的饭菜一次次地加热,以为这样就可以防止饭菜腐坏。其实从医学角度分析,这种观点并不完全正确。因为有些食物的毒素仅凭加热是不能消除的。一般情况下,微波炉或者蒸煮这样 100℃ 的高温加热,几分钟即可杀灭某些细菌、病毒和寄生虫,但是对于食物中的细菌所释放的化学性毒素及食物腐坏带来的致癌物质而言,加热是无能为力的。加热不仅不能破坏毒素,有时反而会使其浓度增大。而且过夜的剩菜,经过一夜的盐渍,亚硝酸盐的含量会更高,极可能会促进肿瘤进展。因此,对于肿瘤患者而言,剩菜、剩饭的危害极大,注意做饭要适量,尽量不吃剩菜;如果非要保存剩菜,凉透后应立即放入冰箱保存,保存时间短于5~6小时;在食用前,一定要透彻加热。

(四) 喝汤还是吃肉营养好?

在临床工作中,常常看到患者天天煲鸡汤、肉汤、鱼汤喝,认为这样特别滋补,而且只喝汤,里面的肉和菜都不吃,说那是渣子,根本没有营养,没有必要吃。也有人认为喝汤根本不能滋补,蛋白质和铁都在肉里,必须要吃肉才能补营养,那喝鸡汤、肉汤、鱼汤到底是有用还是没用呢?很多人为此纠结不已。的确,无论鸡汤、肉汤还是鱼汤,汤的蛋白质含量远不及肉块本身。肉类是肌肉纤维构成的,其中有可溶性的肌浆蛋白和氨基酸、肽类等,它们容易进入汤中,但大部分肌纤维成分很难溶出来。一般来说,肉汤、鸡汤中的蛋白质含量仅有1%~2%,和15%~20%的肉块相比,显然蛋白质含量是低多了。而骨头中的钙、铁元素,属于不溶性的成分,所以煲汤是不可能把很多钙和铁溶出来的,只有钾元素这样易溶的成分才能进入汤中。不过,仅用蛋白质含量来比较汤与肉的价值,对某些情况来说也不够准确。鸡汤、肉汤中还是有很多好东西,比如溶出来的游离氨基酸、小肽、谷氨酸、谷氨酰胺、肌酸、B族维生素等物质,病后虚弱消化不良者可快速利用,起到改善食欲、提高消化能力的作用。对病弱者来说,虽然完整肉块的蛋白质含量更高,但因为消化吸收能力和肝肾处理功能低下,他们无法充分消化吸收其中的蛋白质,甚至可能造成消化系统和肝肾的负担。从这个角度说,喝鸡汤、肉汤,让体弱者快速吸收一些含氮物,短时间内觉得精神好一些,古人认为是"滋补"作用,也不能说完全错误。因此,对于消耗较大的肿瘤患者来说,不光要喝汤,更要吃肉。只是,在喝汤的同时,还要注意少油、少盐。

(五) 为什么要少吃红肉?

肉类简单地可分为白肉和红肉,白肉包括鸟类(鸡、鸭、鹅、火鸡等)、鱼、甲壳类动物(虾、蟹等)或双壳类动物(牡蛎、蛤蜊等),红肉包括牛肉、羊肉、猪肉等,加工肉制品包括火腿肠、培根、热狗、汉堡、牛排、羊排等。研究证实,恶性肿瘤发病风险与红肉、加工类肉制品的摄入呈正相关,且男性人群较女性发病风险更高。可能的致癌机制主要有：① 长期喜欢进食牛肉、猪肉、羊肉、动物内脏等高胆固醇食物，人体在消化这些高胆固醇食物时，产生的胆酸的代谢产物和胆固醇的代谢产物增多，造成肠腔内厌氧菌增多，这些因素对大肠黏膜上的腺瘤会有强烈的刺激作用，尤其是大肠癌的高危因素。② 红肉在加工过程中，尤其是熏烤、烧烤、腌熏、油炸过程中，会产生杂环芳胺类化合物，它们是明确的致癌物；当温度从 200℃升至 300℃时，杂环胺的生成量可增加 5 倍，且杂环胺主要在前 5 分钟形成，在 5～10 分钟时形成减慢，进一步延长烹调时间则杂环胺的生成量不再明显增加。但是我们的很多美味都是快炸而成，即便是慢炸也很难达到 10 分钟以上。③ 红肉类食物中富含血红素铁，体内过多的血红素铁会作为一种促氧化剂，促进内源性 N-亚硝基化合物的合成增多，增加致癌风险。因此，恶性肿瘤患者应减少红肉类及熏烤、腌制肉类等加工肉制品的摄入，适当多吃鸡、鸭、鱼肉，多吃新鲜蔬菜水果，可增强机体免疫力。

四、多吃这些对肿瘤患者有益

1. 香菇　特别适合食管癌、胃癌、肠癌、肝癌、肺癌、乳腺癌患者。

2. 大蒜　尤其在胃癌、结肠癌、肝癌、肺癌、前列腺癌、乳腺癌、白血病中具有一定效果。

3. 香葱　其所含的果胶，可明显地减少结肠癌的发生，有抗癌作用。葱内的蒜辣素也可以抑制癌细胞的生长。

4. 芦笋　含有丰富的组织蛋白，能有效控制肿瘤细胞生长，其次它还含有丰富的叶酸、核酸、微量元素硒、游离态存在的天门冬酰胺及丰富的维生素 A、维生素 C、维生素 E、维生素 K，对各种肿瘤都有预防和治疗功效，尤其对膀胱癌、肺癌、皮肤癌、淋巴瘤有特殊疗效。

5. 洋葱　富含槲皮素和硒元素。槲皮素可以抑制肿瘤细胞活性，阻止肿瘤细胞生长。

6. 芹菜　富含纤维素，进入肠道后可加快肠道内食物残渣的排空速度，缩短食物中有毒物质在肠道内的停留时间，促进胆汁酸的排泄,对大肠癌尤为有利。大家通常吃芹菜都是吃芹菜梗,觉得芹菜梗更爽脆好吃。事实上,芹菜的叶比梗更有营养。叶子中胡萝卜素含量是茎的88倍,维生素B_1是茎的17倍,维生素C是茎的13倍,钙超过茎2倍。

7. 卷心菜　含有丰富的吲哚类化合物,具有抗癌作用,对于肠癌和乳腺癌患者尤为有利;因其含有较多的微量元素钼,可有效阻断亚硝酸铵的合成,起到抗癌作用。

8. 花菜　白菜花、西兰花营养都很丰富,富含矿物质、蛋白质、碳水化合物、纤维素和维生素C等,高含量的维生素C具有很强的清除自由基的作用,尤其对致癌物质亚硝胺有明确的阻断作用。两种菜花含有的硫苷葡萄苷类化合物,能够诱导人体内生成一种具有解毒作用的酶,经常食用,对胃癌、肺癌、食管癌的防治有一定作用。

9. 西红柿　含有丰富的番茄红素及胡萝卜素,是很强的抗氧化剂,可杀死人体内能导致老化的自由基。摄入适量的番茄红素中和人体内的自由基,对于消化道肿瘤、前列腺癌、乳腺癌等肿瘤非常有利。

10. 红薯　是公认的抗肿瘤绿色食品,研究者发现,红薯中含有糖脂和叶酸,为抗癌物质;还有一种活性物质叫脱氧异雄固酮,它可以抑制和杀灭癌细胞,并且增强免疫力,对乳腺癌和结肠癌尤为有利。红薯中含有丰富的膳食纤维,可促进胃肠蠕动,预防便秘和结直肠癌。由于红薯含糖量高,空腹吃易产生大量胃酸,产生胃灼热、反流的感觉。

五、实用食谱大全

(一) 冰糖杏仁糊

【做法】　甜杏仁15 g,苦杏仁3 g,粳米50 g,冰糖适量。将甜杏仁和苦杏仁用清水泡软去皮,捣烂加粳米、清水及冰糖煮成稠粥,隔日一次。

【功效】　润肺祛痰、止咳平喘、润肠。

(二) 白果枣粥

【做法】　白果25 g,红枣20枚,糯米50 g,合煮成粥即可,早、晚空腹温服。

【功效】　解毒消肿。

（三）薏米莲子粥

【做法】　薏米 100 g,粳米 100 g,莲子 20～30 g,煮粥,加冰糖或白糖少许。

【功效】　健脾补肺,清热利湿,补虚益损,抗病毒,防癌。

（四）银花藤粥

【做法】　银花藤 50 g,白花蛇舌草 100 g,龙葵 50 g,半枝莲 50 g,大米 100 g,白糖 30 g,煮粥。

【功效】　清热解毒,散结消肿。直肠癌患者食用尤佳。

（五）无花果粥

【做法】　鲜无花果 30 g,粳米 50 g,冰糖适量,煮粥。佐餐食用,连服 20 日。

【功效】　润肺解毒,肺癌患者食用尤佳。

（六）芦笋粥

【做法】　芦笋 100 g 煎煮,取汁加粳米 100 g,熬成粥即可食用。

【功效】　清热凉血,稳定情绪,抗失眠。

（七）芹菜粥

【做法】　芹菜 50 g,粳米 100 g,先将米加水煮成粥,再加入切碎的芹菜。

【功效】　通便润肠,增加食欲。

（八）香菇粥

【做法】　香菇 25 g,粳米 100 g,加水熬粥,调味服食。

【功效】　增强免疫力,防癌抗癌。

（九）扁豆粥

【做法】　取扁豆 30 g,炒微焦。浸涨后,先煮半熟,加入粳米 100 g 合煮成粥,再加适量白糖食用。

【功效】　适用于癌症患者胃肠消化吸收能力减退者。

（十）冬瓜皮蚕豆汤

【做法】　冬瓜皮 60 g,冬瓜子 60 g,蚕豆 60 g,一起放入锅内加水

3 碗煎至 1 碗,再加入适当调料即成,去渣饮用。

【功效】　除湿、利水、消肿。适用于肺癌有胸水者。

(十一) 甘草雪梨煲猪肺

【做法】　甘草 10 g,雪梨 2 个,猪肺约 250 g。梨削皮切成块,猪肺洗净切成片,挤去泡沫,与甘草同放砂锅内。加冰糖少许,清水适量小火熬煮 3 小时后服用,每日 1 次。

【功效】　润肺除痰,适用于咳嗽不止者。

第五节　做好预防,远离肿瘤

肿瘤是人体中正在发育的或成熟的正常细胞,在不同因素长期作用下,出现过度增生成异常分化而形成的新生物,过度增生的肿瘤细胞以及远处转移的肿瘤细胞对全身多个器官、系统造成损害,最后导致机体衰竭、死亡。肿瘤有良性、恶性之分,这里探讨的是恶性肿瘤。肿瘤是一种古老的疾病,在殷墟甲骨文中就有"瘤"字出现。两千多年前的《周礼》中记载有关治疗瘤的专科医生,称为"疡医"。受这一影响,日本和朝鲜至今仍将肿瘤学科称为"肿疡学"。英国外科医生埃德温·史密斯于 1862 年发现了西方关于癌症最早的书面记载,出现于约公元前 1600 年一张古埃及莎草纸上,其内容介绍了 8 个乳腺肿瘤病例,并把它们定义为"不治之症"。近年来,科学家从基因、细胞信号转导等深层次进行了研究,新的医疗技术和药物在临床日益推广应用,肿瘤的治疗在近三十年已经有了巨大的进步,但大多数中、晚期恶性肿瘤目前还是缺乏有效的治愈手段,肿瘤的预防是降低肿瘤发生率的第一道防线。

一、从病因的角度谈肿瘤预防

(一) 病毒感染

肿瘤发生与感染之间的关系研究是一个漫长的过程。从 19 世纪末首次报道肝吸虫与肝癌之间的联系到 20 世纪 90 年代初发现幽门螺杆菌与胃癌之间的关系,感染因子被认为是最重要的致癌物之一。据统计,与感染有关的癌症约占我国癌症总数的40%。病毒感染致癌的作用机制主要分为三类:直接致癌、经慢性炎症致癌和经免疫抑制间接致癌。理论上而言,这些由感染引起的肿瘤都是可以通过疫苗接种来预防的或是在感染早期就得到治疗。但是由于社会环境因素、医疗水平和个人文化水平的差异,很多慢性感染并未得到重视并进行有效的防治,进而导致癌症的进一步发生。

目前已经被证实与感染有关的常见肿瘤有以下几种。

1. EB病毒与鼻咽癌(直接致癌)　它主要感染人类口咽部的上皮细胞和B淋巴细胞。传染源:病毒携带者和患者。主要传播途径:经口密切接触,飞沫传播虽有可能,但并不重要。EB病毒与鼻咽癌的关系:EB病毒感染患鼻咽癌的相对危险度是无感染者的20倍及以上。

2. 乙肝病毒与肝癌(经慢性炎症致癌)　乙肝病毒(HBV)是一种DNA病毒,肝细胞是其唯一确证的复制场所。乙肝病毒能引发肝组织的慢性破坏。据统计,全球有20亿人被感染过,其中大约有3.6亿是慢性感染,这些感染中包括肝衰竭、肝硬化、原发性肝细胞癌以及部分胆管癌和非霍奇金淋巴瘤。但是,乙肝病毒仅仅是肝癌的高危因素之一,并不是所有的乙肝患者最后都演变成肝癌。

3. 幽门螺杆菌与胃癌　幽门螺杆菌是一种革兰阴性微需氧菌。感染通常发生在儿童时期,如果不进行治疗,可终身种植于人的胃黏膜上皮,引起多种肠道疾病。Hp不仅仅会损伤胃黏膜,引起炎症反应,还会产生各种内源性自由基,诱发DNA损伤、细胞恶性转化与增殖。

4. 人乳头瘤病毒(HPV)与宫颈癌　HPV是一种小的DNA病毒,可感染人的皮肤和黏膜上皮细胞诱发细胞增生,产生乳头瘤样病变。近年的研究表明,宫颈上皮内瘤变及宫颈癌与高危型HPV的持续感染密切相关。

(二) 慢性炎症

癌症和炎症通常是由两个途径联系:内在途径和外在途径。内在途径是通过激活我们体内的致癌基因来完成，这些反应包括很多种方式，例如，基因突变、染色体重排、基因扩增，甚至是抑癌基因的失活。这些方式会直接导致反应中的细胞产生炎症介质，从而在肿瘤的发生过程中形成炎症的微环境，但实际上其中并没有炎症的发生（如炎性乳腺癌）。而外在途径主要是由于某些器官和组织出现了炎症或是感染，继而增加了这些组织和器官罹患癌症的风险（如结肠癌、胃癌、前列腺癌和胰腺癌）。一旦这两个途径汇合，可以导致肿瘤细胞内的转录因子激活，而这些转录因子的激活将导致更多的炎症介质释放，更多的炎症微环境形成，进而促进肿瘤的发生。

（三）自身免疫

免疫是人和动物所特有的一种生理功能，用于识别"自己"和"非己"成分，破坏各种侵袭我们身体的病原体，使机体免受感染或是疾病。同时，它还可以通过消亡人体自身生理活动所产生的损伤细胞和肿瘤细胞等，来维持人体的健康。由此可见，健全的免疫功能对于人体健康非常重要。

二、健康生活方式是预防肿瘤的最佳方式

（一）戒烟限酒

在我国，早在明末，烟草对人体的危害已然引起医者的重视。近一个世纪以来，吸烟与健康的关系一直是很重要的医学和公共卫生热点问题。根据流行病学研究结果，烟草每年可引起五六百万人死亡，其中吸烟引起的癌症死亡占所有癌症死亡总数的30%以上。

烟草对人体健康的危害主要是由于其所产生的烟雾成分中含有至少3 500种化合物，其中55种有充分的科学依据被国际癌症研究所确定为致癌物。并且烟草还被证实是多种癌症的诱因之一。因此，戒烟对于预防癌症非常有益。

古今中外，饮酒都有悠久历史，尤其在中国，人们把与饮酒相关的行为称为酒文化。古医书和现代医学研究认为适量饮酒可减少和缓解心血管系统疾病。但是过量甚至是酗酒，不仅会影响人的认知和行为，还会损伤机体功能。而新近的研究证实了酒精摄入与人体

7 个部位的恶性肿瘤之间有因果关系：口腔癌、喉癌、食管癌、肝癌、结直肠癌、女性乳腺癌。

事实上，酒精是否会导致损害，主要与摄入酒精（乙醇）的量有关，而与酒的种类关系并不明显。乙醇不是人体必需的营养物质，乙醇含量的计算公式为：乙醇（酒精）含量（g）= 酒量（mL）×酒精含量（%）×0.8（酒精比重）。对于患有慢性肝病、高血压、高脂血症、糖尿病的人以及孕妇、青少年则应禁忌饮酒。还有一些病毒性肝炎患者，或者是乙型肝炎表面抗原阳性者也在饮酒，此类人群饮酒必是雪上加霜。

（二）饮食预防

什么样的饮食会致癌，现代癌症的发病率很高，很多是因为我们的生活中接触到致癌因素或是食用了致癌物质。中医认为饮食应均衡，偏爱其中任何一种，都可以导致疾病的发生。在引起肿瘤的因素中，肥腻和太咸是常见因素。要想预防癌症，饮食的时候应该多注意以下几点。

1. 过食温热性食物　所谓的温热性食物，一是指直接感受到的温度过高、过烫的食品；二是指属于中医药性划分中的温热之性食物。

（1）过烫饮食是导致食管癌等消化道肿瘤发生的重要原因。饮食过热，会损伤、刺激食管黏膜上皮，长期刺激下将诱导组织恶变。中国人的消化系统肿瘤明显高于西方人，就是与中国人多喜热食，一日三餐均喜配以热汤，如菜汤、面糊等有关；相对于中国人，西方人的饮食较为简单，平时少见热汤，而多饮用果汁、可乐等冷饮。

（2）酒为辛热之性，长期饮酒，是消化系统肿瘤发病最常见的因素。山东西南地区为食管癌的高发区，与这一地区饮食中嗜热、嗜酒有关。其实，早在 1964 年，世界卫生组织认为酒精的过度消费与口腔癌、喉癌及食管癌有关。在分别对江苏启东县肝癌相对高发的通兴乡与相对低发的西宁乡进行的调查中发现，前者肝癌病死率是后者的 2.5 倍。而两乡只有一路之隔，自然环境基本相同，吸烟率也相当，所不同的是肝癌高发区的人们爱喝酒，低发区的人们则喜欢饮茶。

（3）同样属于中医热性食物的还有煎炸、熏烤的食物，这类食物因经过高温的油炸和烤制，亦随之变为热性食品。经研究证实，长期食用此类食品，易于导致胃癌、肠癌、肝癌等。

（4）还有咖啡，就像中国人嗜茶一样，西方人多喜喝咖啡。美国学者在经过5年的流行病学调查后认为，咖啡因对胰腺癌和膀胱癌的形成有一定影响。经常饮咖啡的人比不饮咖啡的人患这两种癌的可能性大2～3倍。在胰腺癌患者中，至少一半是由过多饮用咖啡引起的。

2. 五味失调　　中医认为饮食应五味调和，甘、苦、酸、辛、咸的食物要均匀食用，任何一味偏食，都可以导致疾病的发生。在引起肿瘤的因素中，肥甘厚腻太过与咸味太过是常见因素。

（1）肥甘厚腻太过：中医的肥甘厚腻之品，属于甜味、油腻性食物。从临床研究来看，甘味食物即淀粉类、糖类食物，摄入过量易导致胃癌；肥肉、油脂等高脂肪食物摄入过多，能促发乳腺癌、结肠癌、直肠癌和胰腺癌。从中医的角度来说，肿瘤属于积证的范畴，《内经》认为，积证就是津液、淤血的凝滞，而肥厚饮食，容易助湿生痰，无疑会加重这些病理产物的凝聚。从现代医学的角度来说，经常吃高脂肪饮食可促使肝脏分泌更多的胆汁，进入肠道后，胆汁中的初级胆汁酸在肠道厌氧细菌的作用下转变成脱氧胆酸及石胆酸，而这两种物质均是促癌剂，可以使肠道黏膜癌变。同时，脂肪还能为多种肿瘤提供适宜的生长环境。

（2）咸味太过：除了食盐，咸味食物还包括咸菜、咸鱼、咸肉以及其他腌制食品等。根据相关研究显示，常食腌制食品者食管癌发病的危险性是不常食用者的2.79倍。嗜食咸味食物最容易导致的癌症是胃癌。嗜食咸鱼的日本渔民，胃癌、食管癌的发生较为普遍。嗜食咸鱼亦是致鼻咽癌的一个重要因素。马来西亚研究人员发现，沿海居民患鼻咽癌者较多，与他们爱吃咸鱼有关。我国普查资料证明，在胃癌高发区，人均每日摄入食盐50 g；而胃癌低发区，人均食盐摄入量仅为6 g左右。实际上，盐本身并不致癌，引起癌变的原因是高浓度的盐溶液易破坏胃黏膜保护层,引起黏膜糜烂或溃疡。在这种情况下,一旦遭到致癌物质的入侵,就会产促使胃黏膜细胞局部癌变。盐是人体不可缺少的物质,只是不可过量食用。一般认为,正常人摄盐量应控制在每日 6 g 以内。

3. 食用变性食物

(1)霉烂食物:黄曲霉毒素已被公认为是最强烈的致癌物,而黄曲霉菌富含于霉烂的谷物、玉米、花生中,该菌在温暖、潮湿的环境下易于生长繁殖,研究发现其可诱发实验动物的多种肿瘤。这种因素是导致亚洲、非洲某些地区癌肿高发的重要原因。

(2)腌制食品:亚硝酸盐也是公认的致癌物,蔬菜、鲜肉等腌制后会产生大量的亚硝酸盐。盐腌的干鱼中,发酵的腌菜、泡菜、酸菜中,隔夜的煮熟白菜、香肠、肉类中都含有亚硝基化合物,如果经常食用这些食物就有致癌的危险。

(三)运动预防

运动有许多种方式,如跑步、羽毛球、乒乓球等有氧运动,经过适度的有氧运动,会感到心跳加速,呼吸紧促,增加人体氧气吸入、输送及氧能力的运用,进而达到对健康保健和防病的效果。但对于老年人、身体素质较差或是有心脑血管疾病的人而言,可以选择强度较小的快走、太极、跳舞等方式活动。有的朋友说这些我都不喜欢,都不想做怎么办?没有问题,你可以不用按照别人的标准来做,如果你喜欢跳舞,你就跳舞;你喜欢篮球就打篮球;你喜欢瑜伽就去做瑜伽。总之,适合自己的运动才是最好的,才可以使自己在不需要意志力努力的情况下坚持下来,有数据表明,每日 30～60 分钟合理的体育锻炼可以降低结直肠癌、乳腺癌、卵巢癌及子宫内膜癌的发病率;此外,中等强度的体育锻炼(如步行)还可以降低胰腺癌的发生率。

建议如下。

1. 5～17 岁   ① 每日累计至少 60 分钟中等到高等强度身体活动;② 大多数日常身体活动以有氧活动为主;③ 每周至少应进行 3 次高等强度身体活动,包括强壮肌肉和骨骼的活动等。

2. 18～64 岁   ① 每周至少 150 分钟中等强度有氧身体活动,或每周至少 75 分钟高强度有氧身体活动,或中等和高等强度两种活动相当量的组合;② 有氧活动每次至少坚持 10 分钟;③ 如果想要获得更多的健康效益,可增加有氧身体活动,达到每周 300 分钟中等强度或每周 150 分钟高等强度的有氧身体活动,或者中等和高等强度两种活动相当量的组合;④ 每周至少 2 天进行有大肌群参与的强壮肌肉活动。

3. 65 岁以上年龄组　① 每周至少完成 150 分钟中等强度的有氧运动,或每周至少 75 分钟高等强度有氧身体活动,或中等和高等两种活动相当量的组合;② 有氧活动每次至少坚持 10 分钟;③ 如果想要获得更多的健康效益,可增加有氧身体活动,达到每周 300 分钟中等强度或每周 150 分钟高等强度的有氧身体活动,或者中等和高等强度两种活动相当量的组合;④ 活动能力差的老年人每周至少应有 3 天进行增强平衡能力和预防跌倒的活动;⑤ 每周至少 2 天进行有大肌群参与的强壮肌肉活动;⑥ 由于健康原因不能完成所建议身体活动量的老人,应在能力范围内尽可能多地活动。

另外,研究表明,晨练并不是最佳选择,最适宜的锻炼时间一般为下午的 4～5 点,其次为晚上 8～9 点。这两个时间段里,人体的适应能力和全身协调能力相对较强,心率和血压也比较稳定。而从环境角度上考虑,由于夜晚光合作用的暂缓,空气中氧含量较充足,运动的效果相对较好。

三、常见肿瘤的预防

(一)肺癌

2015 年 10 月 9 日,国际著名癌症专业期刊《癌症通信》(*Cancer Letters*)上由国家癌症中心陈万青主任带领团队首次发布我国居民癌症现患数据。结果显示,我国 5 年内诊断为癌症且仍存活的病例数约为 749 万(其中男性患者 368 万人,女性患者 381 万人),总体 5 年癌症患病率为 556/10 万。其中,肺癌是我国发病率最高的癌症,也是死亡率最高的癌症。

目前,我国肺癌的发病率为 53.37/10 万,每年肺癌发病大约为

60万人，占全世界的1/3；死亡率为45.57/10万，占全部恶性肿瘤死亡总数的25.54%。也就是说，右肺癌导致的死亡已占所有由癌症导致死亡总数的1/4。国家卫健委的统计数据显示，目前我国的肺癌发病率以每年26.9%的速度增长。在过去30年间，肺癌死亡率上升了46.5%，而且这个数字仍在不断地上升，并呈现明显年轻化的趋势。

1. 发病的原因

（1）吸烟：吸烟是公认的与肺癌发生相关最重要的危险因素。现有的研究表明，肺癌的发生不仅与烟草中含有的多种致癌物质密切相关，还和吸烟时间的长短、开始吸烟的年龄及吸烟的方式相关。

烟草中的多种有害物质可以对呼吸道的细胞有毒性和腐蚀作用，它可以使气管的纤毛受损、变短、不规则，从而使其失去净化吸入空气的作用。而这时，呼吸道的屏障受到破坏，就容易受到病毒和细菌的感染，从而导致炎症的侵袭。肺部的慢性炎症正是癌变的基础。另外，烟雾中的多环芳烃类物质，经过体内的芳烃羟化酶的作用，化学结构发生改变，可形成致癌物质。

除了主动吸烟者外，被动吸烟者的健康因经常要吸入周围环境中的烟雾而深受其害。有调查发现，夫妻中只要有一人大量吸烟，另一人得肺癌的危险性就会增加3倍。这是因为支流烟雾中致癌剂的含量要比主流烟雾中的含量高50倍以上。而若夫妻其中一方是中等量吸烟，他的伴侣患肺癌的危险性可增高2.5倍。

（2）家居环境中有两大因素可诱发肺癌：一是装修材料，二是油烟。

1）装修材料：房屋装修材料中释放的有毒物质有甲醛、甲苯二异氰酸脂、有机挥发物、石棉、氨、氡等，其中近20多种已被确认为致癌物和致突变物。因此，在搬入新装修的房屋之前，对其应尽可能长时间的通风，使装修材料中的有害物质充分挥发排出。另外，还可以使用一些取暖加热设备提高室内温度，加速硬装材料及家具中有害物质的排放。还有就是可以通过植物来吸收室内装修带来的有毒气体。例如，龟背竹、一叶兰能消除空气中的有毒气体，吊兰能吸收室内超过80%的甲醛等有害气体,芦荟也能吸收甲醛。

2)油烟:油烟中含有一氧化碳、二氧化碳、氮氧化物以及具有强烈致癌性的苯并芘,人若长期在油烟浓度较高的环境中,肠道、大脑神经等会受到危害,还可能患肺癌。因此,良好的排烟和通风措施是非常必要的。

2. 肺癌的预防要点

(1)饮食预防

1)十字花科类蔬菜:含有一种叫作异硫氰酸盐的物质,可以降低烟草所引发的癌变反应。常见有白菜类:小白菜、菜心、大白菜、紫菜薹、红菜薹等;甘蓝类:椰菜、椰菜花、芥蓝、青花菜、球茎甘蓝等;芥菜类:叶芥菜、茎芥菜(头菜)、根芥菜(大头菜)、榨菜等;萝卜类。

2)抗氧化维生素:目前除了明确额外补充β胡萝卜素会促进吸烟人群患肺癌的风险外,其余维生素对肺癌的影响尚未有定论。

(2)禁止和控制吸烟:是降低肺癌发病率与死亡率最易调节的因素。是肺癌预防的关键。成人应积极主动戒烟,青少年要养成良好生活习惯,杜绝吸烟。禁止在公共场合及家庭内吸烟。避免吸入二手烟。

(3)强化绿色环保意识:从我做起,防止室内污染的形成。多植树,植物叶片具有较大的表面积,能够吸收有害气体和吸附PM 2.5,优点是能产生有利气体。

(4)拒绝厨房重油烟

1)厨房里尽量安装排风量大、质量好的除油烟设备,这样能够保障油烟有效迅速地排出。平日里,厨房要经常保持自然通风的状态,减少油烟在厨房的逗留时间。

2)炒菜时应对油温有所控制,尽可能将油温控制在200℃以下(以油锅冒烟为极限)。当油温大于200℃时,不论是哪种油都会发生化学反应而产生一定的致癌物质;而且从营养学的角度来看,避免油温过高还可以保证食物的营养价值。

(5)避免暴露于职业场所或环境中的致癌物,尤其是氡气的吸入。

（6）其他：多吃水果和蔬菜，尤其是含优质蛋白质、维生素 A、B 族维生素的食物。加强体育锻炼，多参加户外活动。及早预防和治疗慢性肺疾病，如肺结核、慢性支气管炎、肺气肿、矽肺等。

（二）肠癌

导致肠癌的原因包括：① 饮食因素，动物蛋白质、食物中亚硝胺及其衍生物含量过高；摄入过多的酒精及油炸食物；维生素 A、维生素 C、维生素 E 及硒的缺乏；② 肠道炎性疾病，如慢性溃疡性结肠炎、肠腺瘤、肠息肉等；③ 遗传因素，约 20% 大肠癌由遗传因素引发，如家族性腺瘤性息肉病、遗传性非息肉病性结直肠癌；④ 生活方式，如久坐、缺乏身体活动等。

1. 肠癌的预防要点

（1）保持健康的饮食习惯和生活方式

1）饮食习惯的调整：多吃水果蔬菜，增加食物纤维的摄入，并适当添加谷物；尽量减少红肉和脂肪的摄入；适当服用少量叶酸，可适当补充维生素。

2）改变生活习惯：控制体重，尽量将体重维持在标准范围内；保持有规律的体力活动，增加运动的强度和持续时间；每日将酒精摄入控制在 30 g 以下。

3）积极治疗癌前病变：若发现患有息肉性腺瘤或是溃疡性结肠炎，应尽早切除及治疗，防止进一步恶化。

4）适量补充钙、叶酸；小剂量阿司匹林可减少结直肠息肉和癌症的风险。

2. 对高危人群进行筛查

（1）40 岁以上人群。

（2）具有以下一项者应做 60 cm 纤维肠镜检查：① 粪便隐血试验阳性；② 一级亲属患结直肠癌史；③ 本人有癌症史及肠息肉史；④ 有两项以上下列症状：慢性便秘、黏液血便、慢性腹泻、慢性阑尾炎史、不良生活事件史（如离婚、近亲亡故等）。

（3）基因检查：具有遗传性疾病发病特征的患者及其家属接受

基因检测,可预测癌症风险。① 在遗传性非息肉性大肠癌综合征中,若 hMSH1 和 HmMLH2 的配对错误所造成的基因缺失约占全部的 90%;若检查结果表明存在这一风险致病基因,则其家庭成员患癌症的风险为 90%。② 家族性腺瘤性结肠息肉病,最简单的基因检查是接受蛋白截断试验,约 80% 的患者具有截断 APC 蛋白。

（三）胃癌

据最新的资料统计,胃癌的全球发病率在恶性肿瘤中居第 4 位,病死率居第 2 位,我国是胃癌高发地区,每年新发胃癌患者 40 余万例,占据全球年新增病例的 50%。

出现"一高三低"(发病死亡率高、早期诊断率低、手术根治切除率低、5 年生存率低)的态势,尤其近些年来,胃癌发病趋势越来越年轻化,这可能和食用垃圾食品、环境污染及精神压力大有关,因此如何预防胃癌及早期发现胃癌至关重要。

胃癌的预防措施如下。

（1）胃癌高危人群应定期检测 Hp 并及时予以消除。

（2）减少盐的摄入,人均每日盐的摄入量不超过 5 g。

（3）增加蔬菜和水果的摄入,尤其是维生素 A 及维生素 C 的摄入。需要特别说明的是,目前 β 胡萝卜素和抗坏血酸被证实能提高萎缩性胃炎和肠化生的退化率,干扰癌前病变发展为胃癌的进程。

（4）戒烟及烈性酒。

（5）少吃烟熏、油炸、油煎类鱼、肉。肉类、鱼类以清炖为好。

（6）适当增加蛋白质丰富的新鲜牛奶、豆浆及其他豆制品和新鲜鱼、肉、蛋。

（7）要按时进餐,避免暴饮暴食,少吃过硬的食物。

（8）进食时要细嚼慢咽,不要过快,食物也尽量避免过热。

（9）保持心情愉悦,情绪乐观,不生闷气。

（四）乳腺癌

乳腺癌是女性最常见的肿瘤相关性死亡原因之一。常发生于乳腺腺上皮组织。乳腺腺上皮细胞在多种致癌因子的作用下,产生基因突变,继而增生失控,产生癌变。

乳腺癌的预防要点如下。

（1）18岁起，坚持生理期后7～10日进行乳腺自我检查。

（2）35岁以后定期由乳腺专科医生临床查体并行乳腺B超、钼靶检查。

（3）戒除不良生活方式。① 达到和保持健康的体重（参照《中国成人超重和肥胖症预防控制指南》）。每3个月测量一次体重，进行评估。如果体重指数过低，进行营养改善；如果体重指数超重，避免摄入高热量食物、饮料、并增加体力活动，以达到标准。② 有规律地参加体育活动，拒做"久坐族"。每周至少5日，每日至少45～60分钟中高强度的运动；③ 尽量减少酗酒、进食过多的甜食及高脂肪饮食等生活习惯、过于紧张劳累的工作节奏、不哺乳、不生育或过晚生育。

（4）保持良好的心态。避免长期的紧张、焦虑、孤独、压抑、忧伤、急躁、恼怒等不良情绪的刺激。

（五）肝癌

肝脏是人体内最大的消化腺体，对于整个机体的代谢、胆汁生成、凝血及造血、解毒、免疫功能、热量产生及水电解质的调节起到重要作用，可以说，肝脏是人体内的"新陈代谢中枢"。肝细胞主要分为两类：肝脏细胞和肝内胆管细胞。原发性肝癌由这两种细胞来源分为肝细胞癌、肝内胆管细胞癌及混合性癌。我们常说的原发性肝癌主要来源于肝细胞。中国的肝细胞癌患者占全球肝癌患者的1/2以上。肝癌可以发生于任何年龄，但以40～49岁多见，男性多于女性。

1. 发生的原因

（1）病毒性肝炎。这是我国原发性肝癌发病的首要原因。分为乙型病毒肝炎和丙型病毒肝炎。前者占主导地位，全球有50%的肝癌与乙肝相关，25%的丙肝与肝癌相关。在慢性乙型肝炎中，发展成肝硬化的患者有10%～20%，其中，又有1%～15%的乙肝肝硬化患者会发展成肝癌。丙肝慢性化概率为50%～70%，其中10%～20%发展为肝硬化，从中又有1%～8%进展为肝癌。

病毒性肝炎持续恶化的主要原因是病毒的复制，占76.36%，但是目前,绝大多数的患者都对 HBV DNA 指标的检测比较漠视,缺乏一些基本的抗病毒治疗,进而导致病毒的不断复制,最后不可逆转。

(2) 非酒精性脂肪性肝病、嗜酒、摄入黄曲霉毒素污染的食物、接触有毒物质、遗传性血色素沉积症、寄生虫感染等因素有关。

2. 肝癌的预防

(1) 强化乙肝疫苗接种:包括成人和新生儿。

(2) 病毒性肝炎的积极治疗。

(3) 非甾体抗炎药物:美国国立癌症研究院认为小剂量阿司匹林不仅能预防结直肠癌,对于原发性肝癌也有预防作用。国际癌症著名期刊《柳叶刀》曾发表文章认为 75 mg/d 阿司匹林可预防原发性肝癌的发生。

(4) 防止黄曲霉素的污染,不吃霉变食物。

(5) 不酗酒,积极治疗脂肪肝。

(6) 禁止食用污染水。

(7) 保持规律的生活方式,避免熬夜、劳累过度。

(六) 食管癌

1. 发生的原因

(1) 烟和酒:是食管癌的主要危险因素;其中,饮酒时食管鳞癌的危险因素。

(2) 亚硝胺:非常强的化学致癌物。在食管癌高发区 95% 居民的胃液中存在,有致癌性。

(3) 霉菌及真菌作用:食物中的交镰孢真菌、黄曲霉菌等会产生毒素,有强致癌性。

(4) 病毒:部分类型的食管癌被证实可能与 HPV 感染相关。

(5) 食管的局部炎症和损伤:各种原因引起的经久不愈的食管炎可能是食管炎的癌前病变。

(6) 某些营养和微量元素的缺乏:如蛋白质、维生素 A、维生素 C、核黄素的缺乏;微量元素硒、锌等缺乏(若补充硒,每日应不大于 200 mg),可能使食管黏膜增生、间变,进一步发生癌变。

(7) 肥胖:目前认为可能是由于肥胖能增加腹内压力,促进胃食管反流及转变为 Barrett 食管。

（8）遗传因素：人群的易感性与遗传和环境条件相关。

（9）其他因素：不良的饮食习惯，如过烫、过快、过粗糙的饮食，容易导致食管的损伤，反复的损伤就容易导致黏膜损伤。

2. 食管癌的预防

（1）饮食上避免长期吃果糖、过粗糙的食物；吃饭时要细嚼慢咽，不要过快进食。

（2）减少重口味等不健康的食物摄入，咸菜、咸肉等含有亚硝酸盐等致癌食物应少吃。

（3）不吃存放过久的食物，如发霉的米、面、花生等含有黄曲霉素等致癌物的食物。

（4）日常饮食以清淡为主，应规律进食，多吃富含纤维素的食物，如芹菜、韭菜等。

（5）不吸烟、不饮烈性酒，少吃煎炸、烧烤食物。

肿瘤的预防是一个系统工程，所以目前迫切需要加强肿瘤防治普及教育，从小进行系统化教育以养成健康生活方式，增强体质，社区宣传等对成人进行肿瘤预防教育，包括癌症风险因素教育、具体预防方法的教育以及定期体检争取早期诊断方面的教育。在预防癌症的长期过程当中，民众和专业肿瘤防治人员应该积极配合，积极参加各种调研，丰富肿瘤防治知识。最重要的还是自己的生活和饮食，患者一旦被检查出患有癌症，那么就应该尽快接受治疗。

（王　燕　顾　杨　刘　亚　谭江曼　武会苹）

参考文献

[1] 王妙苗,臧远胜.肿瘤预防一本通[M].上海：上海科学技术出版社,
　　2018：2－18.

[2] 焦晓东,臧远胜.肿瘤排查一本通[M].上海：上海科学技术出版社,
　　2018：2－11.

[3] 邓笑伟.健康体检让肺癌"现形"[J].养生大世界,2015(4)：33－35.

[4] 李田亨,张志光.低剂量螺旋 CT 薄层重建技术用于肺癌患者早期筛查
　　的效果[J].中国医学创新,2017,14(412)：122－124.

［5］张鹏宇.健康大礼——肿瘤标志物检查［J］.医生讲坛,2013,5:16-17.

［6］段兵.胃癌的病因学研究及早期诊断的进展［J］.医学综述,1999,5(2):62-63,86.

［7］黄金文,龙清平.乳腺癌早期筛查标志物的研究［J］.国际检验医学杂志,2008,29(8):754-755.

［8］周文丽,臧远胜.肿瘤预防一本通［M］.上海:上海科学技术出版社,2018:6-35.

［9］徐仁应.恶性肿瘤患者营养评估与营养支持［J］.上海护理,2011,11(4):2-3.

［10］董桂花,严风珍.癌症与饮食营养探讨［J］.实用医技杂志,2013,20(1):99-100.

［11］孙燕.内科肿瘤学［M］.北京:人民卫生出版社,2001:78.

［12］杨功焕.肿瘤预防与烟草控制［J］.中华预防医学杂志,2015,(4):292-294.

［13］沈雁文,王恋.饮食结构与结直肠癌的发生［J］.国际肿瘤学杂志,2010,(10):777-779.

［14］张祥宏,邢凌霄,王俊灵,等.常见饮食污染真菌毒素与肿瘤发生关系的研究［C］//中华医学会病理学分会2009年学术年会论文汇编,2009:26-28.

［15］孙洁,李学良.食管早癌及癌前病变伴食管外原发肿瘤的临床分析［J］.胃肠病学和肝病学杂志,2017,(8):894-897.